JN148898

歯医者の目を通して見れば

―古典から石垣・邪鬼まで―

藍　稔　著

一般財団法人　口腔保健協会

目次

目　次

本文中イラスト＝藍　稔

第一章　アーティキュレーションの話

「私、生まれも育ちも東京葛飾柴又です。帝釈天で産湯を使い、姓は車、名は寅次郎、人呼んでフーテンの寅と発します……」おなじみ渥美清さん扮する寅さんの歯切れのいい口上、こうした語り口の明瞭さや滑らかさを言語学の分野ではアーティキュレーションと呼んでいる。ところが、この言葉は歯学では歯ぎしりするような歯の動き方、解剖学では関節を指す用語として使われている。さらに、これは音声学、音楽学、教育学などでも使われ、それぞれに違う意味をもっている。一つの言葉がさまざまな分野でそれぞれ違った意味で使われるというのは大変珍しい。ここではその口に関係するところを取り上げてみる。まずは啖呵《たんか》、台詞《せりふ》から。

寅さん映画と歌舞伎にみる啖呵

「結構毛だらけ猫灰だらけ、お尻の周りは糞だらけってねえ。たこはいぼいぼ、にわとりや二十歳、芋虫や十九で嫁に行くときた。黒い黒いは何見てわかる。色が黒くて貰い手なけりゃ、山のカラスは後家ばかり。ねえ、色が黒くて食いつきたいが、あたしゃ入れ歯で歯が立たないよときやがった。どう？　負かった数字はこれだけ、どう？　一声千円といきたいな。おいダメか？　おら八百、六百、ようし腹切ったつ

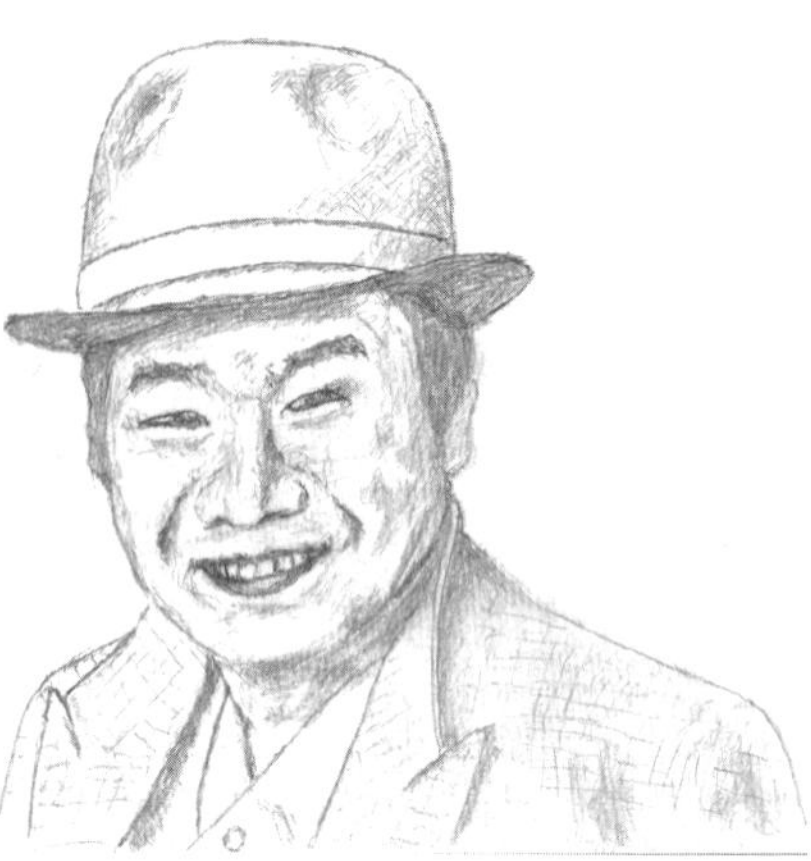

フーテンの寅を演じた渥美清さん

1928-1996、本名田所康雄。寅さんといえば渥美清をおいて他にはいないと言われるほどの国民的な俳優であった。

もりで五百両と。もってけっ。」

ご存知、フーテンの寅さんの啖呵売《たんかうり》の一コマ。脈絡がなく何のことやらさっぱりわからないが調子がよくて面白い。一度聞くと耳に残ってしまう。

子供の頃、よく浅草の観音様に行った。当時は戦後間もない頃で、境内は本堂のほかいくつか建物があるだけで、ただの広場のようだった。お参りするわけではなく、境内でやっている啖呵売や見世物を見るのが目的だった。バナナのたたき売りは話には聞いていたが、見たことはなかった。得体のしれない化粧品やガマの油はよくやっていた。

「さあさあ、お立会い、ご用とお急ぎでない方はゆっくり聞いておいで……」なんてどすのきいた声がすると落ちはわかっていても啖呵を聞くのが面白く、取り囲んでいる人をかき分けて前に行った。いまでも人が集まっているとつい覗いてしまうが、大抵若者のパフォーマンスばかりで、言葉で商売する啖呵売は見かけなくなった。

「結構毛だらけ猫灰だらけ」はどうしてか昔から知っていた。母親の実家が東京の下町本所で工場をやっていて、よく遊びに行った。芝居好きの叔母たちが芝居の台詞やいろんな駄洒落をよく言っていたので、そのときに聞いて知ったのかもしれない。何かを人に頼んだとき、頼まれた人が「こんなもんでいいでしょうか」などと仕上がりを聞く。そんなとき「結構結構、結構毛だらけ猫灰だらけ」なんて軽い調子で返す。

単なる言葉遊びで、広辞苑にも載っているが元がどこから出たかはわからない。

同じように、寅さんの啖呵売のシーンに、「**やけのやんぱち、日焼けのなすび、色が黒くて食いつきたいが、あたしゃ入れ歯で歯が立たねえ、さあ持っていけ**」というのもあるが、この「やけのやんぱち」もよく聞いた言葉で、「もうやけくそだ」といった感じである。また、言いがかりをつけてきた相手に対して、「**大したもんだよ蛙のしょんべん、見上げたもんだよ屋根屋のふんどし**」、などと啖呵を切る。これで相手の機先を制するわけである。

ガマの油は寶井馬琴《たからいばきん》の講談『寛永三馬術《かんえいさんばじゅつ》』の中に「蝦蟇《がま》の膏《こう》に居合い抜き」として出てくる。時代が古いせいか言葉が多少違うが七五調である。この啖呵はおそらくもっと古くからあって、浄瑠璃や狂言の影響でそうした口調になったのではないか。七五調はかなり昔からあったが江戸後期以降の作品にさかんに使われているのを見ると、日本人の琴線に触れるところがあったのかもしれない。

銀座に出たついでにちょっと時間があったので歌舞伎の一幕見をした。学生時代、芝居好きの友人に誘われたのがきっかけで、演目を見てはよく出かけたが、長らく疎遠になっていた。東京の歌舞伎座は数年前に新しく建て替えられ、それから初めてである。建物の外観もそうだが、舞台や客席の感じも前とほとんど変わりはなかった。

歌舞伎を見に行っていつも感じるのは舞台の広さもさることながら、声の通りのよさである。舞台から4階の立ち見席まではかなりの距離がある。役者の顔はよく見えないが声はよく聞こえる。それが前よりもさらによくなっている。音響環境が一段と向上したのだろう。

演目は河竹黙阿弥の『四千両小判梅葉《しせんりょうこばんのうめのは》』だった。これは江戸城のご金蔵破りの話で、見どころは捕まって大牢に入れられた悪人どもの牢内の場所割りの場面。ここで有名な「**地獄の沙汰も金次第**」という台詞

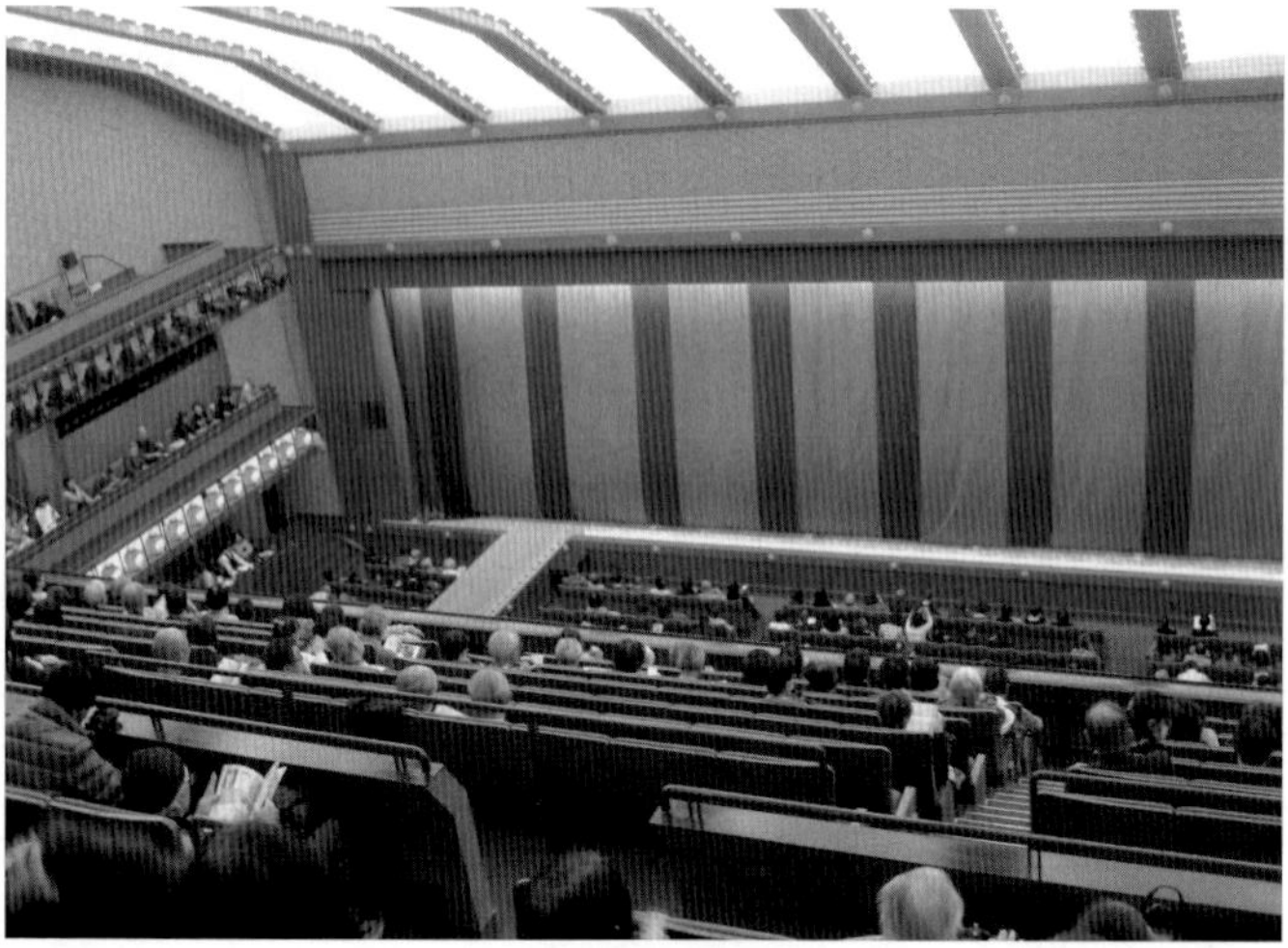

東京の歌舞伎座

開場は1889年（明治22）で、以来震災、戦災などで焼失したが、そのたびに再建されてきた。現在の歌舞伎座は1951年来の建物が老朽化したことで、2013年に改築されたもの。劇場内の見た目はほとんど変わらないが、付帯的な構造、設備にはさまざまな改良が加えられている。

歌舞伎の一幕見は見たい演目だけを見るのには適している。ただ、天井桟敷のため役者の顔はよく見えないので、必要ならオペラグラスを持参するのがいい。

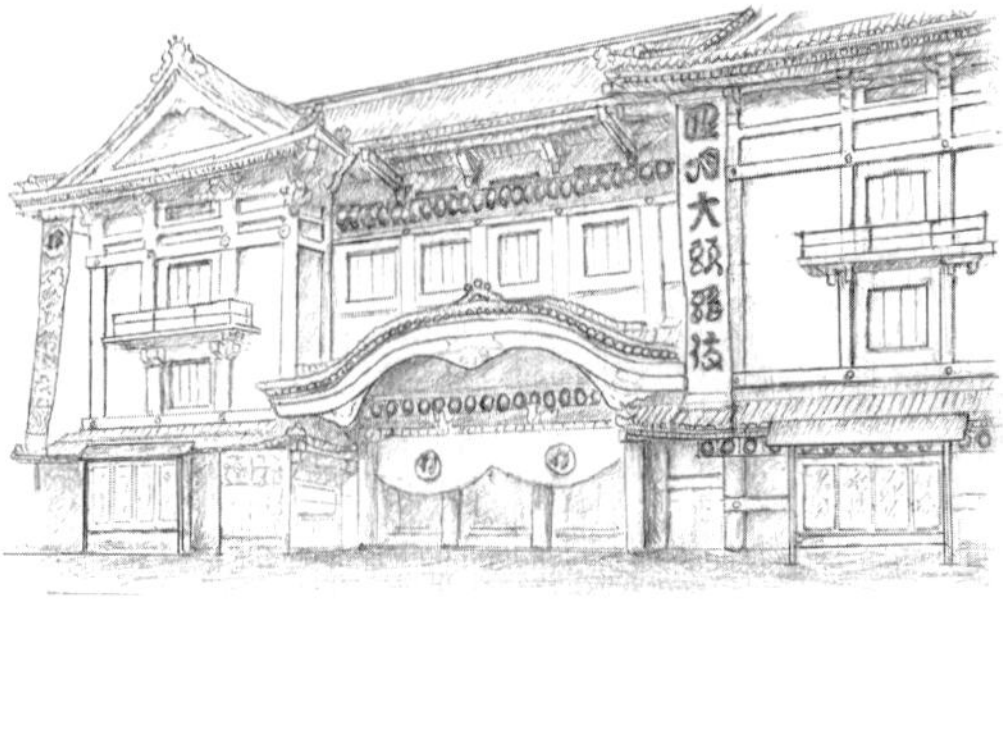

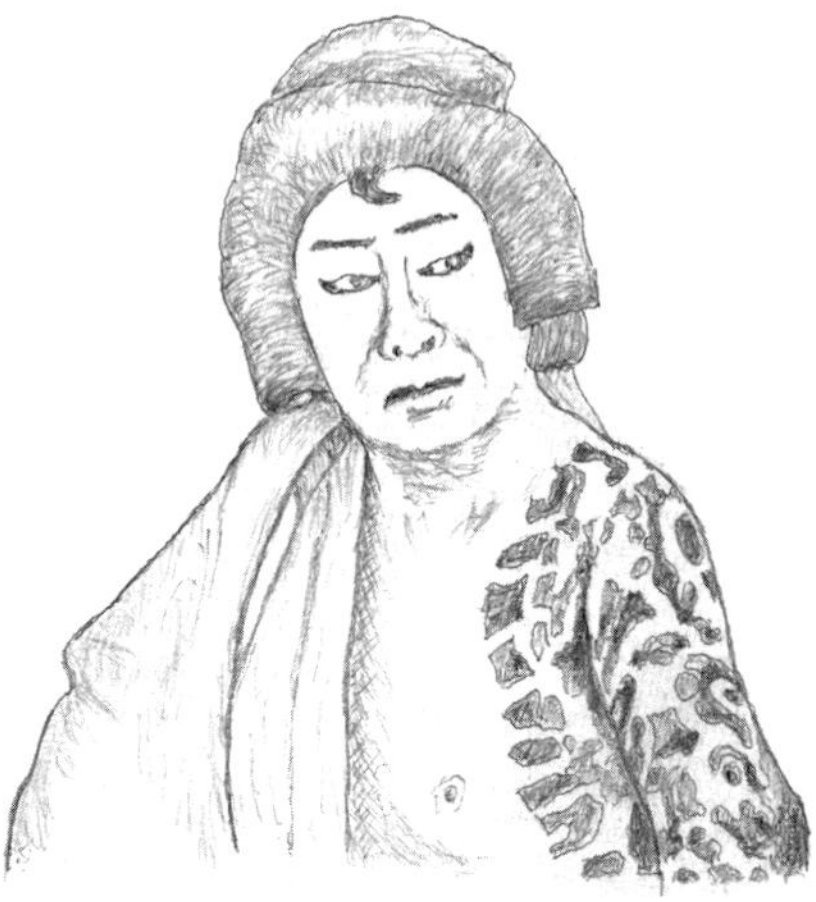

尾上菊五郎扮する弁天小僧

これは七代目の菊五郎（1942-）である。女形を得意とし、弁天小僧は当たり役である。

が出てくる。黙阿弥の作品では言葉は七五調が主体で、聴いていて非常に収まりがよい。この台詞には観客がどよめき拍手が出た。彼の作品にはそんな観衆の心をつかむ台詞が具合よく散りばめられていて、それを聞くために出かけるという人もいる。

大変有名なのは『弁天娘女男白波《べんてんむすめめおのしらなみ》』、いわゆる白浪五人男。そのなかでも弁天小僧の台詞、「**知らざあ言って聞かせやしょう。浜の真砂《まさご》と五右衛門が歌に残せし盗人《ぬすっと》の、種は尽きねぇ七里ヶ浜……**」である。

こうした啖呵や台詞の調子のよさは人を引きつけ、作品の内容を引き立たせるうえで欠かせないが、啖呵をきる人や台詞を言う役者の語り口や声もきわめて大事である。

寅さんの場合、それを演じた渥美清さんの歯切れのよさが際立っていて啖呵売を非常に面白くしている。言葉が七五調で言いやすくても歯切れが悪ければ啖呵の効果はない。それではまったく面白くなく、人も集まらない。人を集めて物を売りつけるのが目的だから、口から出まかせであっても、調子よく歯切れよく啖呵を切らなければならない。その勢いに押されて買う人もでてくるのである。

こうした「発音や喋り方の明瞭さ、滑らかさや歯切れのよし悪し」をアーティキュレーションというのである。はじめの寅さんの啖呵、意味は不明だがアーティキュレーションのよさは抜群というわけである。

歌舞伎役者の通る声と明瞭な言葉

先に述べたように、歌舞伎座の最後部、大向こうでも台詞はよく聞こえた。テレビの歌番組などでは、同じ程度の大きさのホールで喋ったり歌ったりするのにマイクを使っている。歌舞伎ではそうした音響機器は使ってないのに台詞がよく聞こえる。なぜなのか、以前から不思議に思っていた。

そこで劇場内の構造もさることながら、役者たちの声に秘密があるのではないか、その質が違うのではないかと思うようになった。聞きなれると気にならないが、それは全体にキイが高く、特に女形では普通には出ないような高い声を出している。ご存知、歌舞伎の役者はすべて男性である。それが、なぜあのように高い声を出すのか初めの頃は奇異に感じた。

しかし、よく考えてみれば、歌舞伎は江戸時代にできたもの。当時はこれほど広いところで演じていたわけではないが、それでも観客に行き渡るような声でなければならなかっただろう。時代が下がり芝居小屋も大きくなる。江戸時代中頃から常設の小屋での興行が許されるようになった。当時の様子は香川県琴平にある金毘羅歌舞伎金丸座《こんぴらかぶきかなまるざ》にみられる。舞台から大向こうまで17メートルという。そうなると、特別な声の出し方が考えられるようになる。つまり、キイを高くする方が遠くまでよく届くことから、次第に今日のような発声法になってきたと考えられるのである。

あるボイストレナーいわく、日本の古典芸能である能や狂言、歌舞伎の発声法はきわめて特殊で、生の声を遠くまで飛ばすため無理をしている。言葉の明瞭さを犠牲にして声の届きやすさと響きの美しさを求めている。それに対して現代劇を主体とする劇団では、言葉の一つ一つをはっきり聞こえるように発音す

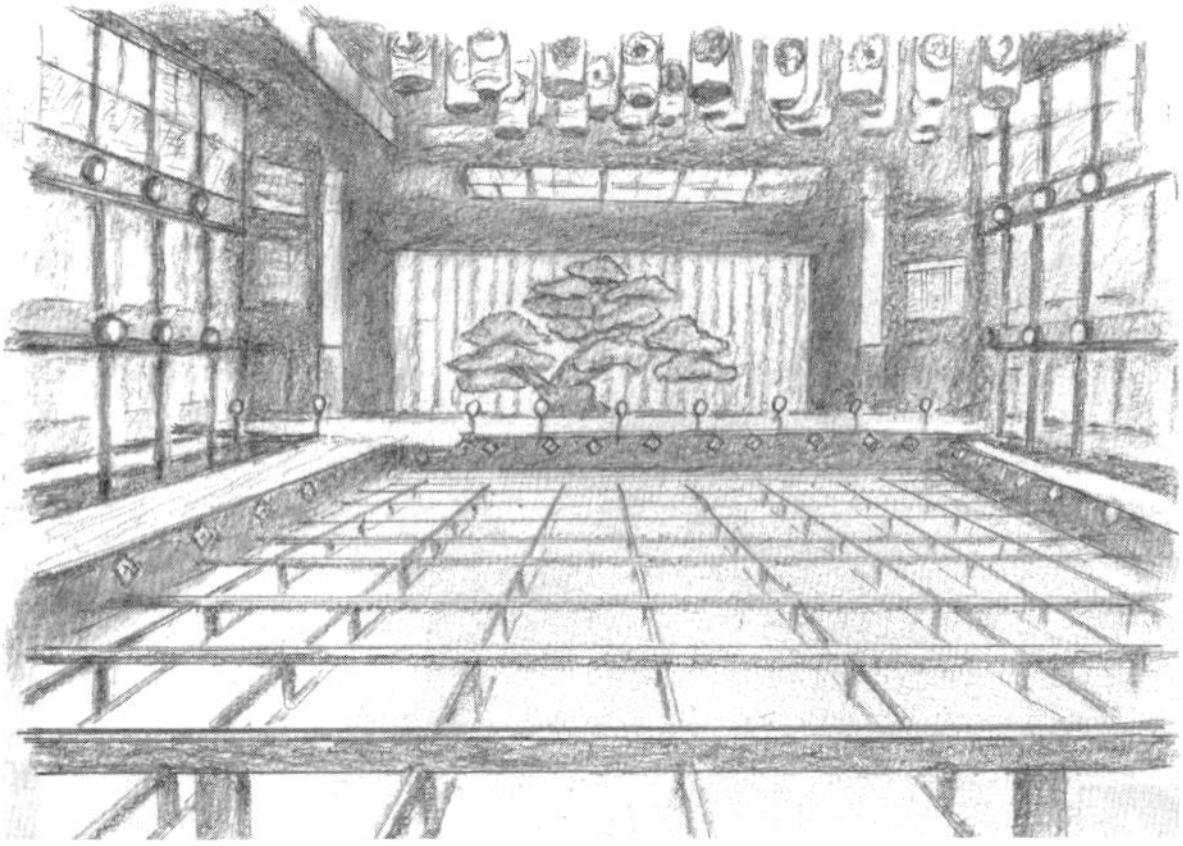

金丸座

香川県琴平町にある旧金毘羅《こんぴら》大芝居《おおしばい》金丸座《かなまるざ》のこと。1835年に建てられたわが国最古の芝居小屋で、国の重要文化財に指定されている。

る、つまりアーティキュレーションを大切にしているという。

しかし、歌舞伎についていえば、言葉の明瞭さを犠牲にしたとまではいえない。かつての六代目歌右衛門（１９１７-２００１）や十二代目団十郎（１９４６-２０１３）は言葉を主とし、そのうえで声の訓練をすべきだと説いているし、今の若手の役者たちもそのように努めていることを語っている。

ただ、役によっては台詞が不明瞭になることは否めない。たとえば、「絶景かな絶景かな」で始まる南禅寺山門の場での石川五右衛門の台詞や勧進帳の弁慶の台詞。口をあまり開かず横に広げて、喉で低く語る。あらかじめ台詞を知っていないと何を言っているのかさっぱりわからない。こういった荒事《あらごと》と呼ばれる役どころや時代物などでは同じような発声の仕方をするので、その点で言葉を犠牲にしているとの見方がされるのだろう。

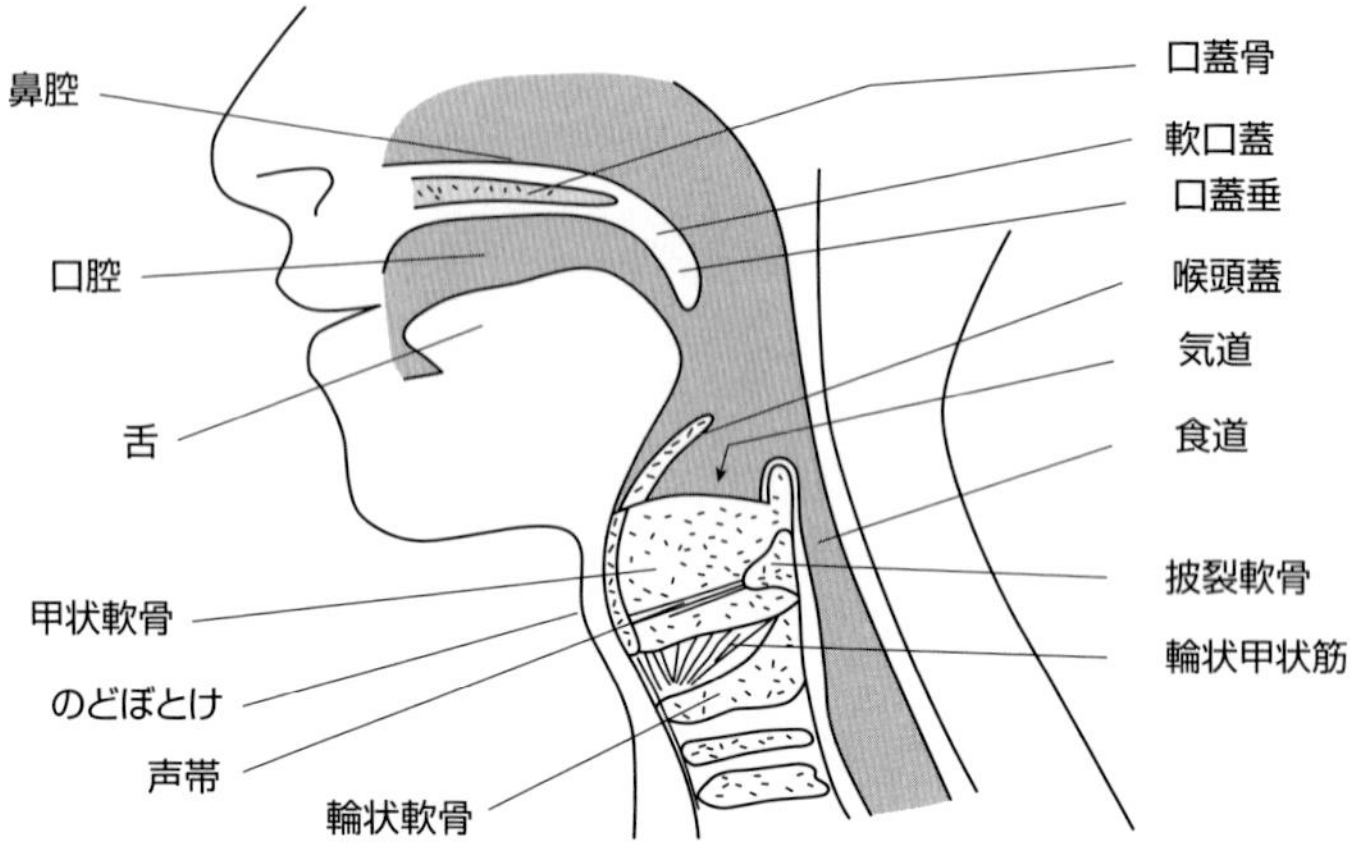

図 1-1　喉の周辺の構造

輪状軟骨前部から甲状軟骨に付く輪状甲状筋の収縮、弛緩によって甲状軟骨後部が下がるように回転し、それに従って声帯の緊張が変化する。また、披裂軟骨は輪状軟骨後部に乗っていて声帯を左右に開いたり閉じたりするように働く。

声帯の振動音を言葉に組み立てる調音器

声は声帯が振動することで発生する。声帯は気管の上部にある喉頭《こうとう》の中にあって、その部分の軟骨は外に出っ張っていて「のどぼとけ」と呼ばれる（**図1-1**）。

声帯は喉頭の軟骨の前後に張られた薄い膜で、左右から中央に向かって閉じたり開いたりする。この膜は呼吸しているときには左右に開いていて、空気はそこを通って自由に気管に出入りする（**図1-2**）。唾液や食物を飲み込むときには、喉頭の上にある蓋が瞬時に閉じてそれらが気管に入らないようにする。

声を出すときには膜が閉じるようになり、肺から吐きだされた息がその隙間を通る。そのときに膜の縁が振動する。この隙間の具合や膜の緊張の度合いによって音の高さが変化し、通過する息の勢いによって音の大きさが変わってくる。木管楽器のリードと同じ原理である。ここで発生する音はまだ小さい。

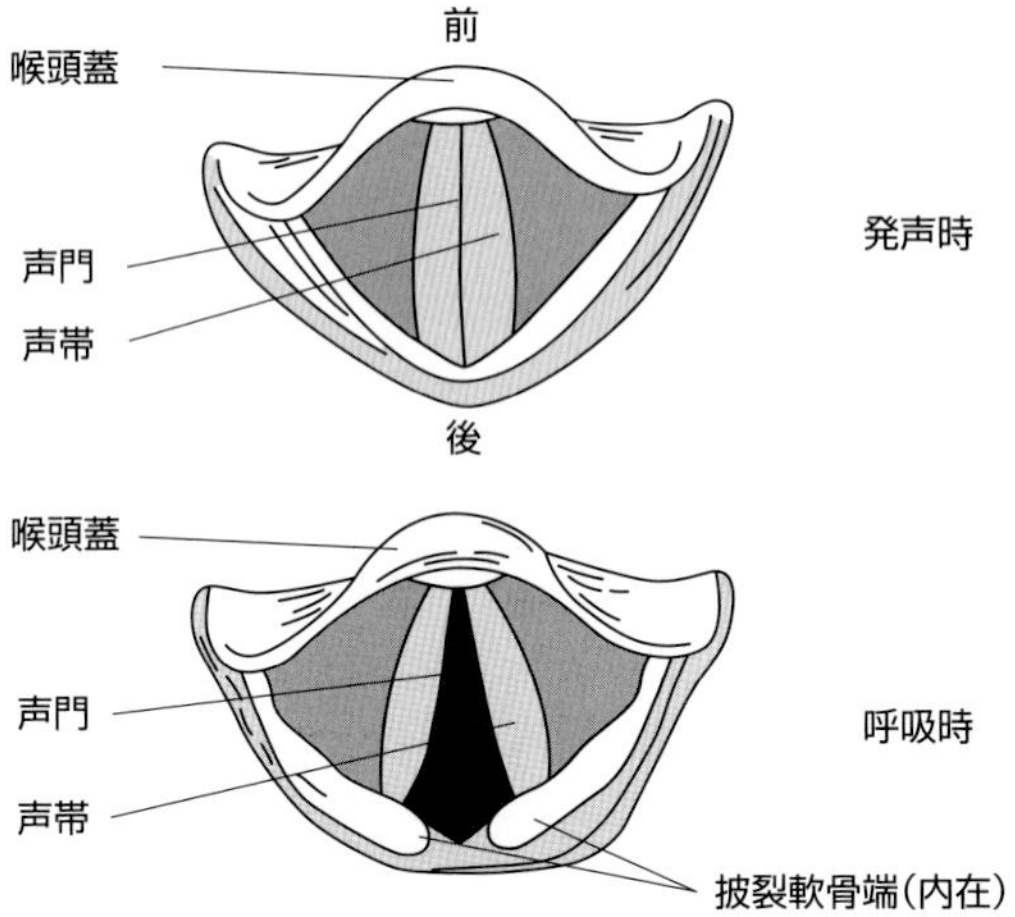

図 1-2　口から覗いた声帯の状態

上図：声を出したときの状態で、声門が閉じて左右の声帯が呼気によって振動する。
下図：呼吸している時で、声門は開いている。

その音が喉頭から上に口腔や鼻腔に響いて共鳴すると大きくなる。これはリードの振動音が木管の中に共鳴して、またバイオリンの絃の振動音が胴で共鳴して大きくなるのと同じ仕組みである。この共鳴して大きくなった音を「声」あるいは「音声」というが、本質は「音」である。共鳴に関わる部分の大きさや形によって声の性質が変化する。たとえば、口腔と鼻腔の境にある軟口蓋を挙げると口腔が広がり声の響きがよくなるし、軟口蓋を下げれば音は鼻腔の方に共鳴して唸るような声になるという具合である。

つまり、声帯の振動音は共鳴によって大きくしたり質を変えたりできるが、それはあくまでも「音」である。それに対して、舌や唇の形を変化させたり歯と舌や唇との関係を変えたりすると、その音にいろいろな変化を与えることができ、言葉の基になる「語音」が生まれる。その語音を組み合せると「言葉」ができる。これ

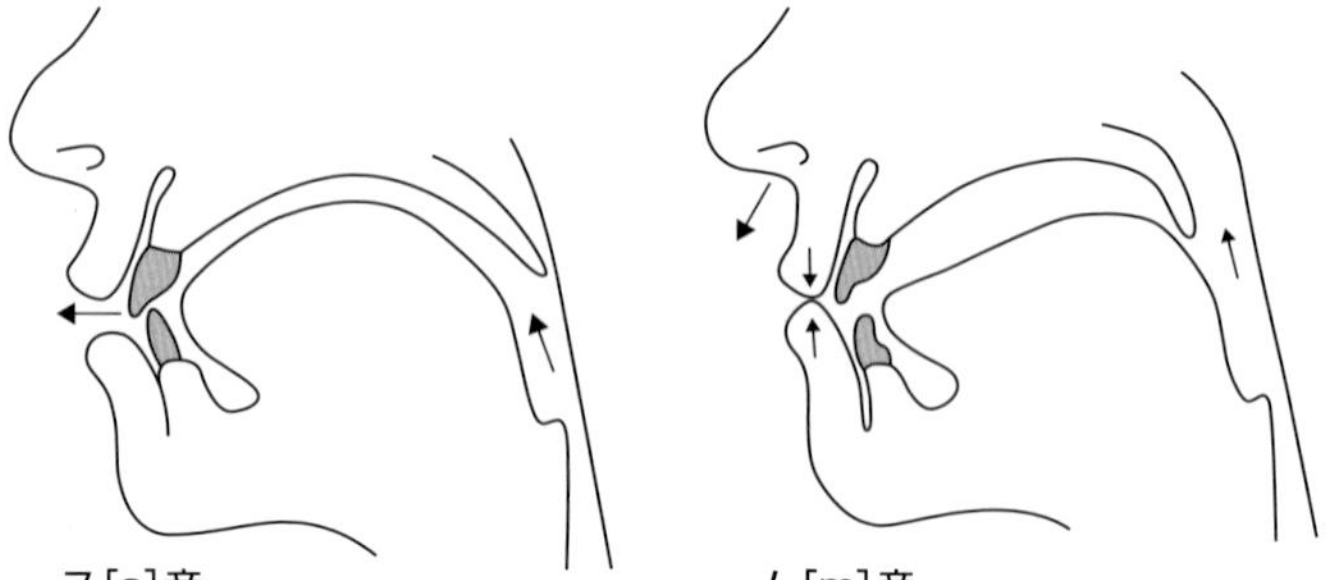

図 1-3　ス[s]、ム[m] 発音時の口の状態

ス[s] の発音では、上下の切歯は接近し、その狭い隙間から呼気が外に出る。ム[m] の発音では、上下の口唇が閉じ、呼気は鼻腔を通って外に出る。

で普通いうところの発音ができるということになる。この声帯の振動を音声に変える共鳴部分や語音を言葉に組み立てる舌、唇、歯を一括して**調音器官**といい、その働きを**調音**、つまりこれも**アーティキュレーション**というのである。

サ行は前歯がないと発音できない

ところで、このアーティキュレーションに関わる部分になにか故障があると発音がうまくいかなくなる。鼻がつまると音声が不明瞭になるし、舌が麻痺すると正しく言葉を発することができなくなる。しかし、多く問題になるのは歯が抜けることである。

五十音順に発音すると、顎を動かすのは当然として、『ア行、カ行』は唇と舌を動かせば言える。しかし、『サ行』になると上下の前歯がないと発音できない。サ行音は上下の前歯の隙間から息が吐きだされるときに発する音なので上下両方の前歯がないとだめである（**図 1-3**）。『ザ行』も同じである。このような歯が必須である語音を**歯音**という。ほかのたとえば『タ行、ナ行』の発音にも上の前歯が関わるが、それがなくても何とか発音できる。そして、『マ行、パ行、バ行』

はア行と大体同じである。だから口の機能が未発達な乳児でも何とか発音できる。「ママ、パパ、ババ」、そして「アンパンマン」である。アンパンマンは乳幼児の人気キャラクターの名前だが、うまく付けたものである。

というわけで、発音に一番支障が出るのがこの『サ行、ザ行』の歯音であり、前歯が大事である。臼歯はどうか、やはり抜けると息が漏れて発音が不明瞭になることがある。つまり、前歯でも臼歯でも歯が抜けると、ものが食べにくくなり外見も悪くなるが、発音にも支障が出るのである。

そこで義歯を入れることになるが、それで大方は改善できる。しかし、発音を歯があったときとまったく同じに回復させることはなかなか難しい。義歯を入れること自体、口の中の状況を変えてしまうので、それによる発音への影響があるからである。

義歯が不安定で浮き上がると発音が不明瞭になるだけでなく、大きな声も出せなくなる。ふだんは支障がないが舞台に上がるときには義歯が浮き上がらないよう万全を期して、義歯安定剤を使うと言った歌舞伎役者がいた。口を大きく開いてカーッと勢いよく声を出すときには、口蓋の後ろが挙がって義歯が外れる恐れがある。義太夫を語る場合も同じだが、一般に声を必要とする職業の人には義歯は厄介である。

義歯製作に使われる器械アーティキュレータ

そんな義歯だが、それは上下の顎の型（陽型）を作ってその上で作る。そのとき、それぞれの型は実際と同じように上下を繋いでおかないと噛み合わせを見るときに作業がしづらい。歯科の診療室で上下の歯型がついた小型の器械を見たことがあるかもしれない。それは上下が関節で繋がっていて上の部分が開け閉めできるようになっている（**図1-4**）。

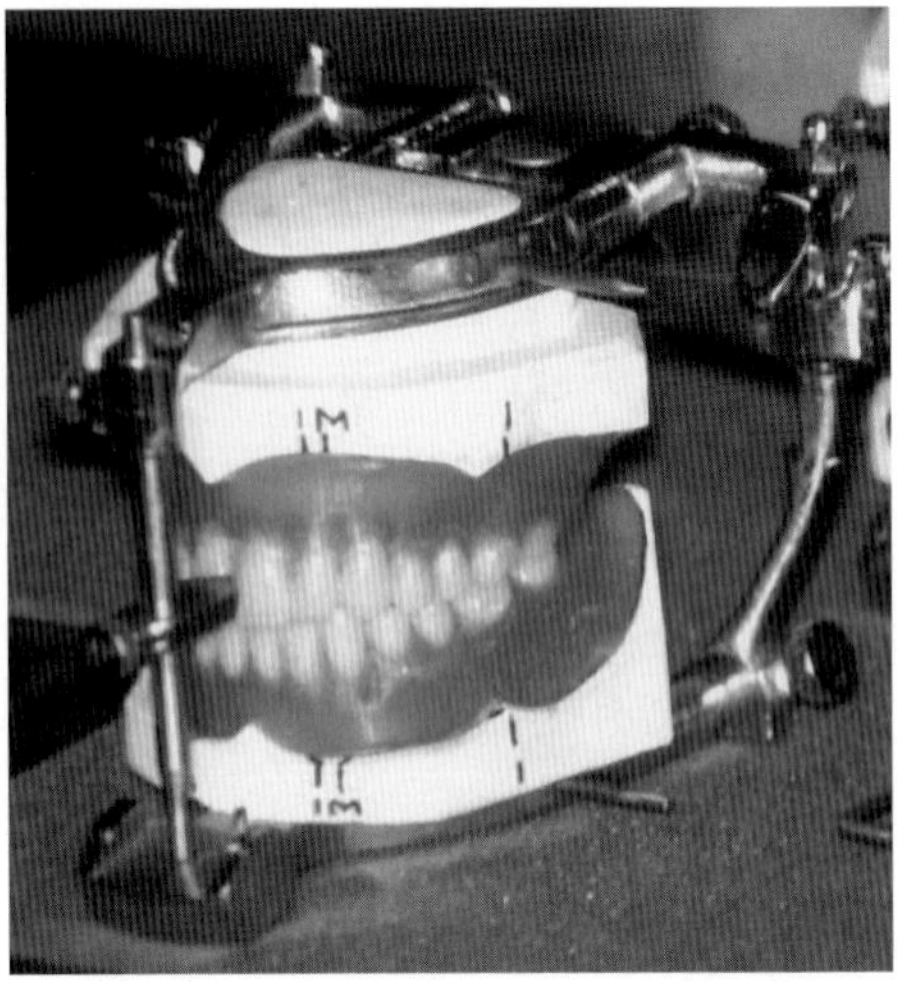

図 1-4　完成した蝋《ろう》義歯が付いた咬合器

義歯の製作は次の図 1-5 のような手順で行われるが、この写真はその手順に従って作られ、ほぼ完成した蝋義歯（蝋原型）が付いた咬合器。

関節は普通ジョイントというが、解剖学ではアーティキュレーションである。そこで、この器械を関節がある装置という意味でアーティキュレータ、あるいは咬合器と呼んでいる。この器械は考案された19世紀当初、その関節部分は単純に開閉するだけだったが、やがて人の顎の動きを模倣するような複雑な構造にまで発展した。現在ではさまざまな形、構造のアーティキュレータが開発され、総義歯から一つのクラウンの製作まで用途に応じて使い分けられている。

　こうした器械がわが国に導入されたのは20世紀に入ってからである。それ以前、義歯はどうやって作っていたか。その答えになるような例を実際に見たことがある。

　自分がまだ学生だった頃、ある歯科医院に見学に行った。先生は初老の女性の方一人だった。その日は総義歯を作ることになっていた。すでに患者の上下の顎の型ができていて、先生はそれぞれの型の上に蝋《ろう》で義歯の土台部分を作り、歯列になる土手状のところに人工の歯を適当に並べて義歯の原形を作っていた。やがて患者がやってきた。先生は世間話をしながら、その上下の義歯の原型を患者の口にあてがって、口を閉じたときの顔の様子や上下の歯の並び、噛み合わせの具合を見るなどしたのち原型を取り出して、歯の位置を直す、そしてまた口に入れて様子を見る、といったことを何度も繰り返した。これを時間にお構いなく、世間話を続けながら延々とやっていた。

大学の実習では、まず患者の上下顎の位置関係を蝋《ろう》のブロックに記録したのち、それを介して上下の顎の型を咬合器に付けて、それから義歯の原型づくりをする。そこでは歯の並びや上下の噛み合わせを規定に従ってきちんと作るが、咬合器では歯列の内側からも見えるので噛み合わせを正しく作れる(図1-5)。完成した原型は患者の口に入れてその人に合うように修正する。そこでは外観や発音の具合などもみながら行うが、さほど時間はかからない。

そんなわけで、この先生の義歯の作り方、どうなることかと興味をもって見ていたが、結局、咬合器がなかった時代の義歯の作り方を見たようなもので、咬合器の必要性を改めて知ったのだった。

歯ぎしりするように顎を動かしたとき、上下の歯は接触しながら滑走する。そうした歯の動きは冒頭で触れたようにアーティキュレーション（咬交）というが、義歯の製作ではこれが円滑にできるように噛み合わせを調整することが大切で、咬合器なしではそれはとても無理である。この先生が作った義歯、患者はうまく使えたかどうか、そこまでは見られなかった。さすがに今どき、こんな方法で義歯を作る先生はいないだろう。50年前の話である。

これに関連して、もう一つ忘れられないエピソードがある。それは卒業した年の夏、先輩の先生に手伝いを頼まれて行った時のことである。先生は一人で診療していて、患者が多いので総義歯を要する患者を診てくれと言われた。

やがて、義歯が痛いので新しく作ってほしいと言う患者が来た。義歯を見ると新しいものだった。それ

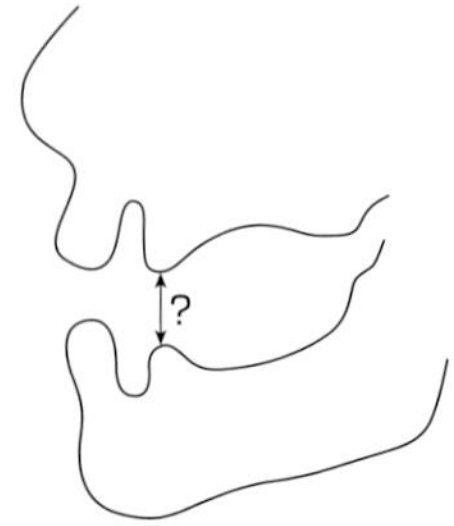

①歯がなくなってどこで噛み合わせるのかわからない患者の顎の状態。

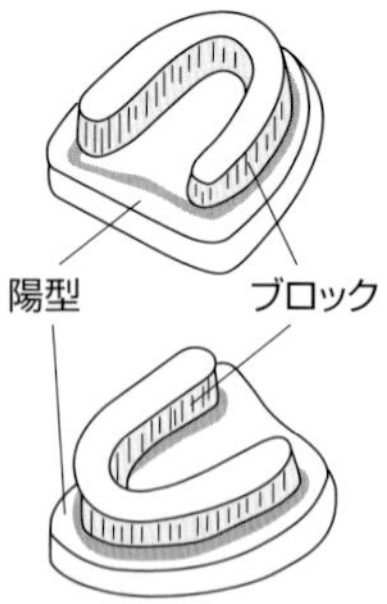

②上下の顎の型をとり、それに石膏を注いで陽型を作る。それにワックスで歯列に相当する部分に適当な高さの馬蹄形のブロックを作る。

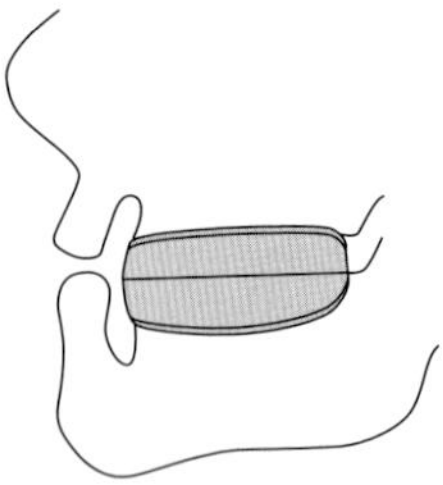

③口に上下のブロックを入れて、最も噛むのに具合がいい顎の状態になるよう、上下のブロックのワックスを削ったり足したりしてそれぞれの高さを調節する。

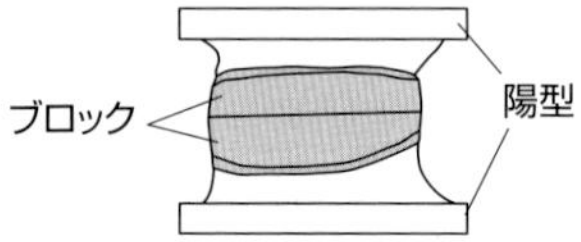

④いい状態が決まったら上下のブロックをしっかり固定し、口から取り出す。これが上下の噛み合わせに適した顎の記録である。それを上下の陽型に戻す。

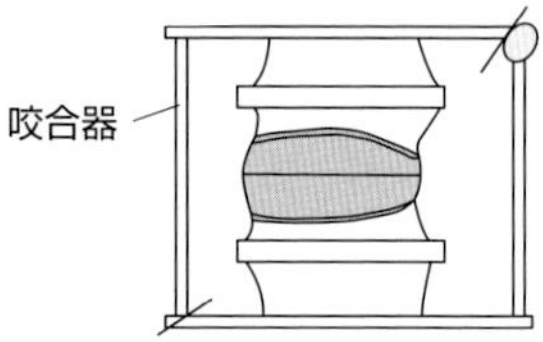

⑤上下の陽型が互いにずれないよう紐で固定してから、咬合器に石膏で付ける。

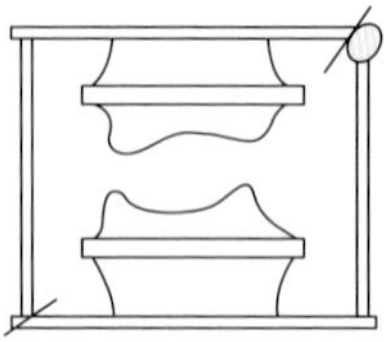

⑥記録を外すと、患者の噛み合わせに適した上下の顎の位置関係が咬合器上に移されている。

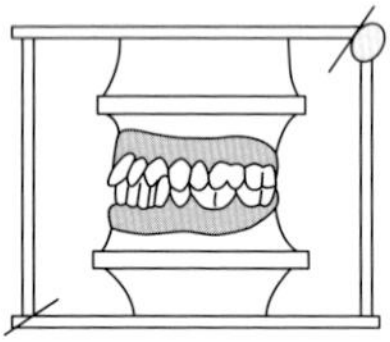

⑦その状態で、記録に使ったワックスブロックを利用して、そこに人工歯を排列し、上下の歯がよく噛み合うようにして蝋義歯を作る。先の図 1-4 はこの状態を示した。

この図は、まずワックスブロックを使って患者が噛み合わせに具合がいい上下の顎の位置関係を探し求め、それを咬合器に移す。次いでその状態で上下の歯を並べて蝋義歯つまり義歯の原型を作るという方法である。一方、本文にあった先生のやり方は、ワックスブロックにあらかじめ歯を適当に並べておいて、それを患者の口に入れて具合がいい上下の顎の位置関係を求めると同時に個々の歯の噛み合わせも作るという二つの作業を一度に行うものである。この方法では患者を長時間拘束するだけでなく、顎の位置、歯の噛み合わせのどちらもいい加減なものになりかねない。安定したよく噛める義歯を作るには、両者を分けて行い、咬合器を使って作業することが肝要なのである。

図 1-5　義歯の製作手順の概要

を入れて噛ませてみた。義歯の下の粘膜に痛みが出た。歯ぎしり運動をさせようとするとうまくできず、粘膜のあちこちが当って痛がった。つまり、義歯の製作時に調整がよくされていないようだった。そこで、義歯の当たる所を削り、歯の接触を直した。それを繰り返すうちに、ほとんど痛みがなくなり噛めるまでになった。翌日来たときには多少痛みを感じるが、食事はなんとかできたという。さらに噛み合わせ、とくに歯ぎしり運動が楽にできるよう丹念に調整した。その結果、新たに義歯を作らずに済んだのである。

後日、これを聞いたのか、同じように義歯で困っている人が次々にやってきた。これには参った。というのは、当時の診療報酬制度は全く理不尽で、義歯を作らず調整するだけでは点数評価しなかったからである。つまり、高い材料や器具を使って長時間調整しても収入にならないどころか出費になったのである。手助けのはずがとんだ迷惑をかけてしまった。ただ、この経験でアーティキュレーションが義歯にとっていかに大事であるかを実感したのである。

曲亭馬琴の木床義歯の悩み

さて、わが国の義歯の歴史は古く、奈良時代までさかのぼるといわれる。木彫に長けた仏師が本業の片手間に依頼されて固い木片から義歯を作っていたらしい。時代が下がって江戸時代になると専門の職人、「入れ歯師」が出てきた。その木床（木彫）義歯が残っている（**図1-6**）。

それは、つげなどの堅い木片を顎の形に合うよう根気よく削って土台部分を作る、前歯には成形した象牙や動物の角、蝋石《ろうせき》などをはめ込む、さらにはそれが外れないように数珠《じゅず》のように歯の側面に穴をあけて糸を通して土台部分に固定する、臼歯は噛みやすくするため土手の噛む面にいくつか銅の鋲《びょう》を打つ、というものである（**図1-7**）。

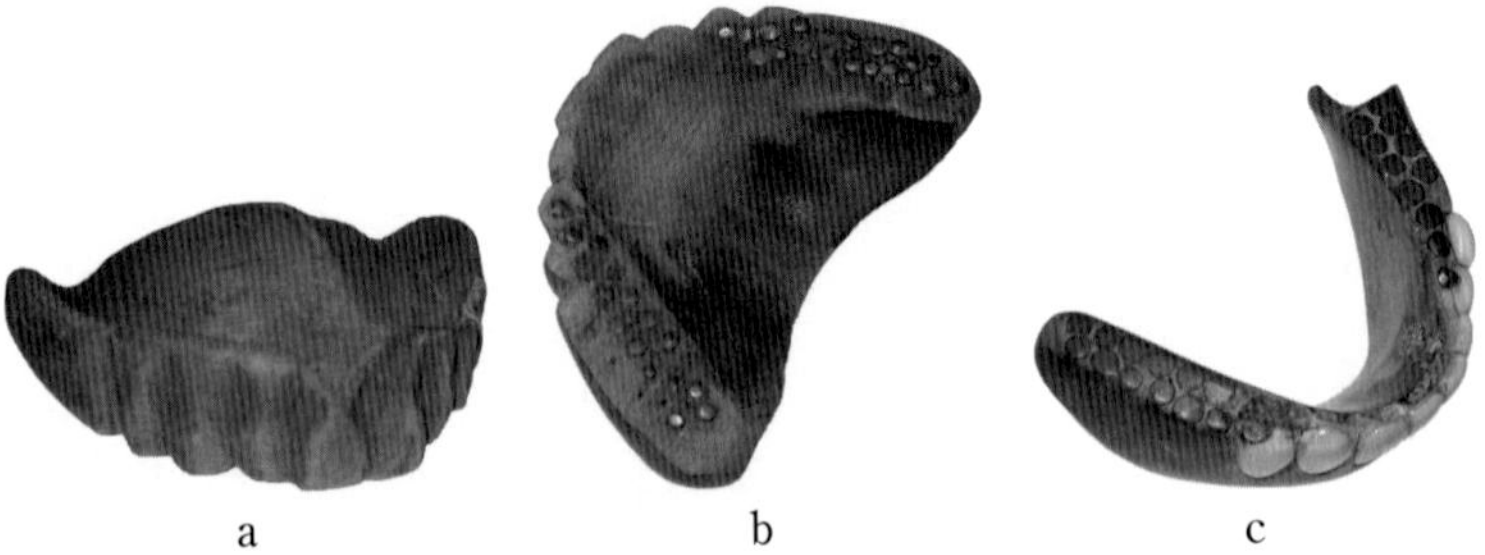

図 1-6　木で作った義歯（木床義歯）

a：上顎の義歯。木床義歯の最も古いタイプで、全部が木製で前歯は木面に彫刻されている。

b：a の表面。臼歯部には噛みやすくするため鋲《びょう》が打ってある。

c：下顎の義歯。前歯には牛の歯を加工した歯が使われている。臼歯部には鋲が打たれている。どれもいつ頃に作られたかはわからない。

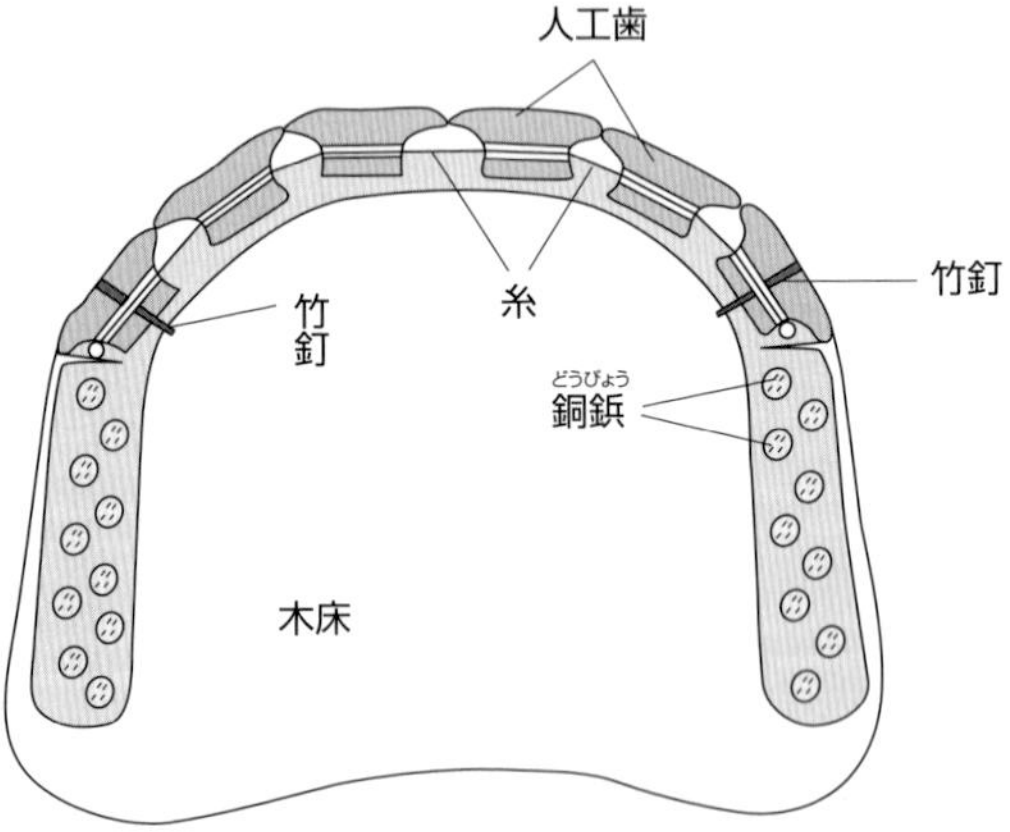

図 1-7　木床義歯の人工前歯の止め方

図は上顎木床義歯の口蓋面《こうがいめん》。前歯は動物の歯や角、蝋石《ろうせき》を歯の形に加工し、義歯の唇側面に嵌《は》め込む。しかし、それだけでは外れやすい。そこで、歯の裏面を突出した形にして、そこに横穴をあけて凧糸を通し、前歯を数《じゅ》珠《ず》のように連ねた。糸は臼歯部との境に鋲で留める、あるいはこの図のように竹釘《たけくぎ》で固定した両端の人工歯に留めた。

そうした義歯の使い勝手はどうだったか、その一端が曲亭馬琴《きょくていばきん》の日記から伺える。馬琴は江戸時代に活躍した有名な戯作者である。その曲亭馬琴、大変几帳面な人だったようで毎日日記をつけていた。それによると、早くから歯をなくして総義歯を使っていた。

「文政12年（1829）、63歳の2月13日、下の義歯の糸が切れたので、牛込の吉田源二郎のもとへ修理にもって行かせた」と書いている。これは前歯を固定するための糸が切れたということである。この義歯はおそらく、先に述べたような前歯の側面に貫通する孔をあけ、それに糸を通して木の土台部分に固定した構造のものと思われる。

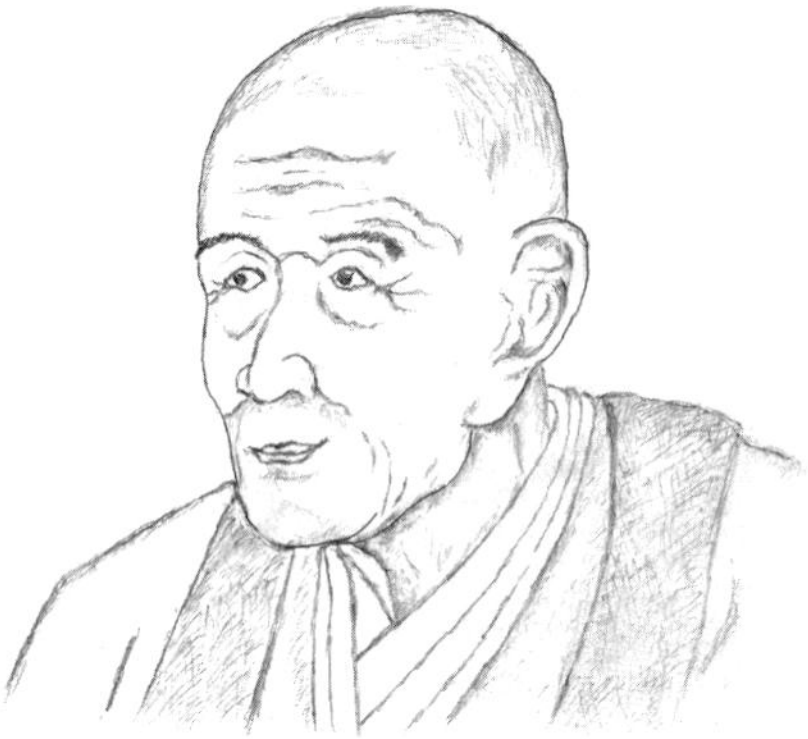

曲亭馬琴《きょくていばきん》

1767-1848、江戸後期の戯作者。本名は滝沢興邦《おきくに》。『椿説弓張月《ちんせつゆみはりづき》』、『南総里見八犬伝《なんそうさとみはっけんでん》』など多くの読本を著した。その挿絵を葛飾北斎が描いたものはとくに人気が高かったという。

「同年10月9日、上の義歯の床（土台部分）**が割れたので昨日使いの者に伝えておくよう家内に言っておいたが、今朝使いの者が入れ歯師の吉田源二郎のところにもって行った。床の取りかえとその修理代として金三両と二両四朱とのことだった」**

床の取りかえとは新しく作ることなのかどうかわからないが、多分そうだろう。代金については、当時の一両を今の価格に換算するのは難しいが米の値段から換算すると、一両が6〜7万円くらいだろうか。そうだとすると三両は18〜21万円。四朱は一分で、一分は四分の一両だから二両四朱は大体13～16万円だろうか。

「天保2年（1831）9月11日、入れ歯の修理を吉田源八郎に使いの者を通じて頼んだところ、歯が6本折れているが8本取りかえて一分とのこと、仕方ないのでそれでよいと伝えるよう指示した。同月19日、かねて上の入れ歯の歯8本の取りかえの件、今日できあがって使いの者が持ってきた。直ちに代金一分を渡す」約1万5千円か。

「天保5年9月13日、上下の入れ歯、近日中に吉田源八郎のところへ修理にもって行くよう使いの者にその二箱を渡した」義歯は高価なので必要なときだけ使って、そうでないときは専用の箱にしまっていたのだろうか。西洋ではそうだったというが。

「同月18日、過日修理するよう持参させたところ、歯4本取りかえ、つなぎ直しに代金二朱、来る25日ころできるとのことだった。10月1日、先月頼んでおいた入れ歯の修理ができて、下の歯4本を取りかえ、上の歯もつなぎ直しで、代金は二朱。同月5日、先日修理した下の入れ歯に鋲《びょう》を打ってもらうため箱に入れて渡した」これは臼歯の噛む面の鋲がすり減ったので新たに鋲を打ってもらうということである。

こうしてみると、歯が折れたのを取りかえる、歯を繋いでいる糸が切れたり緩んでいたりするのを直す、床が割れたのを直す、鋲を打ち直すなど、記載されているのはこの1829～34年の期間だけであるが、かなり故障が多いように思われる。しかし、義歯が不安定とか外れやすいなどの記述がないのが不思議である。義歯の顎の粘膜に接する内面は丹念に削って顎の形に合わせるわけだが、全体を緊密に合わせることは至難の業である。入れ歯師の吉田源二郎や源八郎が名人だったとしても、義歯の不安定による当たりや脱落はなかったのだろうか。

さて、アーティキュレーションという言葉に関して、「咳呵と言葉遣い」、「歌舞伎の発声」、「音声のでき方」、「義歯の製作」、「木床義歯」などについて述べてきた。一つの言葉がこれほどいろいろなところで使われているとは驚きである。でも、アーティキュレーションが使われているのはこれだけではない。

音楽では音の繋ぎ方に短く切るスッタカートや滑らかに繋ぐスラーがあるが、それらをうまく使って音楽を表情豊かにすることをアーティキュレーションと呼んでいて、和声では特に重視されるという。また、教育の分野では学習方法に関して、中学から高校へ、高校から大学へ学習内容のダブりがないように円滑に繋げることをアーティキュレーションと呼んでいる。

このように、アーティキュレーションはそれぞれの分野で独自の意味をもつ用語として定着している。そのため、ある分野の人は自分が所属する分野での意味はよく知っているが他の分野での意味は全く知らない。自分もかつてそうだった。まさに盲人が象を撫でるの感である。象がアーティキュレーションである。言語学、音声学、医学、歯学、音楽学、教育学など、これほど多くの分野に関わっている言葉は他にあるだろうか。ただ、よく考えてみると、アーティキュレーションの語源には「物と物を繋ぐ」という基本的な意味があるらしい。

最後に、はじめに挙げた寅さんの咳呵、どうも入れ歯は噛めないものと相場が決まっていたらしい。当時はそうかもしれないが今の義歯は格段に優れている。そこで先の咳呵に対して専門家として一言、「**いまの入れ歯じゃ土手さえよけりゃ、ちっとやそっとじゃ落ちやせぬ。隣でネズミが鳴いたとて、ゴキブリ隅から這い出して、びっくりしても落ちやせぬ。たこの刺身にいかそうめん、なすびはおろか尻までも、白い黒いはお好きなように、かぶりついてもはずれゃせぬ。幸か不幸かわたしにゃできぬ。なぜかと言えば入れ歯じゃないの。試してごらんな入れ歯のご仁、あとのところは自己責任で、さあどうだっ**」である。

第二章　古典文学にみる歯の痛み

歯の痛みは今でこそ何とか処置できるようになったが、昔はただ祈祷やおまじないに頼るしかなかった。なかには、強い痛みに耐えかねて切腹した武士もいたほどで、それは人の生活を脅かすものだった。平安時代から江戸時代の文書には歯の痛みの平癒を願う様子を書いたものがあり、その名残をいまもみることがある。『枕草子』や『吾妻鏡』、『徳川実紀』などからその歯の痛みをみていこう。

清少納言が書いた歯なしは年寄り

『枕草子』の四十二段には「似げなきもの」、つまり似合わないものとして歯に因んだ面白いことが書かれている。「**老いたる男…髭がちなるものの椎《しい》つみたる**」というのがある。これは字面どおりにいうと、老いて髭が生えたような男が木の実を平気でかじるのは似つかわしくない、ということである。しかし、その本当の意味は、老人はろくに歯がないのに若者ぶって硬い木の実をかじるなんてどうかと思う、非常識だということである。

また「**歯もなき女の梅食いて酸《す》がりたる**」というのもある。これは、年取って歯がない女が梅の実を酸っぱそうに口をつぼめて食べている、ということであるが、酸っぱい梅の実を食べるのはふつう妊婦なのに、それを老女が食べるというのはいかがなものか、若いつもりでいるのだろうか、という皮肉を込めた気持ちである。

　これでわかるのは、老人は歯がないのが当たり前と考えられていること、そして、老人は老人らしくそれ相応の行動をしないと可笑しいということである。

　この感覚は今でもあって、年寄りが若者の格好をすると奇異の目で見られたり、年甲斐もないと言われたりする。男は男らしく、女は女らしく、年寄りは年寄りらしくと言ったりもする。つまり、性別や年齢でパターン化する風潮はなかなか抜けないもののようである。それは措くとして、問題は年を取ると歯はなくなるものと考えられていたことである。

　年を表す「齢」という字には歯が含まれているので、年には歯が関わっていることがわかるが、「歯」という字そのものにも年の意味がある。とすると、歯のありなしは年齢を表しているということになる。これは少なくとも近世までは当然のこととして通用する考えだった。ただ、若くても歯がなくなる人や高齢でも歯がある人もいたはずだが、平均寿命も短かったので歯の有無と年齢との違いはさほど大きくなかったのかもしれない。とにかく、年を重ねるごとに歯は減っていくのが当たり前だったのである。

　しかし、そのように歯がなくなるのは年のせいだとしても、その原因はむし歯と今でいう歯周病である。そこには必ず痛みが伴う。むし歯の痛みは昔から問題にされてきた。

歯の痛みを訴える平安美人と江戸の町娘

　そこで再び『枕草子』を見てみると、その百八十段に「**病は、胸、もののけ、脚**《あし》**の気**《け》**、はては、ただそこはかとなくて、もの食われぬ心ち**」というのがある。「胸」とは「癪《しゃく》」のこと、芝居などで緊迫した場面になったときに若い女性が突然胸のあたりを押さえて「痛たたた」なんていうことがあるが、胃痙攣なんかだろう。「脚の気」は「脚気《かっけ》」とわかるが、「もののけ」は平安、鎌倉時代特有の気の病。そして、「そこはかとなくて、物食われぬ心地」とは、慢性疲労と食欲不振、あるいは恋の病とでも言えようか。

そして次に、「**十八、九ばかりの人で、髪いとうるわしくて…いと肥えていみじう色白く、顔愛敬《あいきょう》づき、よしと見ゆるが、歯いみじう痛みて、額髪《ひたいがみ》もしとどに泣き濡らし、乱れかかるも知らず、面《おも》いと赤くて、おさえていたること、いとおかしけれ**」というのがある。

当時としてはやや年がいった若い女性、髪が大変長くて美人のようだが、歯がひどく痛んで前髪も濡れるほどに泣いて、痛むところを手で押さえている様子は、一段と風情がある、というのである。

泣くほど痛がっているのを見て風情があるとはどういうことか、ふつうとても気の毒だというところなのに、あまりにひどくないか。この後に、若い女性がどこか痛い、とか具合が悪いと言うと、人が寄ってきて可哀想と言い、どんな具合か尋ねるが、とくに若い男性たちはちやほやするなどと書いている。作者の僻《ひが》みともとれる表現だが、同性に対してかなり手厳しい。

若い頃、季節の変わり目などによく風邪をひいた。すると、「目病み女に風邪ひき男」といって昔はもてたものだなんて言われたことがある。冗談じゃない、寝込むほどではないが鬱陶しくて何事も億劫で体を動かしたくないのに、もてたところでどうしようもないだろう。

そんな無気力で弱々しい若いものが魅力的と見られた時代があった。さきの女性の歯の痛みについてもそれと相通じるところがある。わが国にはそうした奇妙な気風が昔からあったらしい。

一方、江戸時代になると、西鶴の『好色五人女』にはお夏清十郎の話として、「**花見の席で太神楽《だいかぐら》が来たなどといって皆が外に飛び出して行ったのに、お夏はむし歯が痛いといって幕の内に独り残り…。物陰で**

空いびきをかく。これに清十郎が気づいて近づくと、お夏は手招きして抱きついて…」というくだりがある。むし歯の痛みが恋の逢瀬の口実に使われたという例である。むし歯はごく普通にあるので、断りの方便として使われることもあったのである。しかし、痛みが本格化するとそんなことを言ってはいられなくなり、神仏の力にすがるようになる。

鎌倉将軍も歯の痛みに苦しんだ

時代が下がって鎌倉時代、幕府の公式記録とされる『吾妻鏡』には将軍の動静が日記風に書かれている。その第十四に頼朝と頼経の歯痛の記述がある。

「1194年頼朝48歳のとき、8月22日歯が痛んで、使いを上京させて良薬を探させた。26日には痛みが軽減したので二、三の寺に参詣した。9月22日痛みが再発。26日も痛みがあり、京都の医師に療法を尋ねるため飛脚をたてた。10月17日には丹波頼基が来て歯の療法を申し上げ、良薬を献上した。18日には足利義兼を日向薬師《ひなたやくし》に使わして歯の痛み快癒の祈祷を行わせた。翌年8月15日痛みが再発。26日には痛みが僅かに治まったので、船で海浦から三崎にかけて遊覧に出かけた」

頼朝の歯の痛みに関する記録はこれだけである。たびたび痛みが起こり良薬を求め、寺に祈祷をさせているが、これで痛みがすっかり治まったのかどうかわからない。この歯の痛みが歯髄炎だとすると後々ひどくなるはずだが、記録がないところからすると祈祷や良薬が効いたのだろうか。

頼朝に呼ばれ薬を献上したという丹波頼基は当時著名な口中医《こうちゅうい》だったようで、丹波氏は代々朝廷に仕え、花園天皇（1317年頃）、後水尾天皇（1612年頃）、後桃園天皇（1770年頃）を拝診した記録が残っている。

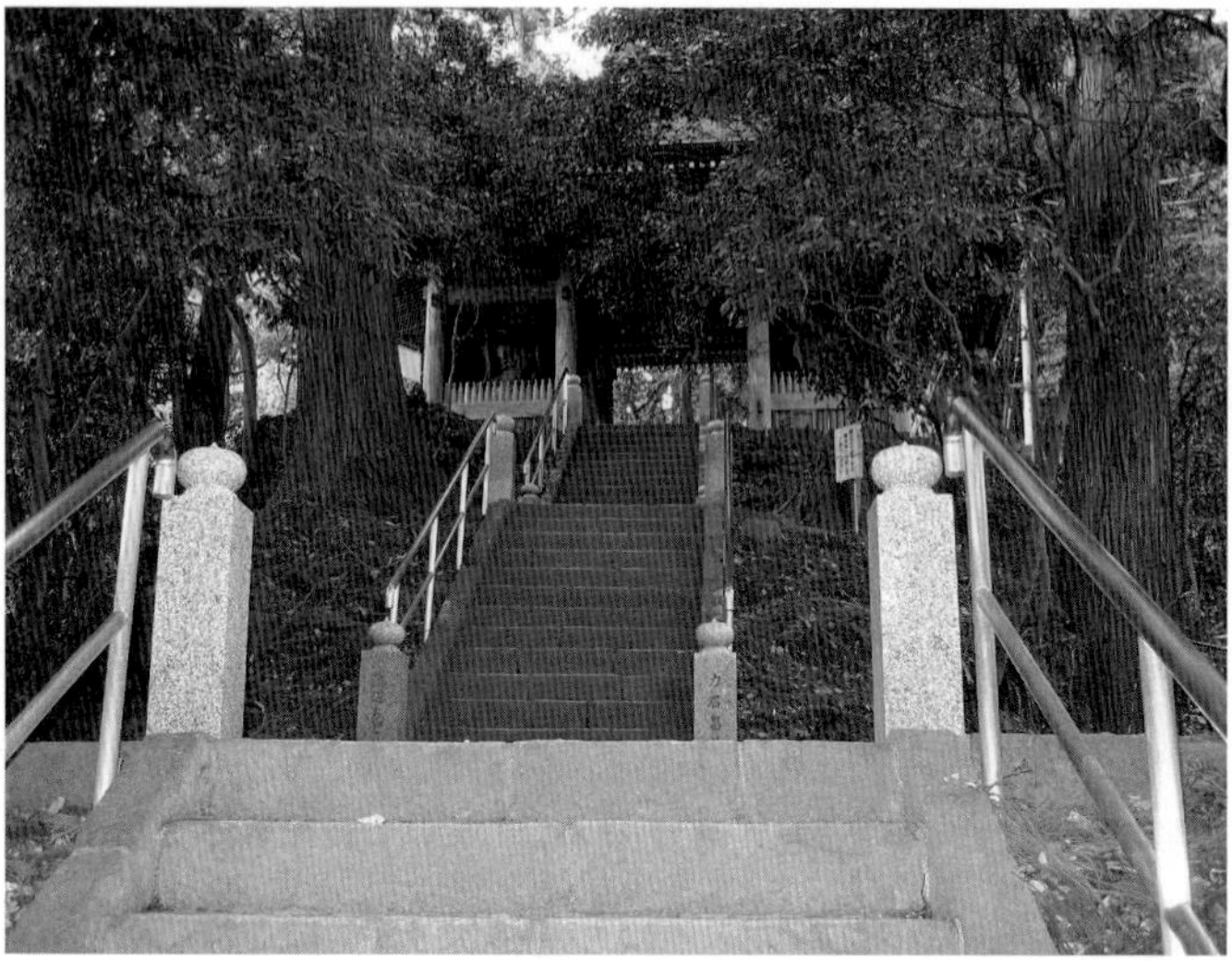

日向薬師《ひなたやくし》（宝城坊《ほうじょうぼう》）

昔は日向山霊山寺《ひなたさんりょうぜんじ》と呼ばれ、本尊が薬師如来であることから日向薬師として親しまれてきた。開創以来、歴代天皇や源頼朝、実朝らの庇護を受け、のちに徳川家の助力により広大な寺院に発展した。しかし、廃仏毀釈により多くの堂宇が失われ、残った最高位の僧の住居であった別当坊が霊山寺の寺籍を継いで、以来宝城坊と名乗るようになったという。

出かけたのは数年前である。小田急線伊勢原駅前からのバスを降りると、すぐ傍から表参道が始まっていた。急な石段をしばらく上ると、山門が見えてきた。そこまでは楽だったが、その先は古い石畳みの急な坂道が500メートルほど続く。前日の雨で滑りやすく、足場が悪くて厄介だったが、やっと本堂にたどり着いた。本堂は修理中だった。大勢の老若男女が参詣に来ていたが、来る途中では誰にも出会わなかった。不思議に思い尋ねたところ、本堂の裏手に楽な道があるとのことだった。それは奥の低い山々を巡るハイキングコースに続く道であった。

急な表参道、昔は人々が苦労して上ったのだろうが、今そのような人はほとんどいないらしい。

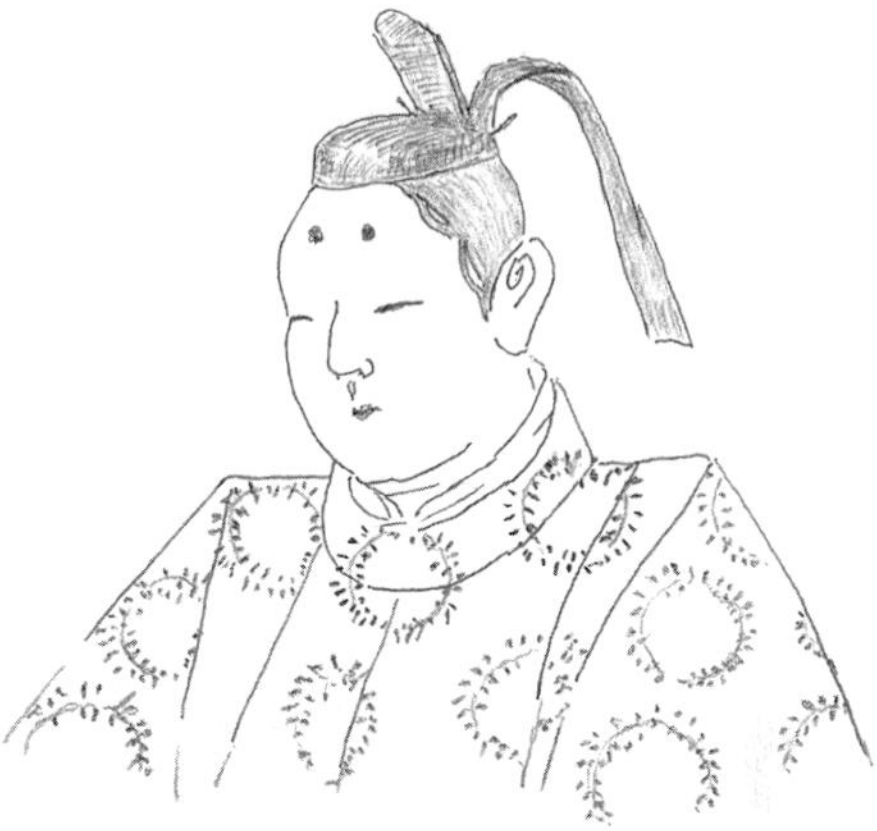

九条頼経《くじょうよりつね》（1218-1256）

藤原頼経ともいう。関白道家の４男。鎌倉幕府３代将軍、源実朝が暗殺された後、頼朝の遠縁にあたることから鎌倉に迎えられ、頼経を名乗り７歳で４代将軍に任じられた。

また、「日向薬師」とあるのは神奈川県伊勢原市にある宝城坊《ほうじょうぼう》のことで、７１６年に行基《ぎょうき》が拓いたとされる古刹である。本尊の薬師如来は行基自身が彫ったと伝えられ、鉈彫《なたぼ》りで素朴な感じの像である。歴代天皇の帰依が厚く、勅願《ちょくがん》寺《じ》とされてきた。鎌倉期には幕府の庇護を受け、頼朝、政子もたびたび参詣した。

『吾妻鑑』第二十七には、将軍になった12歳の（九条）頼経が１２２７年の２月24日に歯が痛んだことが記されている。

「翌日から祈祷が始まった。7月4日には顔が腫れたが、それは前年12月以来たびたび起きたものだった。陰陽師に占わせると心労のうえ、呪詛の霊、氏神の祟りであろう、内外のことについて祈祷すれば平癒するはずとのことだった。祈祷を続けて翌5日には腫れが多少退いた」

頼経の歯についての記録もこれだけである。ここでは薬については何も触れていない。当時は病には一心に加持祈祷することが第一だった。薬があっても効果が疑わしく、あまり期待してなかったのかもしれない。

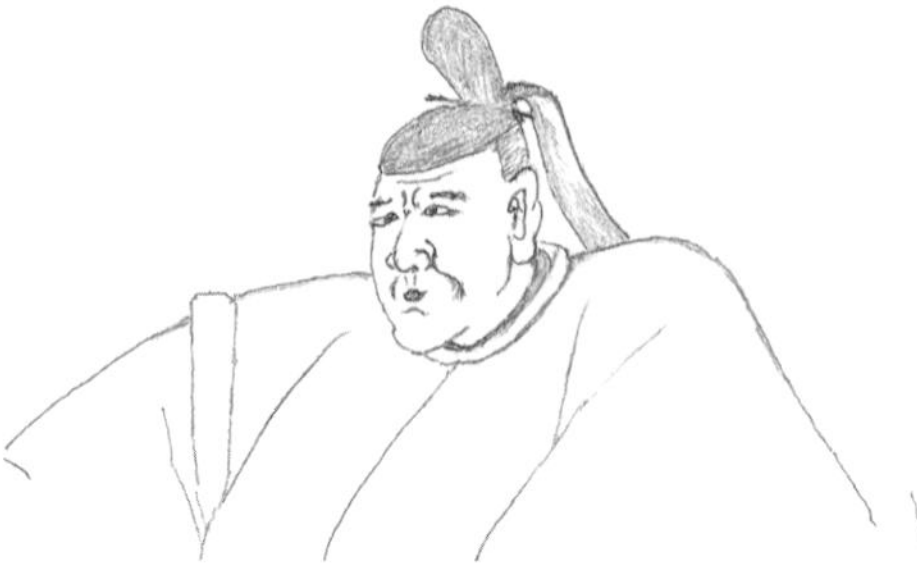

家重《いえしげ》（1712-1761）

８代将軍吉宗の長男で、生来身体的障害があったため、将軍職に就いてからもしばらくは吉宗が補佐した。のちに大岡忠光が側用人として支え、幕政は一応安定していた。

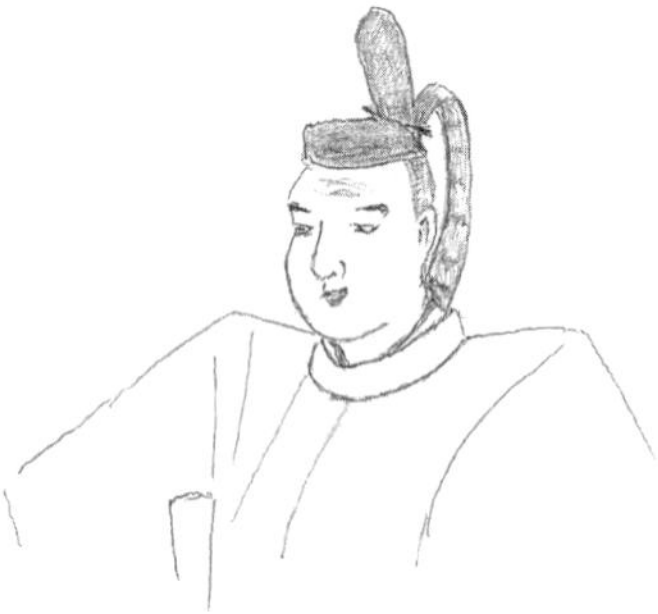

家宣《いえのぶ》（1662-1712）

３代将軍家光の孫で綱吉の養子になる。生類憐みの令を廃止、文治政治を推進して政務に熱心だったという。

骨からわかった徳川将軍の歯の病

さらに時代が下がって江戸時代では、将軍の動静は『徳川実紀』に書かれている。そのなかに健康状態に触れているところがある。風邪や疱瘡《ほうそう》、麻疹《ましん》などに罹り、多くの医師が呼ばれ治療に当たった様子が書かれている。しかし、歯については全く出てこない。歯の痛みや不具合はあったはずだが、大したことがなかったからだろうか。

ところが、後の調査で歯にかなり問題があった人がいたことがわかった。それは、徳川将軍の四代目以後は芝増上寺か上野寛永寺のいずれかに埋葬されているが、増上寺の方は１９５８～６０年に改葬され、その際に行われた骨の記録からわかったのである。

六代将軍家宣《いえのぶ》は、下顎の両側第一大臼歯が抜けていた。上顎の右の第二大臼歯と左の第一小臼歯に深いむし歯の穴が開いていた。ここには当然痛みがあったはずである。また、下顎の前歯部には歯槽骨がかなりなくなっていて歯周病が大分進んでいたと思われた。

九代将軍家重《いえしげ》は、上下顎前歯が前突していて、口元

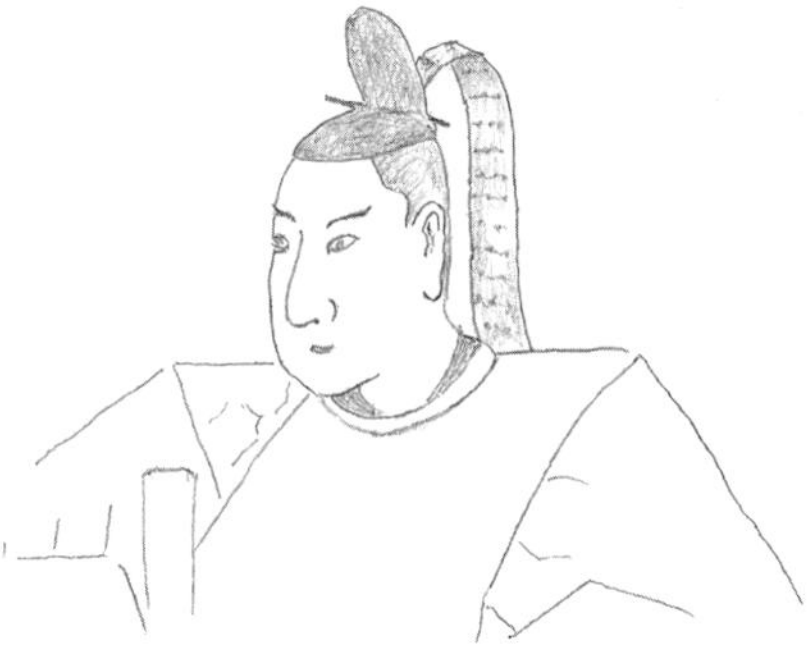

家茂《いえもち》（1846-1866）
13代将軍家定の従弟で紀伊藩の藩主だった。井伊直弼の擁立で14代将軍を継承した。皇女和宮と結婚し公武合体を推進したが、21歳で亡くなった。

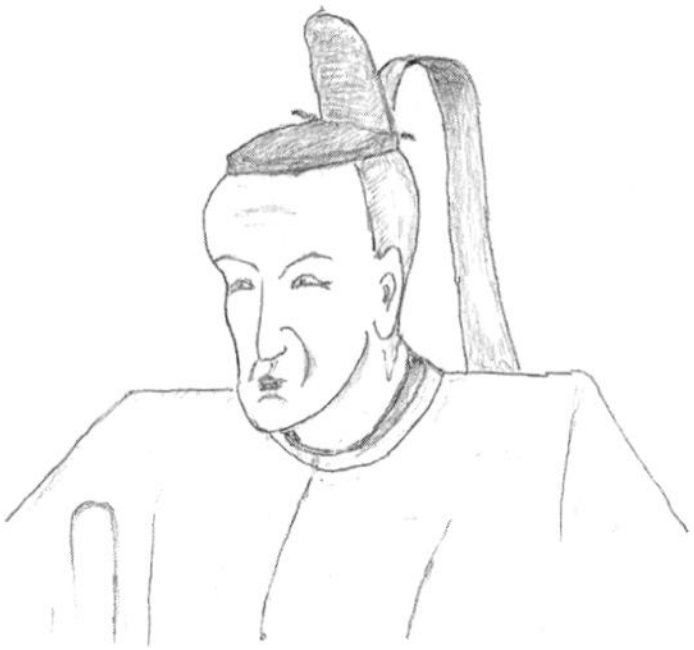

家慶《いえよし》（1793-1853）
11代将軍家斉《いえなり》の次男。将軍職に就いた後も父が実権を握っていた。家斉没後、水野忠邦を重用して天保の改革を行った。対外的危機が深刻化し、ペリー来航直後に亡くなった。

が出ていた。上下の臼歯にはひどい摩耗痕があり、異常な歯ぎしりをしていたことが伺われる。生来病弱で言語障害があったと言われているが、脳性麻痺者であったことが推定されている。脳性麻痺では、運動を司る脳の部分が侵されるが他に異常がなければ知的な活動には支障がなく、ときには人並み以上の優れた仕事をすることがある。顎の運動が不自由なので普通に喋ることができず、知的に劣ると思われてしまう。家重も愚鈍な将軍といわれたが、実はそうではなかったのではないか。ただ、歯がひどくすり減って歯髄が出るようになって、しばしば歯痛に悩まされていただろう。

十二代家慶《いえよし》は、下顎が出ていて反対咬合だった。上下顎とも歯槽骨のアーチが小さく、そのため上顎はひどい歯列不正だった。上顎の左側切歯と第二小臼歯が抜けていて、第一大臼歯には深いむし歯の穴があった。抜けた歯もむし歯によると思われるが、痛みがあったはずである。

十四代家茂《いえもち》は、前歯部が開咬。歯は31本残っていたが30本がむし歯で、どれもひどくて歯髄にまで及んでいた。この種のむし歯は歯の質が悪いために急速に進行する。一時痛みがあっても歯髄の部分にすぐに穴が開くので、痛みが軽くなる。そのため、これほどひどいむし歯でも本人は平気でいられたのではないだろうか。江戸時代も末期であり、祈祷だけでなく歯痛に効く薬も手に入ったかもしれないが。

馬琴日記にみる息子の歯の痛み

痛みが起きたとき、それを何とか和らげたい。昔は病気は何かの障りや祟りによると考えられていたため、それを取り除くおまじないや神仏への祈願が行われた。頼朝の歯痛でも神仏への祈願が行われていたが、特に薬師さまや観音さまが頼りにされていた。

やがて病気を緩和するようなもの、つまり薬が大陸から徐々に入ってくるようになった。それらは植物や動物から作られた生薬《しょうやく》で、大体全身の病気が対象で、歯の痛みに効く薬はほとんどなかったらしい。先に頼朝の歯痛に丹波頼基が良薬を献上したというが、どのようなものだったのだろうか。

歯の痛みに対する薬について書かれたものはほとんど見当たらないが、江戸時代、平田篤胤《ひらたあつたね》の門人で医薬に通じた宮負定雄《みやおいやすお》という人の家に伝わる『仙伝医薬秘書』の中に、口中の諸痛、喉腫を治すとして、芍薬《しゃくやく》、陳皮《ちんぴ》、山査子《さんざし》、香附子《こうぶし》、大棗《たいそう》、甘草《かんぞう》、半夏《はんげ》、生姜《しょうが》からなる風子湯《ふうしとう》というものが載っているという。この薬湯は全身的な病気に効くかもしれないが、果たして局所的な歯痛に効くかどうかである。

ここで庶民の代表として曲亭馬琴《きょくていばきん》の日記を見てみよう。馬琴は前章にも出てきたが、彼は若い頃医学を学んだことから薬の知識に長けていて、自分でもいろいろな薬を調合して販売していた。ひとり息子の宗伯（興継《おきつぐ》）も医者になったが、生来病弱だった。その宗伯が歯痛を患ったときの彼の日記は、当時の庶民の状況をよく表している。

「文政5年（1822）5月中頃から宗伯はひどい腸の病気に悩まされた。加えて同月28日、昨夜半から歯の痛みが激しく不眠の様子。翌日、翌々日も痛んだ。8月25日、昼頃から歯が甚だしく痛みだし、馬琴の妻お百が本所歯神《はがみ》へ参詣、帰ってむし歯まじないの札を貼るが痛みがとまらず就寝できず。9月3日、保養のため上野公園の植木市にお百とともに出かけた。

文政11年11月7日、宗伯、前歯がひどく痛みだす。道了《どうりょう》さまのお札で撫でたところ痛みが取れて就寝できた。12月1日、歯痛の薬を大坂屋半蔵のところで売っているとのこと、早速買い求めて宗伯に付けさせたところ痛みが取れて夜よく眠った。よく効く薬だ。4日も買いに行かせ宗伯に付けると痛みが止まり、昨夜不眠だったのでよく眠った。

文政12年6月19日、宗伯の歯痛平癒の祈願のため、千住大橋の歯神《はがみ》、山王清兵衛権現に参詣した。帰りに浅草寺にも参詣。9月21日、宗伯、お百たち千住の歯神、白山権現に祈願に行く。

天保2年（1831）3月15日、宗伯、足と歯の痛みに悩まされ、千住へ出かけた。10月22日、宗伯、夕方から歯痛甚だしく、観音さまのお札に祈りを込め、東の方角にある部屋に寝かせる。天保3年12月3日、神前にお伺いを立てると、祟りではなく10～20年前に不浄の気を受けていろいろなところに痛みが出ているとのこと。大防風湯《だいぼうふうとう》に天南星《てんなんしょう》、半夏を加えて7日間用いるようとのお告げ、早速明日からこの薬湯を使うことにする。

天保5年1月29日、昼過ぎより歯痛甚だしく、夕方になっても変わらず、呻きだしたので観音のまじない札を書き、歳徳神《としとくじん》（恵方《えほう》）の方角に向かって祈念したところ10時頃には痛みが和らぎ、熟睡した。9月には宗伯、歯痛平癒を願って戸隠明神へ献じるため梨の実を袋に入れて昌平橋から神田川に流した」

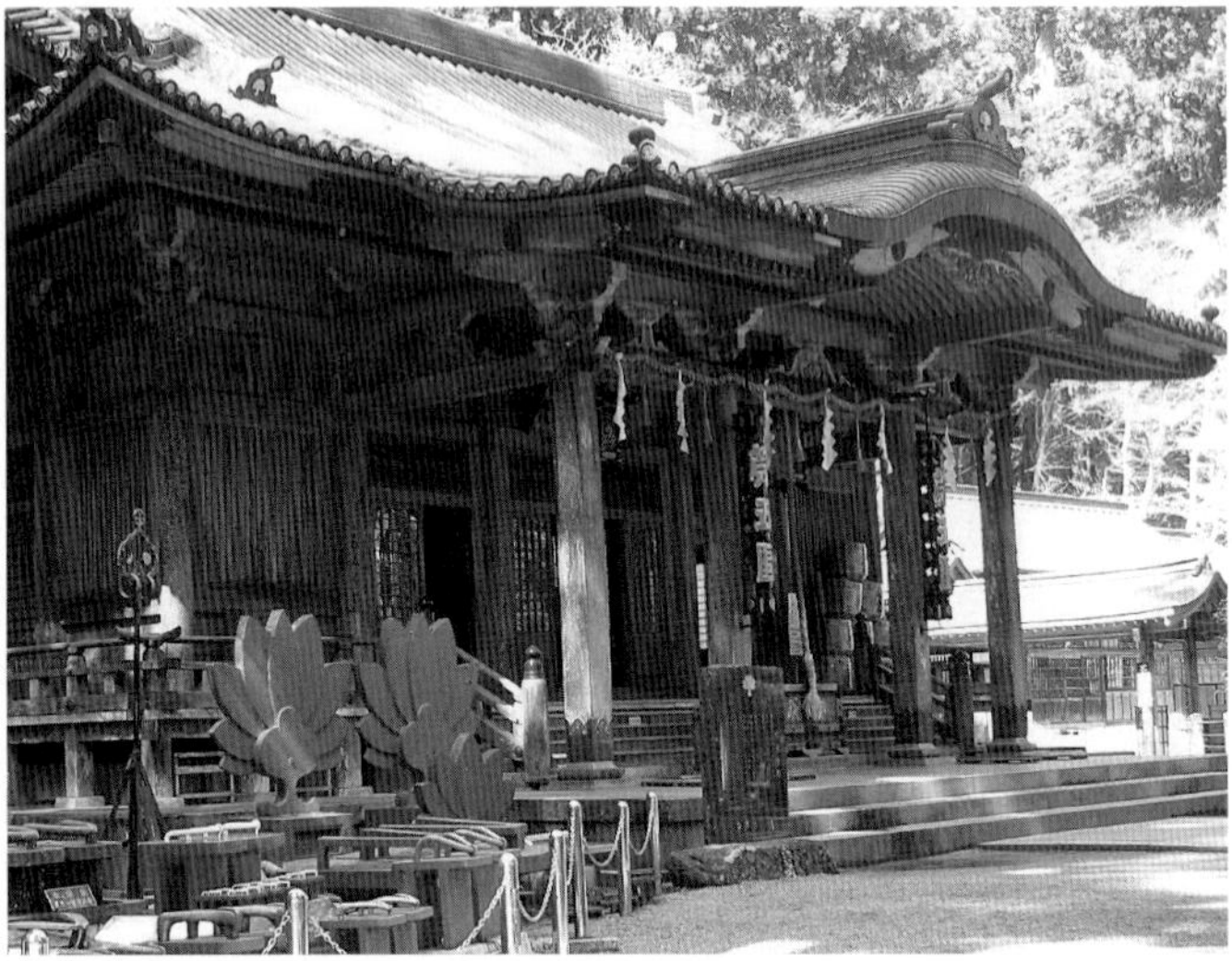

道了《どうりょう》さま

馬琴が息子宗伯のためにお札をいただいた「道了さま」とは、神奈川県南足柄市にある大雄山最乗寺《だいゆうざんさいじょうじ》のこと。

室町時代、曹洞宗の僧、了庵慧明が1394年大雄山最乗寺を創るに際して、弟子であり修験者でもあった妙覚道了が怪力をもって大いに貢献した。了庵没後、道了はその遺志を継いで寺を守り、衆生救済を誓って天狗となり山に身を隠したという。そのため道了は最乗寺の守護神として祀られることになった。江戸時代には両国などにも出開帳を行い、広く庶民の信仰を集めた。

現在も最乗寺は地元では「道了さん」と呼ばれて親しまれており、また天狗伝説のあるパワースポットとしても知られている。

鬱蒼とした杉木立の中、参道の長い石段を登って行くと、時折上の方から法螺の音が聞こえてくる。

記録はこれだけである。

宗伯はこの間25〜35歳だろうが、実に約10年間、間断はあるものの歯の痛みに悩まされていたことになる。39歳で亡くなった。

これで見ると、馬琴は医薬の知識があり薬の販売も行っているし、息子宗伯も医者であったが、効く薬があると聞けば買いに行く。それが効かなければ効能があるといわれる歯神や観音さまに祈願するなど、なり振り構わず懸命だったことがわかる。今でも難病と呼ばれるものはたくさんある。有効な治療法がないとなれば症状をいくらかでも楽にさせる方法が採られるが、本人や家族にしてみれば何とか治ってほしいと神仏に祈り、奇跡を願うのは今も昔も変わらない。馬琴の気持ちはよくわかる。

歯の痛みに効くとされる神仏

東京には江戸時代から伝わる歯痛に霊験があるといわれる神社がいくつかある。その一つが東京南千住にある**日枝神社**である。正和5年（１３１６）創建で、江戸時代は千住宿の鎮守だった。先に馬琴親子が祈願した**山王清兵衛権現**である。言い伝えによると、清兵衛というある藩士が道中、あまりの歯の痛みに耐えかねてここで切腹した。そこで歯神清兵衛としてその霊をこの社に祀り、俗に山王清兵衛とも呼ぶようになったという。この神社は隅田川千住大橋の東のたもとにあるが、いま見ると、かつて鎮守だったとは思えないほど境内は狭く、しかも荒れ果てていた。周囲は鉄格子で人が立ち入れないようにしてあり、歯痛の平癒を願って盛んに絵馬を奉納したという往時の面影は全くなかった。神社の由来が鳥居のわきに掲げられていたが、歯痛を祈願する人は今はなく、忘れ去られていくに違いない。

文京区にある**白山神社**《はくさんじんじゃ》も歯痛に効き目があるとして江戸時代に多くの信仰を集めていた。白山神社は全

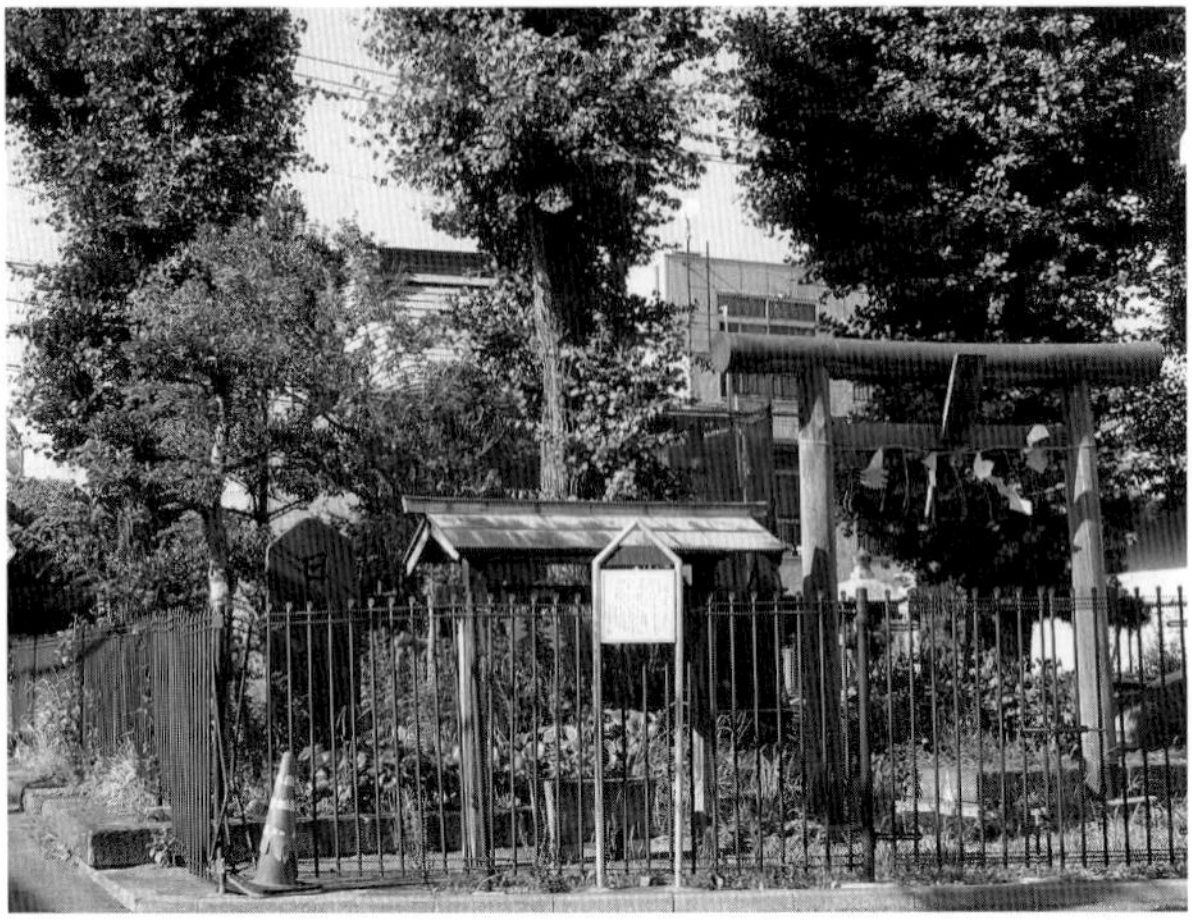

千住の日枝神社山王清兵衛

東京の南千住駅から北へ少し行った墨田川千住大橋の近くにひっそりと建っている。この地区は0メートル地帯といわれ洪水の恐れがあるため、川縁に建つこの神社のすぐ裏手は高いコンクリートの堤防で遮られている。かつては隅田川の流れを背に広い境内で、多くの参詣者で賑わったであろうが、いまは廃墟といった情けない場景である。

国にあるが、その本宮は石川県にある白山《しらやま》比咩《ひめ》神社《じんじゃ》である。加賀一の宮とも呼ばれる。この神社のある修験者が荒行を成し遂げ歯痛にも耐えたことから、歯痛平癒に効くとして祈願がされるようになったという。拝殿前には参拝する人が列をなしていたが、中には歯痛平癒を祈願する人もいたかもしれない。

京都の市役所近くの白山神社も霊験あらたかのようで、後桜町天皇が歯痛に悩まれたとき、女官を使わして祈願したところ痛みが治まったといわれている。

また、東京千駄ヶ谷にある榎稲荷《えのきいなり》神《じん》社《じゃ》。家康の側室お万の方が歯痛を患ったとき、傍の榎の枝で楊枝《ようじ》（昔の歯ブラシ。江戸時代には柳などの枝先を割いて房状にした房楊枝《ふさようじ》が使われた）を

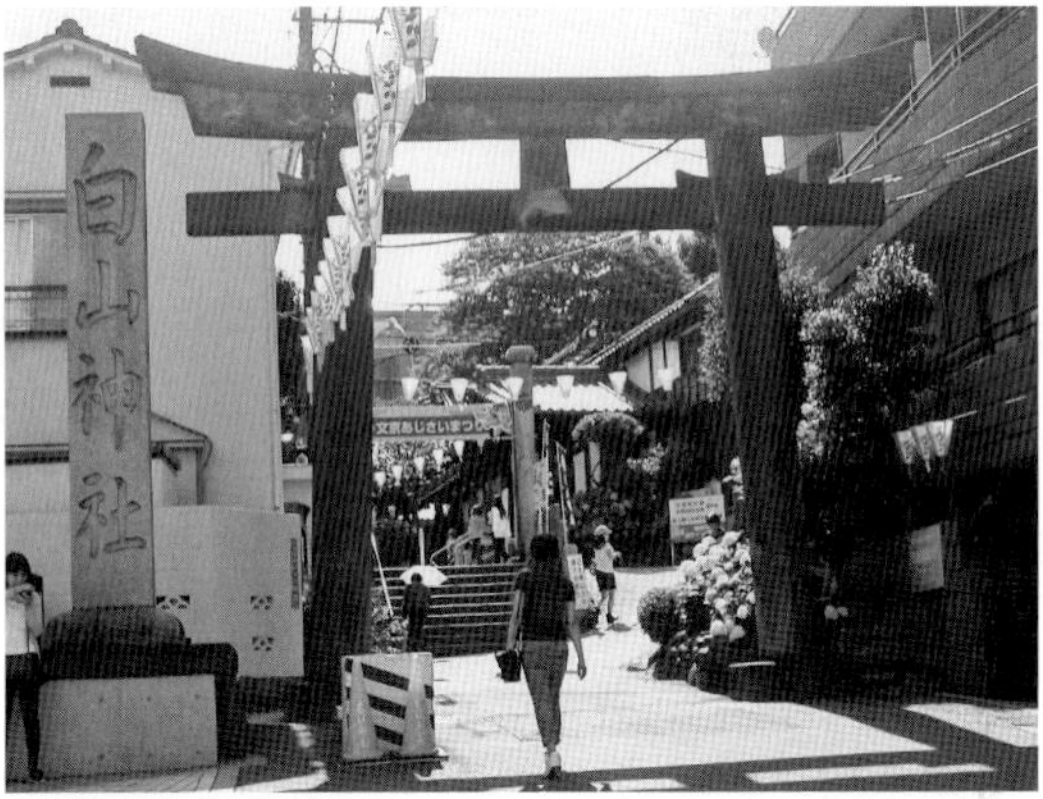

東京の白山神社

948年に加賀一之宮の白山神社から現在の本郷1丁目辺りに勧請《かんじょう》された。のちに巣鴨原（現小石川植物園内）に、さらに1655年にはのちに将軍職につく綱吉の屋敷造営のため現在の地に移された。歯痛にご利益があるとして多くの人が祈願に訪れ、昭和初期までお守りに房楊枝《ふさようじ》が配られたという。

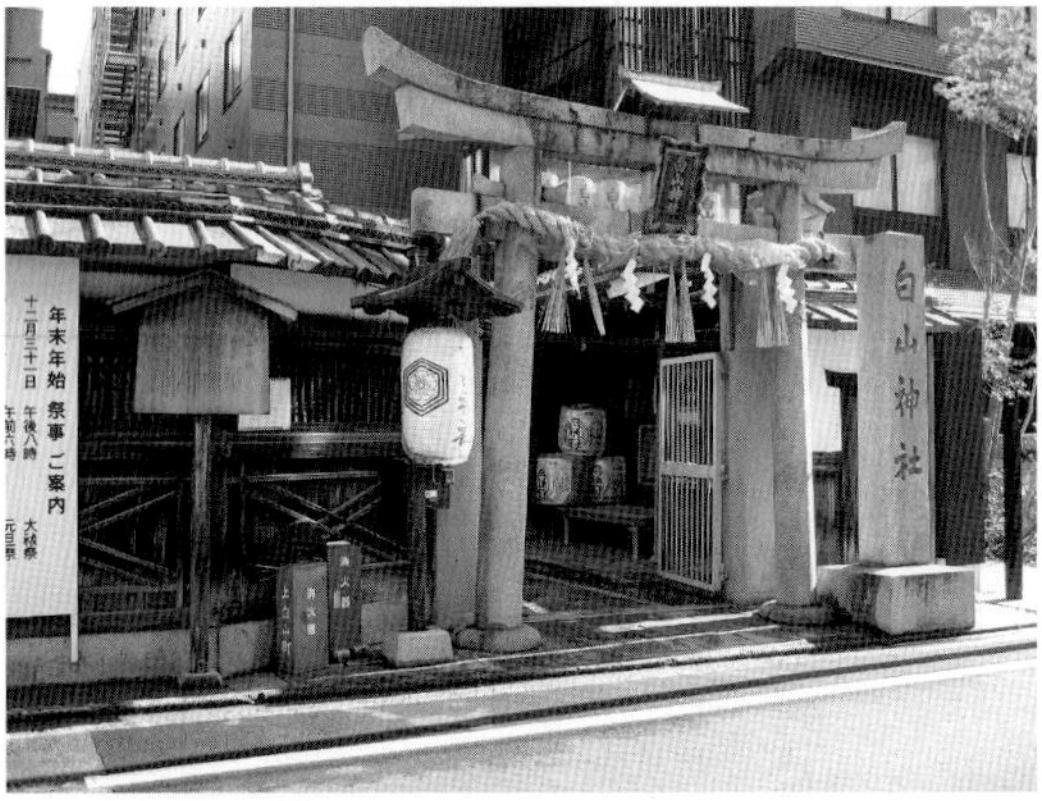

京都の白山神社

女帝である後桜町天皇が歯痛に悩まされ、女官をこの神社に祈祷に使わした。女官が持ち帰った神箸と神塩を用いたところ歯痛が収まったという。以来、ここは歯痛に効く神社とされるようになった。京都市役所の西側、麩屋町通り沿いにある。

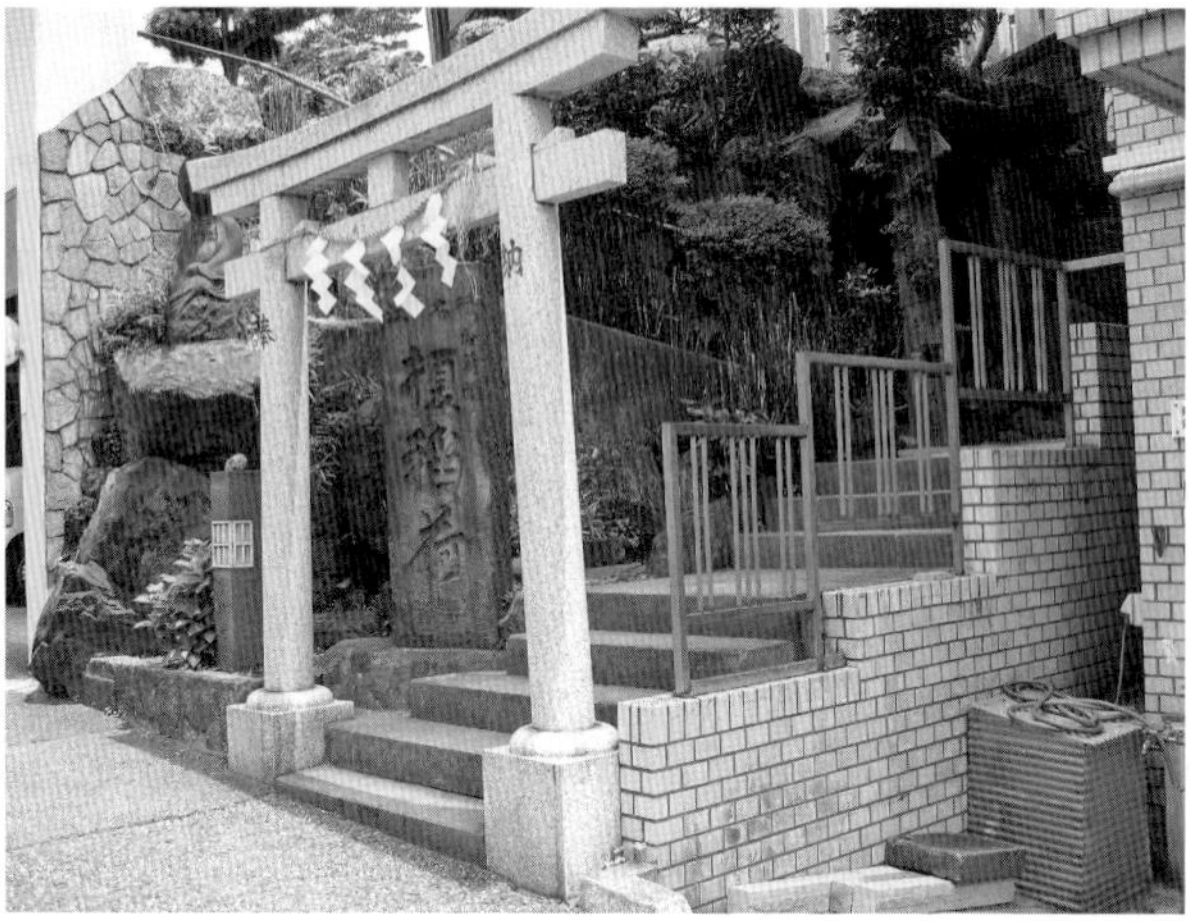

榎稲荷神社

東京千駄ヶ谷の国立競技場の西側、鳩森八幡神社に近い瑞円寺の南の一角にある。かつて瑞円寺に至る坂の途中に樹齢800年にもなる巨大な榎があり、その根元の洞穴に稲荷神社が祀られていた。お万の方の歯痛がその榎の楊枝《ようじ》を使って治ったことからお万榎稲荷と呼ばれるようになったという。戦災に遭って現在の地に再建されたが、榎はなく、石を組んだ祠に祀られている。

作って差し上げたところ、直ちに痛みが治まったとの言い伝えがある。当時この地には樹齢八百余年の大きな榎があり、その根元の洞穴に稲荷神社が祀られ、榎稲荷大明神と呼ばれていた。それが戦災で焼失し、のちに現在のように瑞円寺の南の隅に再建されたという。榎稲荷の大きな石碑があるが歯痛の神様とは気が付かない。

歯痛の神様は江東区の清澄庭園近くのお寺、円隆院《えんりゅういん》にもある。ここには歯神《はがみ》さまとして小さな石像がある。備えてある歯ブラシの柄に名前を書いて納めると祈祷してくれるらしい。

また、台東区根津にある妙雲寺《みょううんじ》。門前にむし歯祈念の寺と書かれた石碑が立っている。この寺にある鬼子

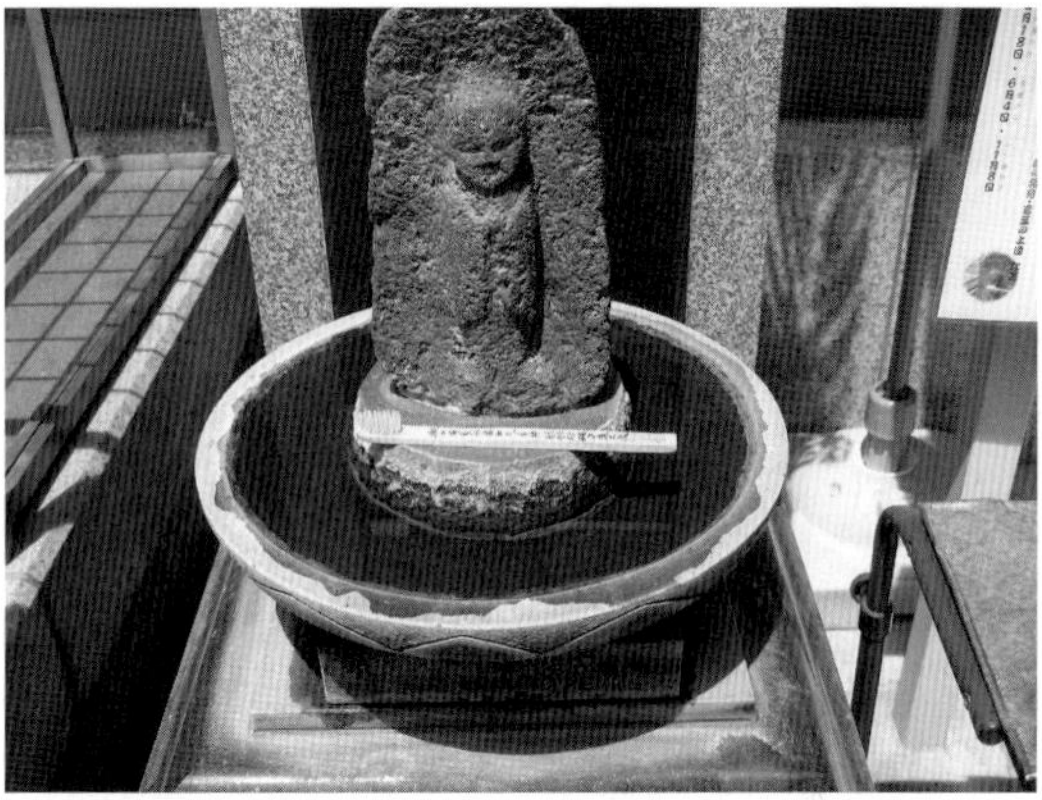

深川円隆院の歯神《はがみ》

深川の歯神さまとして知られている。円隆院は、江戸十大祖師と呼ばれる江戸の主要な日蓮宗寺院の一つである深川浄心寺の塔頭《たっちゅう》である。歯神さまは古くから伝わったというが、小さな石地蔵のようで本堂の外に置かれている。前に備えられた歯ブラシで像を擦るため、顔かたちがわからなくなっている。

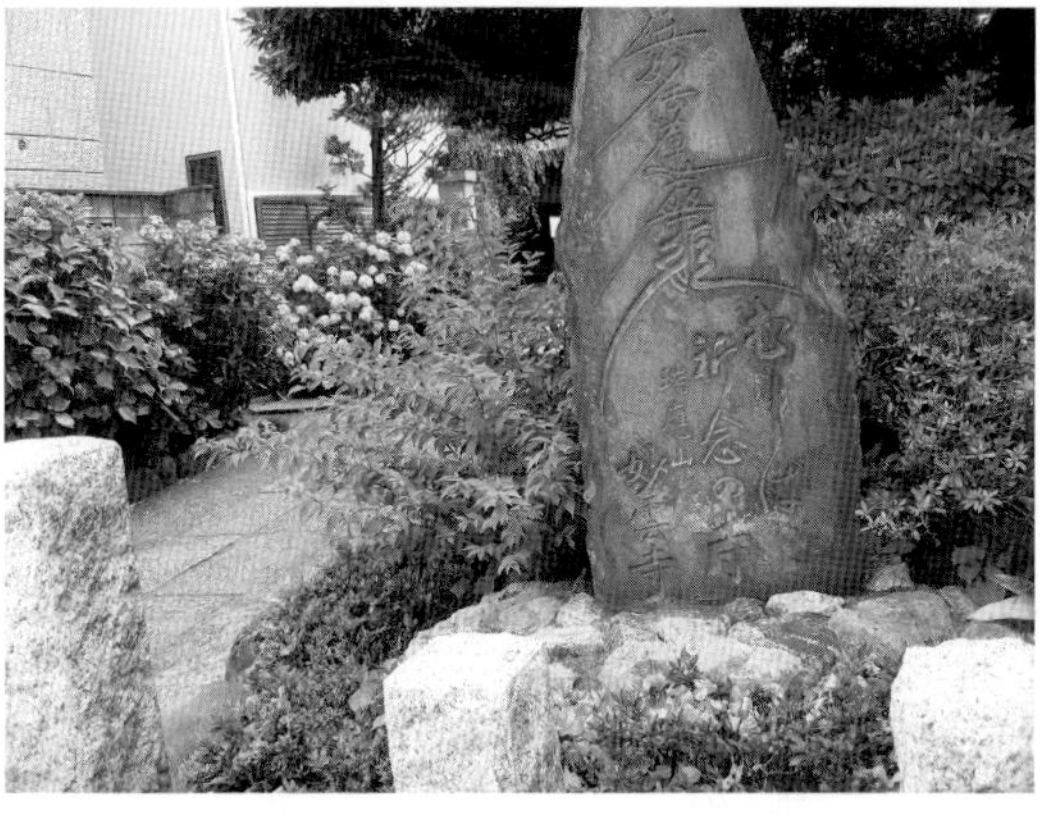

根津の妙雲寺

谷中霊園の南にある妙雲寺は1619年に創建され、ここに祀られている鬼子母神がむし歯除けに霊験があるとして、江戸内外の多くの人の信仰を集めたという。今もむし歯祈念の寺として知られている。

母神がむし歯除けに効くとされ、将軍秀忠の息女で前田利次の母、天徳院が崇敬したという。

京都には歯痛に効くとされる寺社がさらに古くからあった。有名なのは伏見稲荷大社近くにある**ぬりこべ地蔵**、古くから歯痛を封じるとされてきた。

また、**北野天満宮**にある**寛算社**《かんざんしゃ》。言い伝えによると、僧寛算入寺《かんざんにゅうじ》は菅原道真が雷となって清涼殿に落ちたとき一緒に石となって落下したという。その石を祀った社が東寺近くにあった。それがのちに歯神としてここに祀られたという。

東寺には食堂の南側に一対の**夜叉神堂**《やしゃがみどう》がある。ここも歯痛にご利益があるといわれている。このほか、先に挙げた**白山神社**、**壬生寺の薬師如来**、嵐山の**鹿王院**《ろくおういん》などがある。

以上、歯痛に効くといわれる寺社について東京、京都の例を挙げたが、全国各地に同様のものが有名無名数多くある。それらがなぜ歯痛に効くといわれるようになったかとなると、昔からそういわれていて、わからないというのがほとんどである。由来があるという寺社では、祈願したら痛みが止まったことからご利益があるというのに加えて、それぞれに特異なものがある。

一つは、身分の高い人が祈願して効き目があったということで、一段とご利益があるとして広まったもの。先の榎稲荷神社や京都の白山神社などである。また、歯痛に関係した事実からご利益があるとされたものもある。千住の日枝神社や加賀の白山神社である。さらに、顔や姿が歯に関係があると見えることから歯の痛みに効くとされたもの。壬生寺の歯薬師や隠岐のあごなし地蔵などがある。

ほかに、山崩れや川の氾濫が止まった所にあった石仏が歯止めしたとして、歯痛も止めるといった語呂合わせのようなものもある。そうなると、何でもいいことになるが、そんな例は意外に珍しくないのかもしれない。

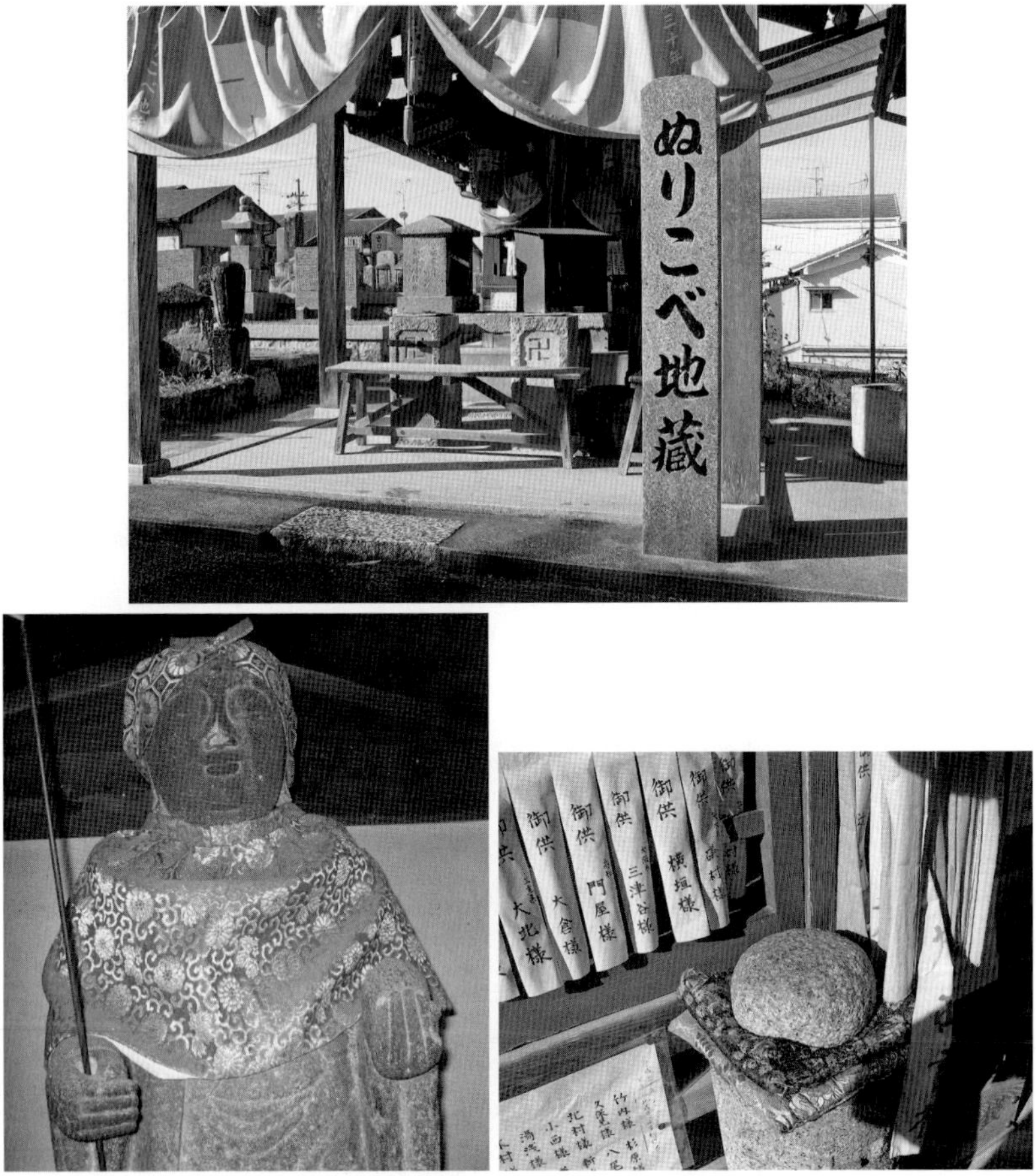

京都のぬりこべ地蔵

伏見稲荷大社の南、ほど近いところにある。古くから痛みを封じ込めるお地蔵さまといわれ、前に置かれた丸い石を撫でて、その手を痛いところに当てて祈願する。とくに歯痛に効くとされ、今も多くの人の信仰を集めている。

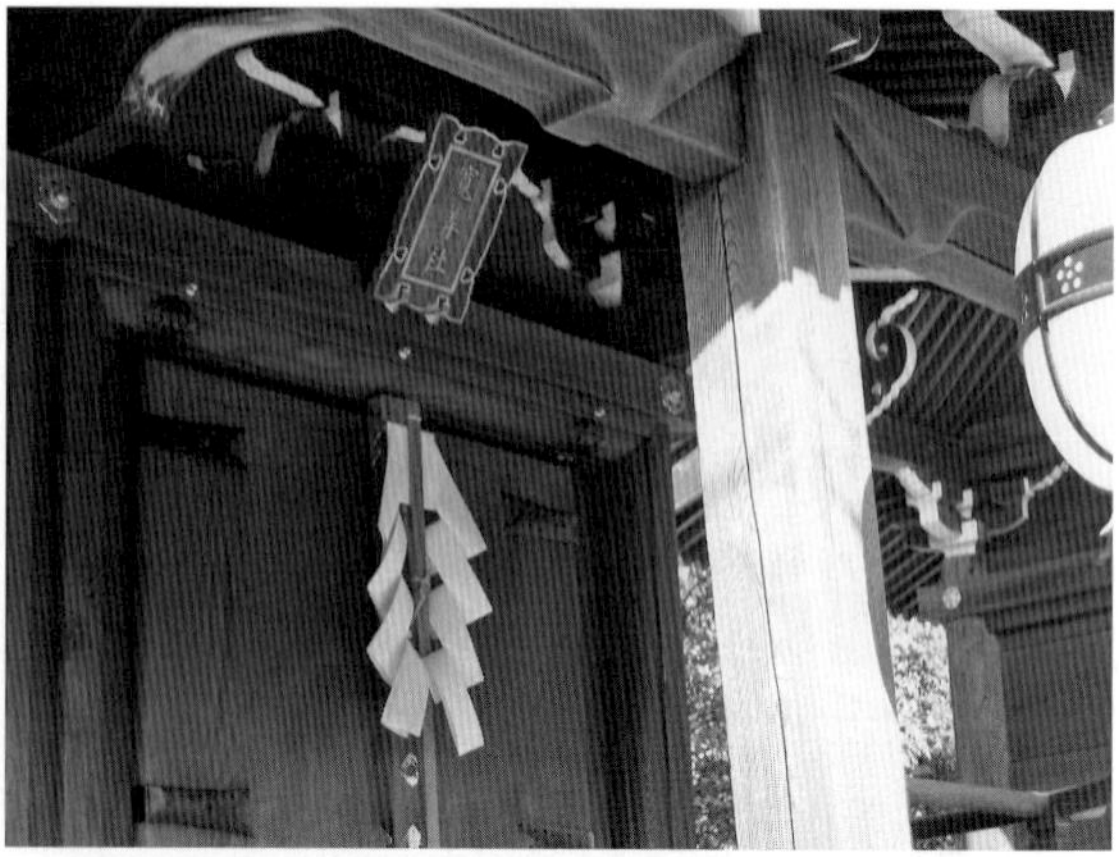

北野天満宮の寛算社《かんざんしゃ》

本殿北側にある地主神社の西に並ぶ摂社の右端に、寛算入寺《かんざんにゅうじ》が祀られている。

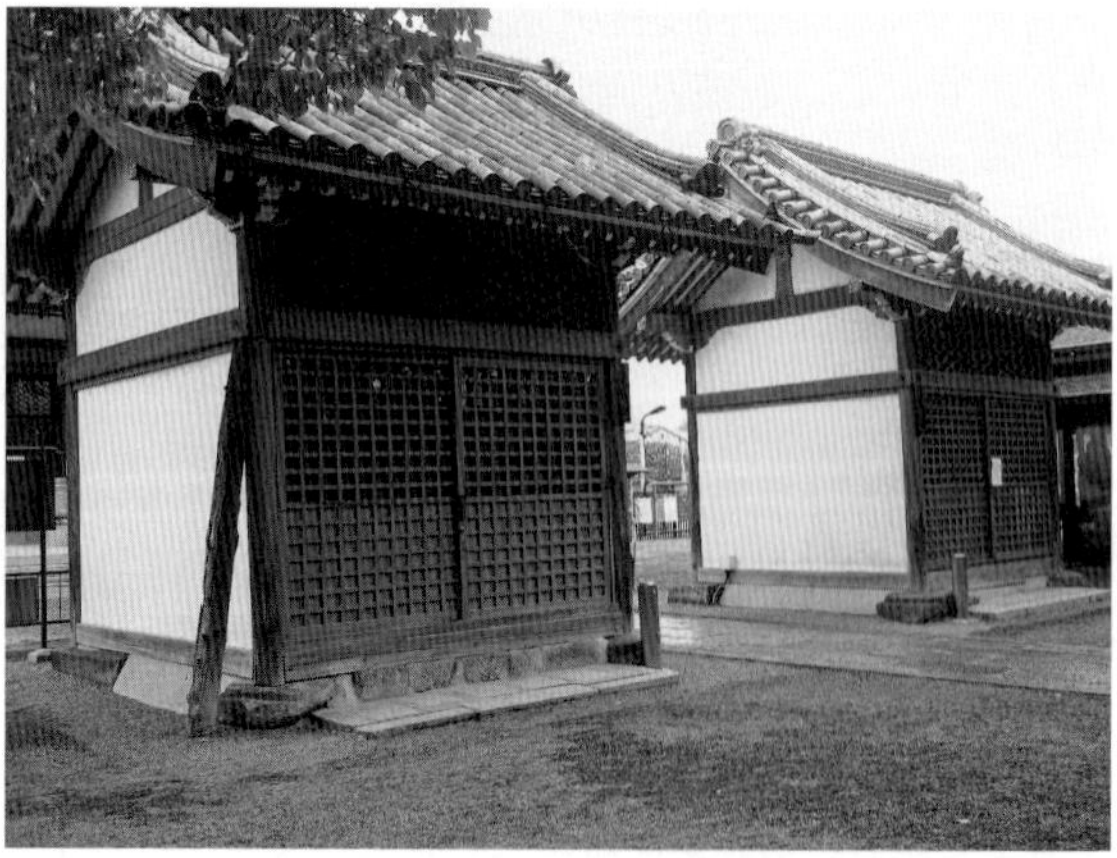

東寺の夜叉神堂

講堂と食堂の中間に建つ小さな雌雄の夜叉神堂。夜叉神像は弘法大師作とされ霊験あらたかで、歯痛を治してくれるという。

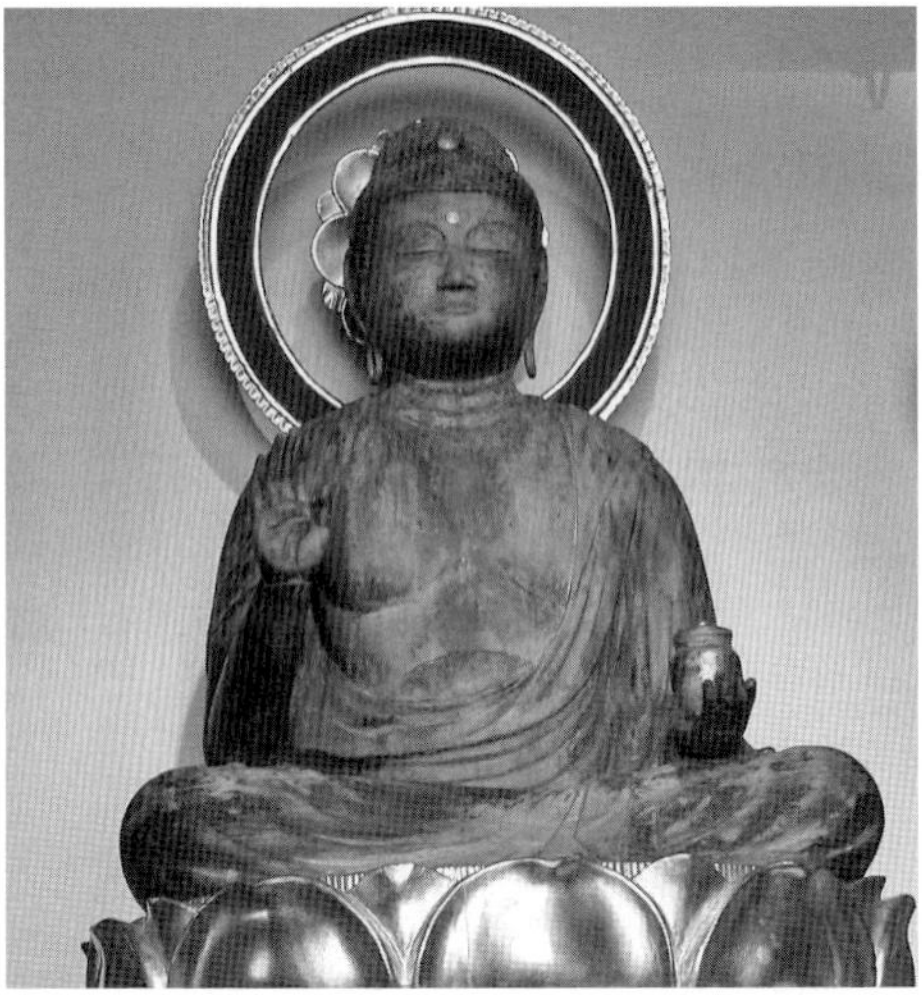

壬生寺の歯薬師如来

京都十二薬師霊場の4番札所。歯薬師の由来は、顔が「は、は、は」と笑っているように見えるからだという。果たしてそう見えるのか。ともかく歯痛に霊験があるという。

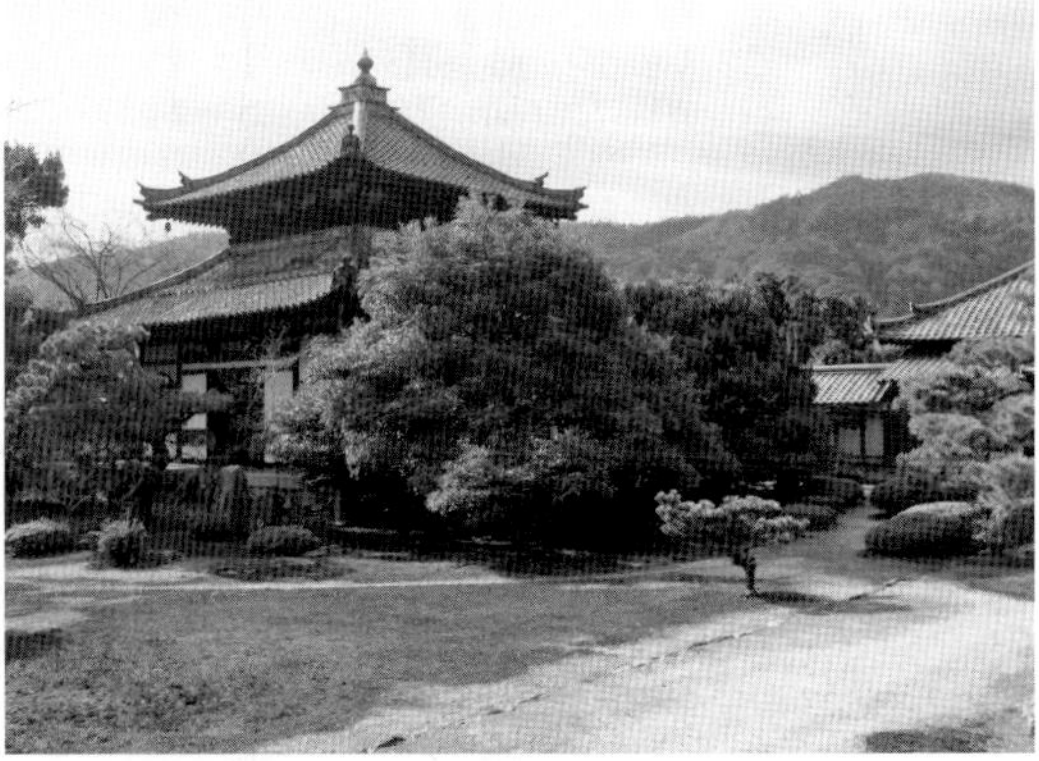

嵐山鹿王院の仏牙舎利殿《ぶつげしゃりでん》

鹿王院は足利3代将軍義満が延命を願って建てた禅寺で、山門からの参道は銘木と青苔に包まれて大変美しい。仏牙寺とも呼ばれるように庭の中心となる舎利殿には源実朝が宋から招来したという仏牙舎利が安置されている。その仏舎利が日本に届いた日の10月15日の御開帳には多くの人々が歯の健康を願って訪れるという。

家臣に与えた秀吉の最後の歯

さて、京都の歯痛に効くという社寺を巡った後、秀吉を祀った豊国神社に寄ってみた。以前一度来たことがあるが、ここの宝物館には秀吉の歯が展示されているはずである。蔵造りの宝物館は歩くと床板のギシギシいう音が反響して異様である。老朽化のためだろうが、防犯にはいい。入り口近くのガラスケースの中に、その歯は「豊太閤御歯」と大きく書かれた札とともに恭しく展示されている。

歯は舎利《しゃり》容器のようなガラス瓶の中に入っているようだった。実は、ガラスケースとこの容器のガラスが光を反射して中のものがよく見えない。そのためか、わきに拡大した写真があり、そこには「左上顎第二大臼歯」と書かれてあった。

よく見ると確かに大臼歯で、歯根付近が歯石で覆われているようだった。高度の歯周病で自然に抜けたと思われる。傍に展示されている覚書に「慶長元年１５９６年」とあるので、秀吉60歳ごろということになる。

その覚書は、大きな和紙に「覚　一　歯　壱本　其方へ預ケ置候也　慶長元年極月　秀吉（朱印）加藤左馬助トノへ」と書かれている。加藤左馬助《さまのすけ》とは加藤嘉明《よしあき》のことで、加藤清正や福島正則らとともに幼少期から秀吉に仕えた豊臣恩顧の大名で、松山城主だった。

嘉明が秀吉に伺候した時に拝領したのかもしれないが、彼はどんな顔をして受けただろうか。大変ありがたいと思ってか、仕方ないと思ってか。おそらくこれほどのものはないとありがたく頂戴したことだろう。だから、その後の厳しい豊臣弾圧の徳川政権時代をかいくぐり、４００年以上にもわたって大切に代々受け継がれ、今日に至ったと思われる。

この歯は秀吉の最後の歯といわれる。となると、これまで歯が抜けるたびに家臣に預け置くと言って与

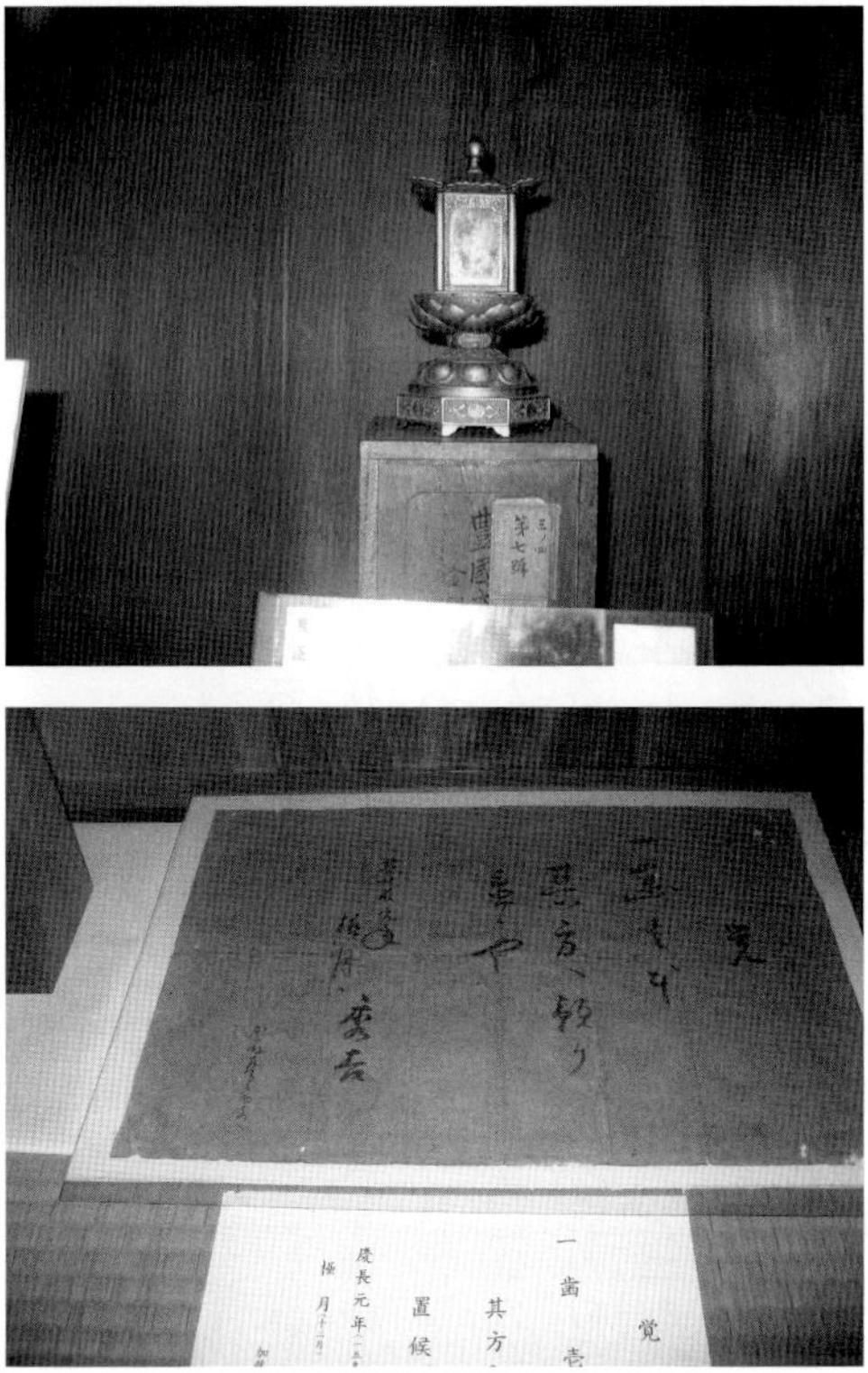

太閤秀吉の歯

上：容器に納められた秀吉の歯　下：秀吉が加《か》藤《とう》左《さ》馬助《まのすけ》嘉明《よしあき》にあてた覚書

えてきたのだろうか。それとも最後の一本ということで特別に勿体つけて与えたのだろうか。ほかに秀吉の歯というのは聞いたことがないので、おそらく後者だろう。それにしても、自分の抜けた歯を「其方へ預け置く」というのは、いかにも権力を笠に着た秀吉の嫌らしい品のなさを感じるのだが。

この歯が抜けたことで全く歯はなくなり、秀吉は清少納言が書いたような、歯なしの本当の年寄りになった。

それから2年後に亡くなったのである。

ところが、こうした抜けた歯を家臣に与えたのは秀吉だけではなかった。後水尾天皇は拝診した口中医、丹波光重に抜けた歯一本を下賜され、光重はこれを恭しく拝受し、家に大切に保管したという。丹波氏はさきに触れたが、代々口中医、御歯医師として古くから天皇家に仕えてきた。歯が抜けるたびに拝受したのだろうか。


歯の痛みは身分の貴賤に関わらず起きるものである。そのもとになるむし歯や歯周病などの治療がしっかりされない限り執拗に襲ってくる。昔はそうした元の病への知識や治療法がなかったので、神仏を頼ってただ耐えるしかなかった。薬師様やお地蔵様などが各地に多数作られたのも歯痛をはじめとする痛みを少しでも和らげてもらう気持ちからであった。『枕草子』の痛みに泣く女性、『馬琴日記』にある宗伯の歯痛の様子、当時はそれが普通だったのだろう。いま思うと誠に気の毒な話である。

しかし、いくつかのご利益があるという寺社を巡って気づいたのは、歯科の治療が進んだ今日においても多くの人々が痛みの平癒をそうした神仏に祈念していたことである。その一つぬりこべ地蔵には全国から多くの手紙が寄せられていた。それは今の治療では解決できない歯の痛みがあることを示しているようだった。

第三章　アマルガメーション

中年以上の人ならアマルガムはよく知っているだろう。むし歯の治療で、削った穴に詰める銀色の金属のことである。このアマルガム、それに使われる水銀が人体に有害であることから使用禁止になった。アマルガムを作ることを「アマルガメーション」というが、それは社交ダンスの世界でも使われてきた。しかし、最近のダンスはというと一般にラテン系が多いようで、アマルガメーションなんて知る人は少なくなった。この言葉もやがて消えるのかもしれない。ここではそんなアマルガメーションを取り上げてみたい。

むし歯治療に使われたアマルガム

アマルガムは操作が簡単で手軽に扱えるため、昔から歯科では使われてきた。実際、むし歯になったのでアマルガムを詰めてもらったなんて話はよく聞いた（図3-1）。

このアマルガムは銀と錫の粉末を水銀と混ぜ合わせ、余分な水銀を搾り取ったもので、最初は軟らかで可塑性があるが時間が経つと硬くなる。アマルガメーションはこうした金属同士を混ぜ合わせて一体化させることをいうので、銀や錫だけでなく銅や金も水銀に混ぜ合わせることができ、できたものは銀錫アマルガム、銅アマルガム、金アマルガムという。

水銀は元来これらの金属と反応しやすく、特に金合金とはアマルガムを作りやすい。ピンセットなどが水銀に触れたことに気付かず、それで研磨したばかりの金のクラウンを挟んだりすると瞬時にその部分が銀色に変色する。最初は慌てるが、加熱すれば水銀が蒸発するので元に戻せるのである。この方法は後に述べる大仏の金メッキに使われていた。

さて、歯の噛む面の中央部にできたむし歯の治療でアマルガムを詰めるのは比較的簡単である。削った穴に、水銀をよく絞った軟らかいアマルガムを多少大目に詰めてから少しずつ削って形を整える。そこで患者にそっと軽く噛んでもらう。詰めた部分は他と同じように接触しなければならないので強く当たるところを削る。これを何度か繰り返してちょうどよくなったら、そこで研磨して仕上げるのである。

ところが、隣の歯との境にできたむし歯治療の場合には、アマルガムを詰めるのは厄介である。むし歯の部分を削って、そこにそのまま詰めるとアマルガムは歯と歯の間にも入って歯肉を傷めてしまう。そこで、隣の歯との間に薄いステンレス板を挿入して枠を作ってからアマルガムを詰める。それがある程度硬まるまで待ってその板をそっと引き抜く。十分に硬らないうちに引き抜くと詰めたものの縁が崩れてしまう。そうなると、最初からやり直しである。うまく引き抜けたら先と同じようにして仕上げる。

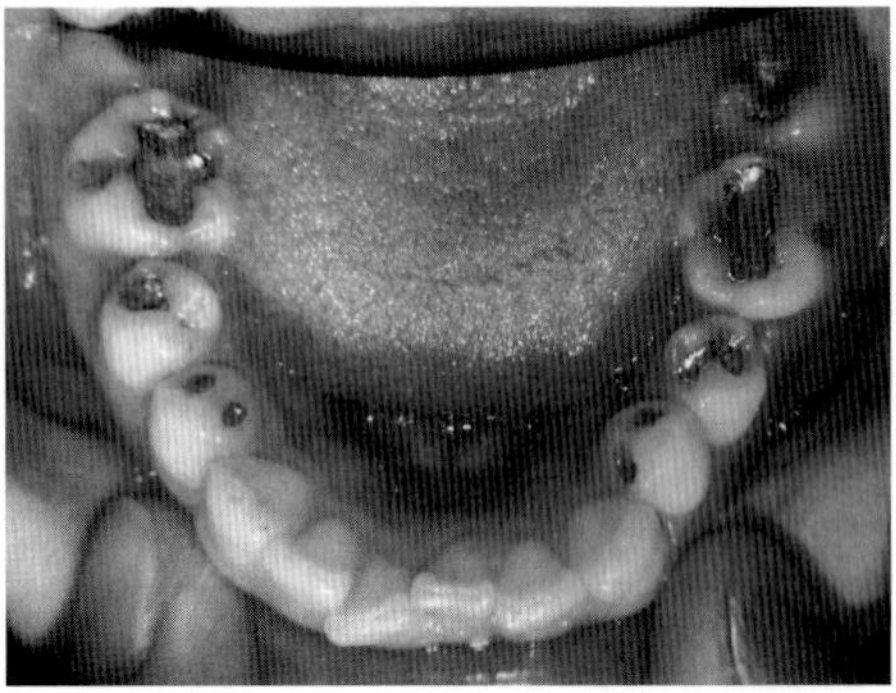

図 3-1　アマルガム充填

アマルガムが充填された下顎の臼歯。かつては小さなむし歯にはアマルガム充填がよく行われていた。

われわれの学生時代、国家試験の実技試験ではこの隣の歯との境のむし歯治療で行うアマルガム充塡がよく出題された。自分で患者を用意して、今言ったようなことを一定の時間内に行うのだが、むし歯部分を削除するのに予想外に時間がかかることがある。そこで、急いでアマルガムを詰めるが、つい焦ってアマルガムが十分固まらないうちにステンレス板を引き抜いてしまったりする。すると肝心な縁の部分が欠けて、受験生はかなり慌てる。ときには完成させることができず、実技試験に不合格になると思って落ち込むといったことがよくあった。学生泣かせであった。

アマルガムはこのように、場所によっては扱いが面倒だが、総じて簡便であることから、長いこと臨床でよく使われていた。

ところが、１９８０年代になって水銀中毒が問題になり、このアマルガムも人体に有害であると判定された。しっかり固まったアマルガムから水銀が溶け出すことはないが、固まる過程で搾り切れなかったわずかな水銀が歯の中に浸み込む可能性はある。一方、水銀を作る工場ではその蒸気による作業員の被害が大きな問題になり、その生産が大幅に縮小された。

そのため歯の治療にアマルガムは使用禁止になり、すでに詰めてあるアマルガムもできるだけ除去することになった。除去のときには粉末が飛び散らないよう吸引して、有害廃棄物として処理することになったのである。

むし歯治療でアマルガムが使えないとなると代わりのものが必要になる。以前から口の中で固まるプラスチックが開発されていた。プラスチックは吸水性があり、すり減りやすいなどの弱点があったが、それで代替せざるをえなかった。その後、硬質で吸水性の少ないプラスチックが次々開発され、今では以前アマルガムが使われたところには硬質プラスチックが使われるようになった。

こうしてアマルガムは長い間、むし歯治療の代名詞のようになっていたが、その役目を終えたのである。

東大寺大仏の鋳造とクラウンの鋳造

ところで、水銀の被害はすでに奈良時代に起きていた。それは東大寺の大仏建立のときであった。

東大寺の大仏は誰もが知っている。疫病がはやり、天候不順による飢饉などによる不穏な世情のなかで、聖武天皇が天平15年（743）、天下泰平、万民救済のためこの大仏の建立を発願された。

そこでまず、この大仏の製作法を見てみよう（**図3-2**）。これは鋳造で造られているが、その工程は関係図書に詳しく書かれているので、ここでは要点だけを挙げると、①まず木材で骨組みを作る。それに耐火性の粘土とその上に石膏を盛りつけてそれに大仏の形を丁寧に彫刻する(原型)。②それが硬化したら、その上に同様の粘土を厚く盛る。この粘土がよく乾燥したら分割して取り外す。分割した粘土の内面には石膏に彫刻された形が写し取られている。これが外型である。③つぎに、彫刻された石膏、粘土の表面をこれから造る仏像の厚みに相当する分だけ一層削り取

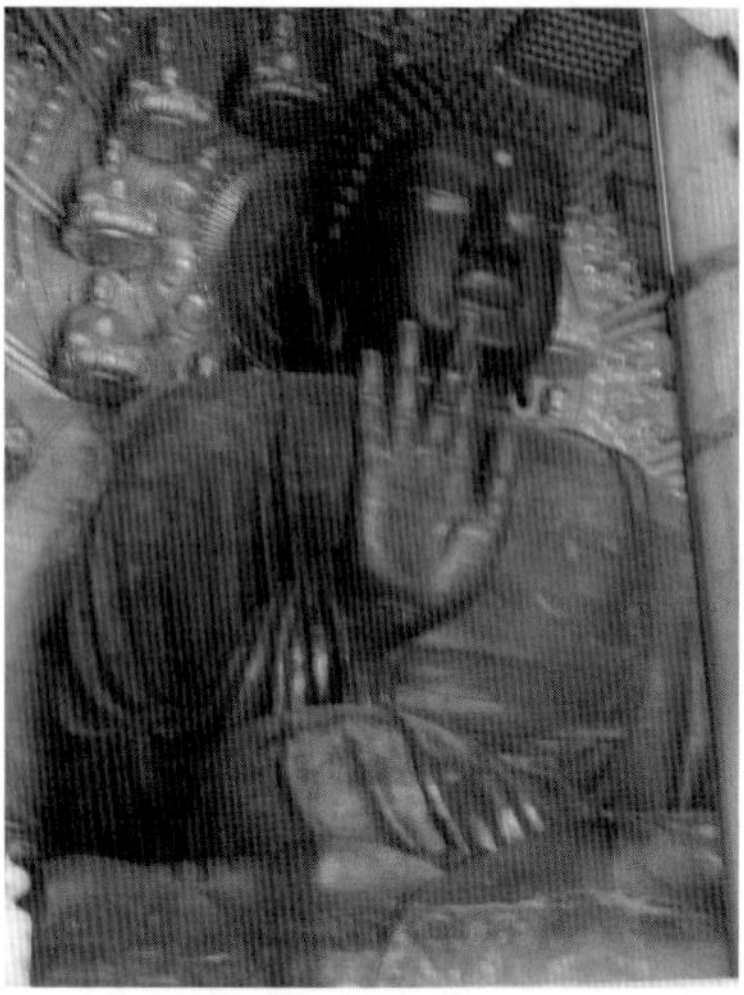

奈良東大寺の大仏

743年に聖武天皇が建立を発願され、751年にほぼ完成して翌年開眼供《かいげんく》養会《ようえ》が行われた。その後、首が落ちたり、二度の大火に遭ったりしたが、その都度修復された。現在の像は江戸時代に修復されたものである。

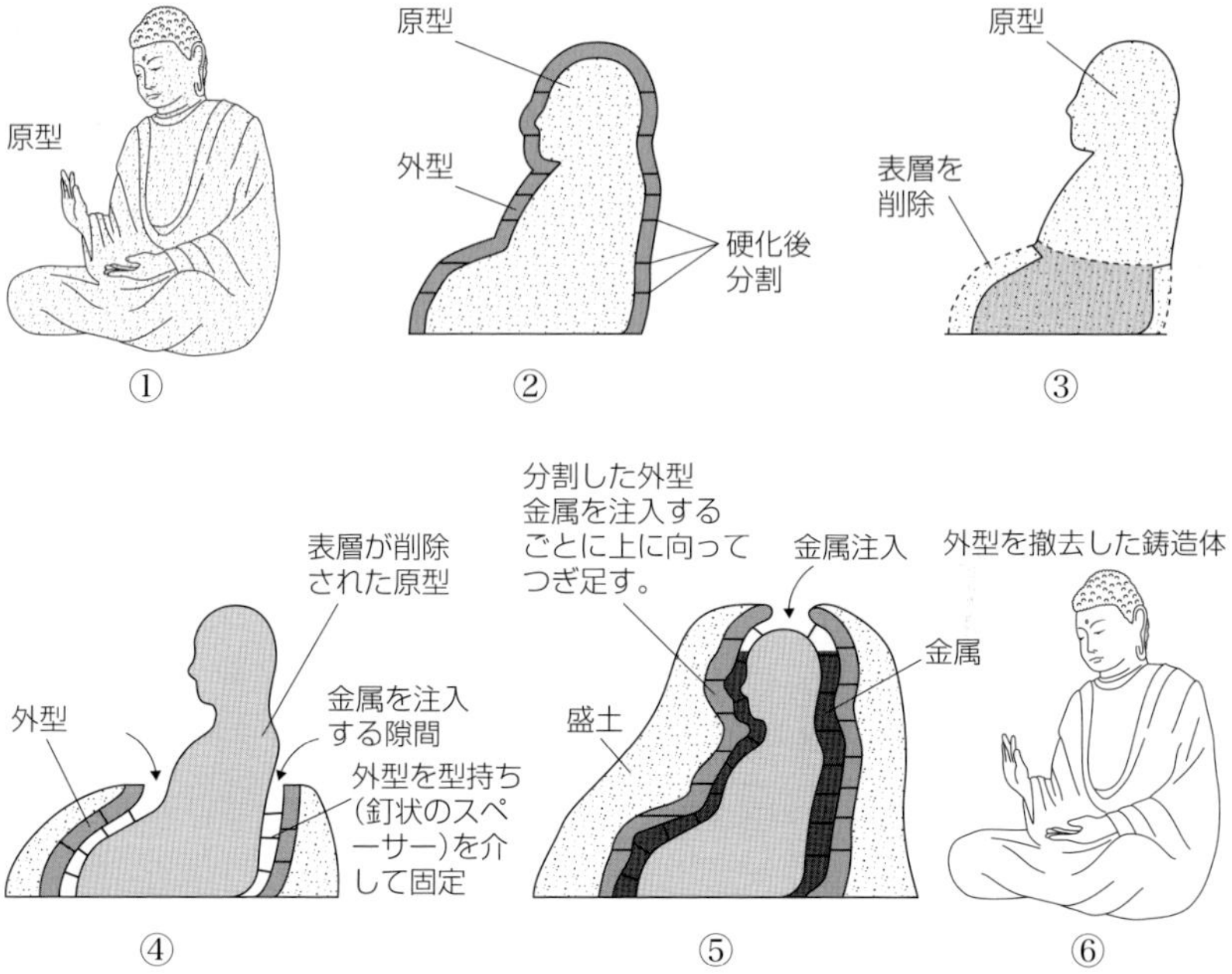

図 3-2　東大寺大仏の鋳造方法

①木材で骨格を作り、藁《わら》を巻き付けてそれに耐火性の粘土を盛りつけて像の概形を作る。その上に石膏を被せて彫刻し、原型となる大仏の石膏像を仕上げる。

②表面に耐火性粘土を厚く盛り付ける。その粘土は硬化したら分割して取り外す。これが外型になる。

③原型の表層を、鋳造する金属の厚みに相当する分だけ削除する。つまり、原型は全体として小さくなる。

④下から外型を元の位置に合わせる。このとき「型持ち」という釘状《くぎじょう》のスペーサーを使って外型を固定する。これによって先に削除した分の隙間ができることになる。外型は外れないよう外側を土でしっかり固める（盛土）。

⑤ある程度の高さまで外型を固定したら、溶融した金属をその隙間に流し込む。それが硬化したら外型を上に継ぎ足して同様に金属を注入する。

⑥頭頂まで金属が注入され、硬化したら、外型を除去する。これで鋳造が終わり、原型どおりの鋳造体ができ上がる。内側の粘土や骨格などは下面から割って取り出す。

る。④全体が削り終わったら、分割して外しておいた外型を慎重に継ぎ合わせて元あった位置に戻す。すると、内側の粘土と外型との間に先に削った分の隙間ができる。⑤この隙間に溶かした金属を流し込む。⑥金属が硬まったら外型を壊して取り除き、内側の粘土は底から分割して取り除く。

以上が大仏の鋳造の大まかな手順である。しかし、実際にはそう簡単にはいかない。取り外しておいた外型を下から上まで繋いで、溶かした金属を上から注入しようとすると、十数メートルもの高さがあるので途中で金属が固まってしまう。そこで低いところから何回かに分けて金属を注入することになる。まず、外型を低いところに着けて、そこで金属を流し込む。それが固まったらその上に外型を繋いで、金属を流す、という具合に外型を少しずつ頭の方につけ足しながら金属を注入する。大仏の側面をよく見ると金属が分けて注入された跡がわかる。

これで鋳造作業は一応終了する。しかし、外型を取り外してみると、金属の流れ込みが悪くて穴が開いているところや外型の継ぎ目に金属が入り込んで出っ張ったところが見つかる。穴の部分はそこだけ外型で囲い、金属を流し込んで塞ぐ。出っ張ったところは鏨《たがね》などで削り取る。その後、砥石《といし》や砂などを使って表面を滑らかに仕上げる。

因みに歯に被せる金属冠つまりクラウンも同じように鋳造で作られるが、鋳型の作り方や金属の流し込み方に違いがある（**図3-3**）。クラウンの場合は、①被せる歯を削って成形したあと型をとって、それから陽型（原型）を作る。②それにワックスを盛って歯の形を彫刻する。その彫刻されたワックス、つまり蝋型《ろうがた》に金属の注入孔のための針金を立ててから、そっと取り外し、③練った鋳型材《いがたざい》の中に埋め込む。④鋳型材が固まって乾燥したら高温の炉に入れる。しばらくすると中のワックスは完全に燃え尽きて空洞ができる。針金は自然に抜けて空洞への通路、つまり金属の注入孔が開く。⑤ここで鋳造することになるが、

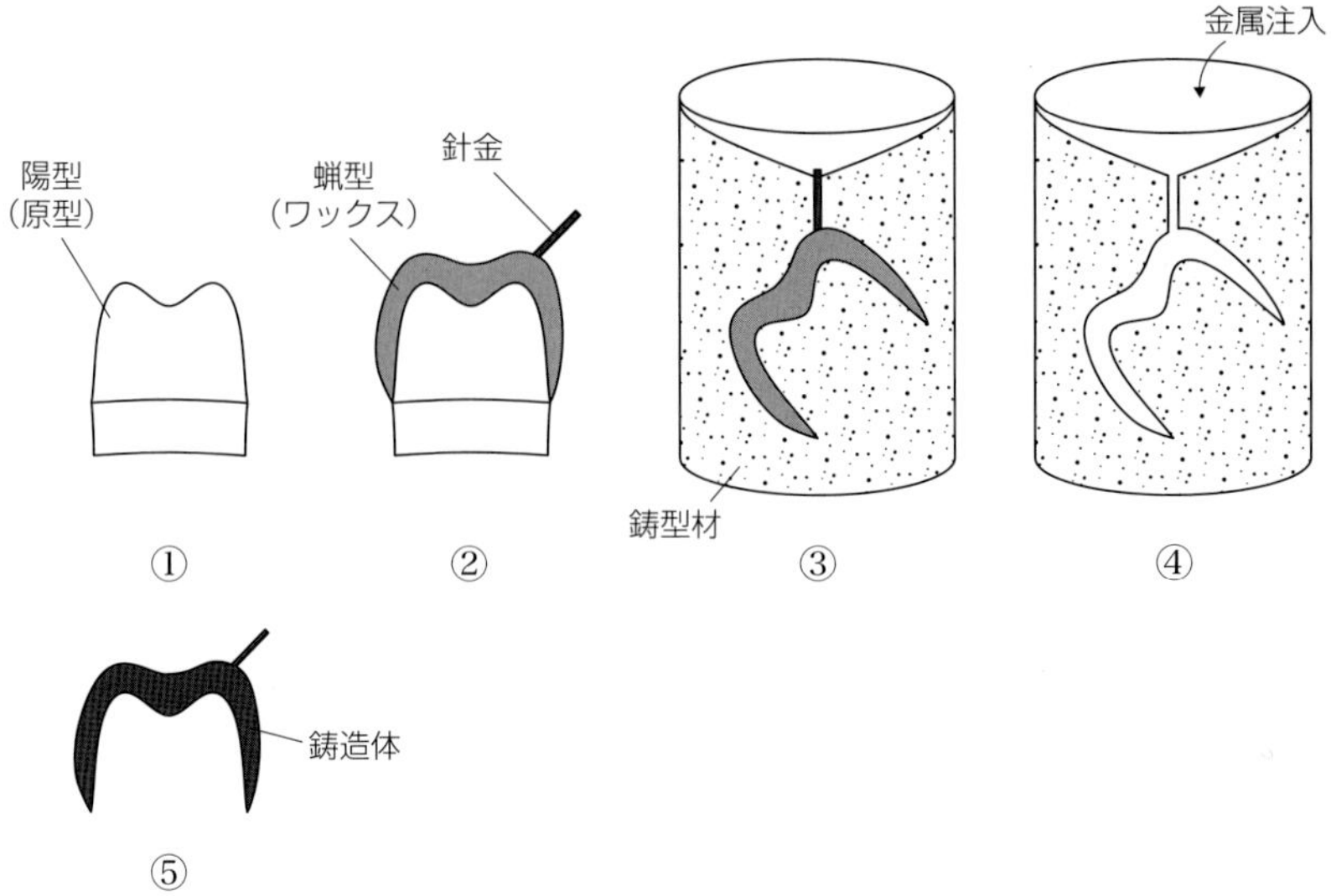

図 3-3　歯のクラウンの鋳造方法

①口腔内で削った歯の型（陰型）をとり、それに石膏を注入して陽型を作る。これが原型になる。
②原型にワックスを盛り付け、クラウンになる蝋型《ろうがた》を作る。それに短い針金を付けてそっと取り外す。
③取り外した蝋型を溶いた鋳型材《いがたざい》の中に針金の先が出るようにして埋設する。針金が出る部分の鋳型材は硬化後、漏斗状《ろうとじょう》に削る。
④鋳型材が硬化したらよく乾燥させ、その後炉にいれて高温加熱する。ワックスは焼却され、針金は簡単に引き抜ける。これで蝋型に相当する空洞とそこに通じる孔ができる。
次いで、漏斗状の窪みの中で金合金を溶融させ、空気圧あるいは遠心力などで圧力をかけて溶けた金属を空洞内に強力に流し込む。これで鋳造は完了。
⑤鋳型材が冷めたら分割して中の金属を取り出す。

空気圧や遠心力を使って溶けた金属を注入孔から空洞に強力に流し込む。これが一般的な方法である。

　このように大仏とクラウンは溶かした金属を鋳型に流し込んで作るという点では同じである。しかし、大仏では鋳造された外面に先に彫刻した顔や体の形がきれいに再現されていればよく、内面はどうでもよかった。クラウンの場合は被せる歯に鋳造したものがぴったり合わなければならないので、内面の正確さが重要で、さらに外面はワックスに彫刻された形が忠実に再現される必要がある。

　こうした蝋型を使った方法は「精密鋳造法」あるいは「ロストワックス法」といって、歯科だけでなく精密機械の金型《かながた》の製作にも使われている。仏像でも小さな金銅仏では土台をワックスで覆い、それに彫刻してロストワックス法で造られたものもある。

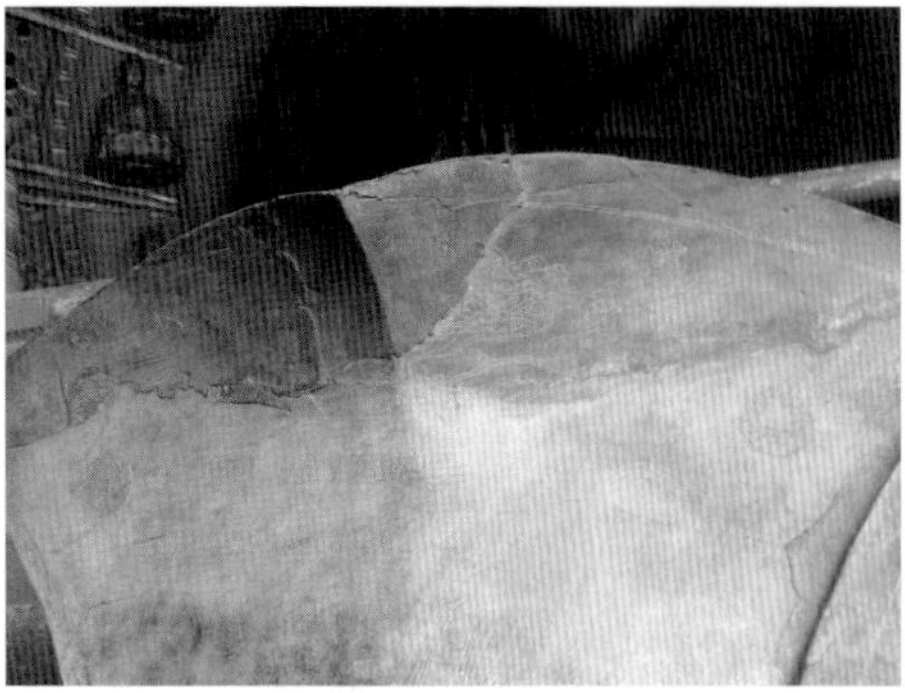

大仏台座の蓮弁に見られる鋳接した痕

　鋳造体に同じ金属を溶かして継ぎ足すことを「鋳接」という。大仏は金属を何回にも分けて注入して造られているので各所に鋳接の痕があるが、特に台座の蓮弁にははっきりとその痕跡が見られる。

　大仏は溶かした金属を何回かに分けて継ぎ足して造ったと言ったが、この鋳造した部分に同じ金属を継ぎ足して金属同士を接合させることを「鋳接《ちゅうせつ》」と呼んでいる。鋳造したものに溶けた金属がうまく流れないで穴が開くことがあるが、そこに同じ金属を溶かして流し込むと、鋳接されて穴が塞がる。大仏にもそうした跡がところどころに見られる。

　大学の研究室に入って間もない頃、複雑な形のブリッジを金合金で鋳造したことがあった。鋳造し終わってみると一部に小さな穴が開いていた。初めから作り直しするしかない、とがっかりしていたところ、ベテランの先輩が鋳接で治せると教えてくれた。穴の開いた部分にワックスを詰め、そこに金属注入孔となる針金を立てて全体を鋳型材に埋没し、普通に鋳造した。取り出してみると見事に穴がふさがり周りの金属との境は全くわからなかった。金合金では大変うまくいくことをこのときに知ったのである。

かつて大仏を見たとき、金属の継ぎ目や金属がうまく流れ込まなかったところはどうしたのか、など疑問に思った。鋳接というまい方法があることを経験したが、１３００年前にすでにそのような技術が使われていたのである。

黄金の大仏と水銀公害

さて、鋳造が完了し、できた穴がふさがれて表面がきれいに仕上げられた大仏は黒褐色だったに違いない。そのままではありがたみがないから黄金色にしなければならなかった。

仏像を黄金色にするには金箔を貼るか金メッキを施すしかない。金箔は木造仏でよく使われていて、漆を塗った後に金箔を貼りつけていく。金箔は互いにくっつくので上に幾重にも重ねて貼り付けられる。だが、この大仏では金メッキが使われた。

それは、まず水銀に粉末にした金を溶かしたもの、つまり金アマルガムをそのまま仏像の表面に塗る。そのあと、加熱して水銀を蒸発させて金を定着させる。それを布などで拭くと黄金色の仏像になるという方法である。

東大寺の大仏では鋳造は2年余りかけて７４９年に終った。その後、鋳造の不完全なところの補修や仕上げが行われ、それが大体終了したところで金メッキ作業が始まった。その頃大仏殿の建築も始まったが、７５１年には完成し、翌年聖武、孝謙両天皇が開眼供養会《かいげんくようえ》を行った。ただ、メッキ作業は未だ完了していなかった。

そのときの状況を想像すると、大仏を部分ごとに分けてメッキを施していて、周りには常に高濃度の水銀の蒸気が漂っていたに違いない。このときに使われた水銀の量は2・5トンといわれている。むし歯治療に使っていたアマルガムは練った後、水銀をきつく搾り取った。ところがここでは金を溶かした水銀をそのまま塗って、傍でたき火をして熱で水銀を全部蒸発させていた。大仏殿の中は水銀の蒸気が充満していたことだろう。

そんななかで開眼供養会が行われた。参加した天皇や僧侶たちはそのときだけなので大して被災しなかっただろうが、そこで昼夜長期間にわたって作業をしていた人たちが急性の水銀中毒になったとしても不思議ではない。

水俣病は有機水銀による慢性中毒で、主に中枢神経系に障害が現れた。大仏の場合は無機水銀による中毒で、はじめはさまざまな体の不調、とくに消化器系の不具合が現れるが、やがて腎臓に重篤な障害が起きてくる。いずれにしても水銀は体にとって非常に有毒なのである。

実際に、このとき多くの人たちが体に不調を訴えたという。しかし、何が原因かわからない。医者がいるわけでなく、頼るのは神仏のみである。病気平癒を願って神さま、仏さまをしきりに拝んだに違いない。この大仏さまもその対象だったかもしれない。ところが、原因は皮肉にもこの大仏さま自身にあったのである。

知らぬが仏というが、この場合は知らなかったのは周りにいた人の方で、大仏は知っていただろう。そんな中で上層の人たちは空気中の何かが悪さをしていると感じたのか布で鼻や口を覆っていたという。

これがおそらく、わが国最初の水銀公害だろう。これを記録にしっかり残して公開していれば、後々この種の災害は防げたに違いない。

こうして多くの犠牲のもと、ともかく東大寺の大仏は黄金に輝く大仏として完成した。僧侶たちは非常にありがたがっただろうし、良民たちもそのまぶしく光り輝く姿に感激したことだろう。

ところが、この大仏、今見ると全身青黒く、かつて黄金に輝いていたとはとても思えない。1200年余の間にメッキが剥げてしまったのか。初めて見たとき、そう思った。しかし、知る人ぞ知る、この像はのちにたびたび崩壊し、かなりの部分が修復された。つまり、今われわれが見る大仏は創建時のものとはほとんど別物ということである。でも、当然のこととしてそれは創建時と同じように黄金色に仕上げられたのではないか。果たしてそうなのかである。それを確かめるため、完成した後の大仏が辿った経緯を見ることにする。

大仏のたびたびの崩壊と再建

大仏が完成して約30年経つと所々に亀裂が生じ、それが徐々に広がった。ついに左手が落下した。百年後には大地震で頭が落下し、6年後にやっと復元された。その後、大仏のお尻の部分に大きな亀裂が生じて像が後ろに傾きだした。そこで像の後ろに小山を築いて支えるようにした。こうした数々の異変は鋳造技術が未熟で、鋳造欠陥が各所に生じていたからとみられる。

治承4年（1180）、大仏殿が兵火で炎上し、大仏も頭、腕、胸などが崩落した。その修復には後白河法皇の宣旨を受けて重源上人が精力的に勧進を行い、多くの浄財が集められた。歌舞伎でおなじみの『勧《かん》進帳《じんちょう》』の弁慶はこの勧進に因んだものである。

修復作業は、頭部は落下したものの大した損傷がなかったのでその型を採って原型を作り、ほかの部分

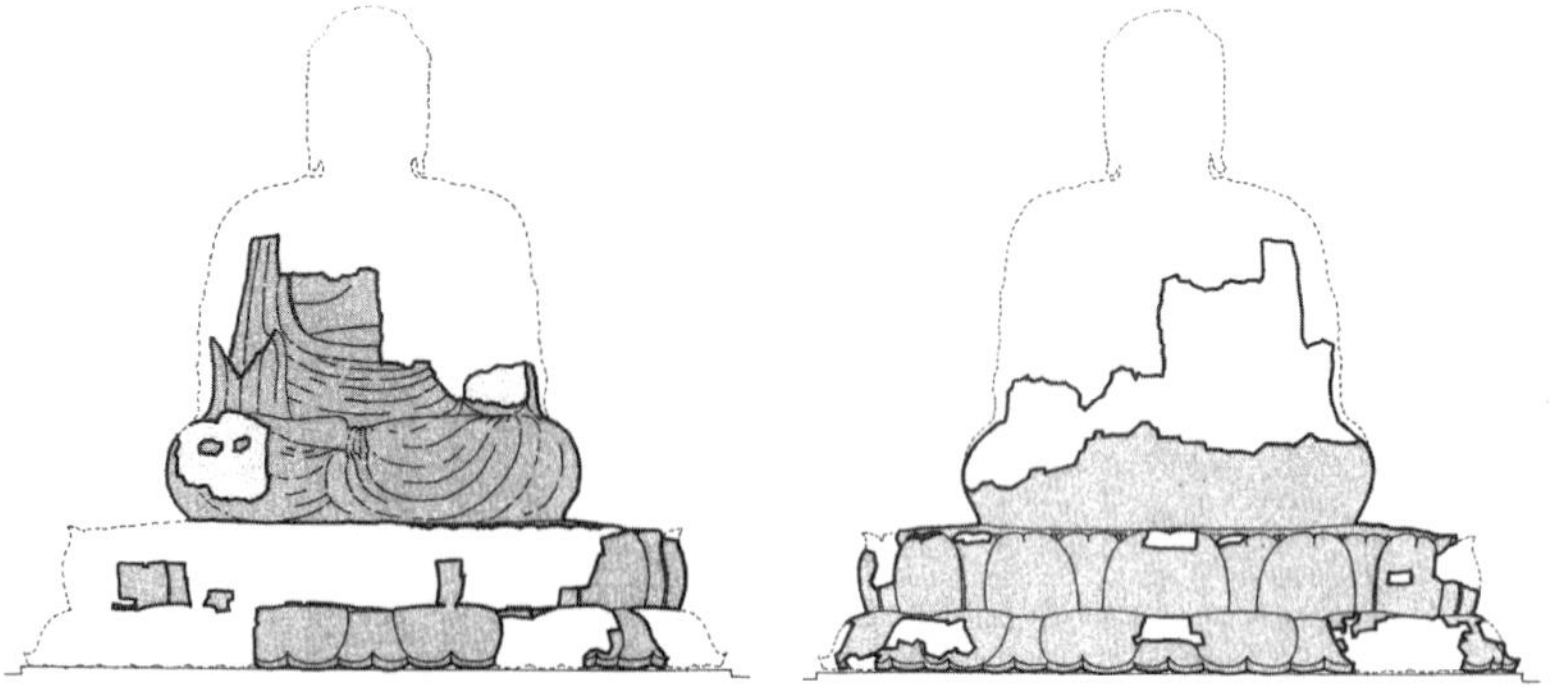

図3-4　永禄10年（1567）の火災で焼け残った部分

（前田泰次ほか：東大寺大仏の研究　解説篇，p.74，岩波書店，1997．より転載）

も創建時の形に整えて鋳造修復した。最後に黄金色に荘厳《しょうごん》することになったが、新たに鋳造した部分ではその合金の錫や鉛などの含有量が大きくて金メッキができず、漆を塗り金箔を押す方法が採られた。崩壊を免れた膝、腰の部分には金メッキが施された。つまり、漆箔とメッキとが併用されたのである。しかし、漆箔はメッキに比べて耐久性が劣る。事実、２００年ほど経った室町時代に、将軍足利義持が剥落した顔の部分に金箔を押させたことが記録に残っている。

江戸時代に入り永禄10年（１５６７）、大仏殿は再び兵火に見舞われ炎上し、大仏はさらに大きく崩壊した（図3-4）。その2年後から暫定的に体部の修復が行われたが、頭は木造で表面に銅板を張り付けたものだった。それを見た公慶上人は本格的な大仏復興を誓って、先の重源上人に倣って勧進を行った。しかし、なかなか浄財が集らなかった。大変な苦労の末、かろうじて復興資金が集まり、貞享3年（１６８７）にやっと再建が始まった。

頭部はこれまでのような方法で鋳造したものでは重く、先に修復された体部は脆弱で支えられそうもなかった。そこで頭部を１３０余に分割し、それぞれを薄く鋳造したのち、銅

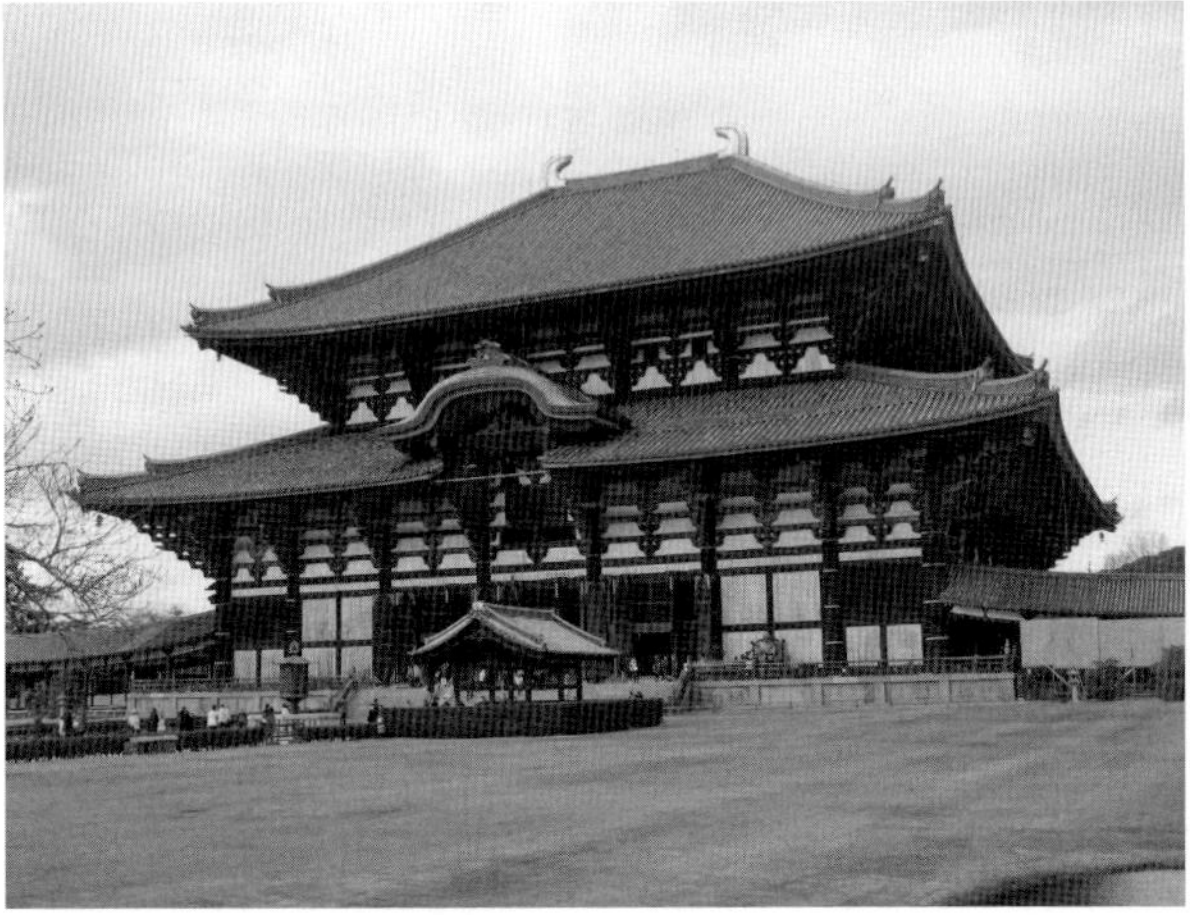

東大寺の大仏殿

大仏殿は大仏の鋳造が終わった頃に建造され始め、751年に完成した。その後2度の火災で焼失し、現在の建物は1709年に再建されたもので、当初のものより小さい。

で溶接して繋ぎ合わせる方法をとった。それによって大分軽くできたのである。さらに、像内部の木組みを頑丈なものに取り換え、それに頭部を固定した。これまで頭部は頸部の金属だけで支えていたのを内部の太い木組みで主に支えるようにしたのである。

そして、次に問題なのは黄金色に仕上げられたかどうかである。鎌倉時代の修復では先に述べたように金メッキと漆箔が使われたことが記録にはっきり残されている。ところが、この江戸時代の工事記録にはこれは全く記されていない。大仏のかなりの部分が新たに鋳造され、その金属が金メッキを受け付けないものであれば漆箔が行われたはずである。しかし、この時代、金の産出量が減少してきて、大仏を覆うのに十分なほどの金が集められなかったとも思われる。

また、この修復ではとにかく資金調達が困難を極め、大仏は何とか再建できたが、大仏殿の再建はおぼつかなかった。そこで、規模を縮小して正面の長さを創建時の11間から7間に短くしてなんとか再建に至ったのである。

　こうした厳しい状況下で結局、金色の仕上げは行われなかったとみられる。つまり、大仏はこの再建時から今日われわれが見る通り、黄金色ではなかったのである。

　なお、大仏殿前の八角灯籠《はっかくとうろう》、これは大仏創建時に造られたとされるが、その火袋扉《ひぶくろとびら》の菩薩像にわずかに金色が残っている。それがいつの時代のものなのか。この灯籠については、大仏殿の度々の火災で被害を受けて修復されたという記録がない。したがって、火袋扉の金色は創建時の金メッキの痕跡ということになろう。

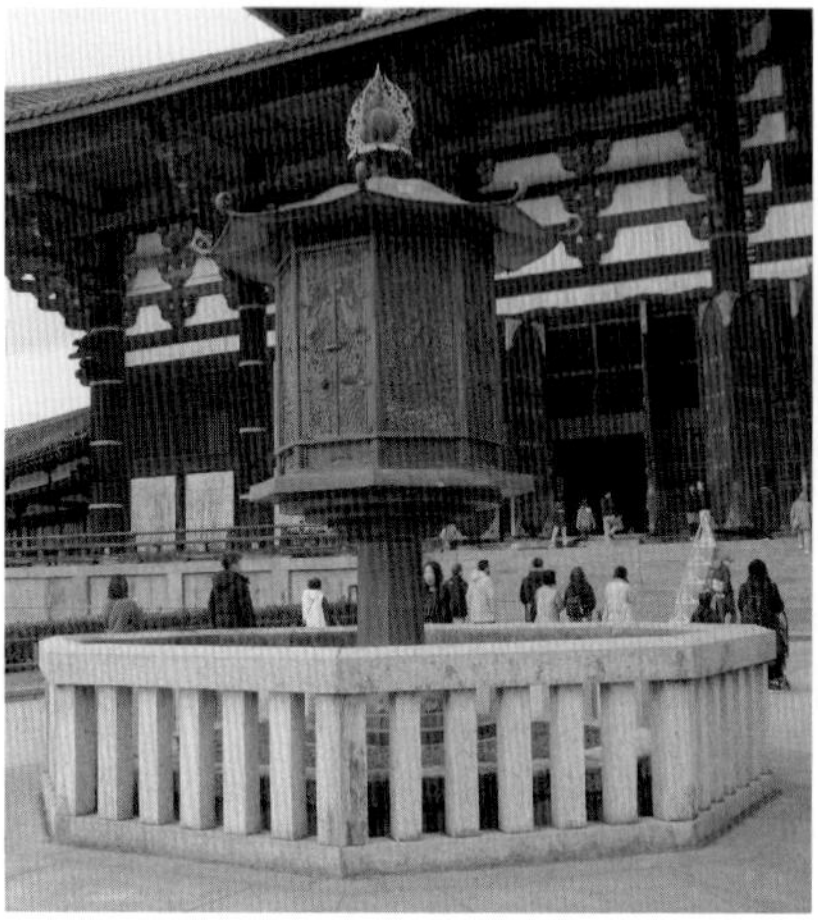

大仏殿前の八角灯籠《はっかくとうろう》
　創建当時の貴重な灯籠である。火袋《ひぶくろ》(火をともすところ）の八面に獅子と菩薩像が交互にレリーフされている。今は青黒くなっているが当初は金メッキが施されていたらしい。大仏殿とともに国宝に指定されている。

　というわけで、結局、厳しい財政難と補修した金属の組成の問題で大仏には金メッキは施されなかった。それは黄金の大仏を期待していた当時の人々には不満だったかもしれないが、創建時に起こしたような水銀公害が避けられたという点では幸いだったというべきだろう。

　さて、先に述べたように、アマルガムは歯科では今後使われることはない。また、それを応用した金メッキ法も行われないだろう。となると、アマルガメーションという言葉もそう遠くないうちに消えるに違いない。

社交ダンスのアマルガメーション

一方、はじめに述べたように社交ダンスの世界でもこのアマルガメーションという言葉が使われている。社交ダンスにはブルース、ワルツ、タンゴなどが一般的だが、それぞれ基本となるステップの型がある。ブルースでいえばクォーターターン、ナチュラルターン、リヴァースターンなどである。それらを適宜繋ぎながら曲に合わせて踊るが、その繋ぎ方をアマルガメーションというのである。

１９５５～６０年頃、学生の間で社交ダンスが大ブームだった。当時、東大や御茶の水大、一ツ橋大、青学大など多くの大学にダンスサークルがあって、それらが次々にパーティを開いていたが、どこも盛況だった。社交ダンス選手権大会に出場しようという学生もいてデモンストレーションとして演技を披露することもあった。

デモンストレーションではあらかじめ曲に合うようにいろいろなステップを繋ぎ合わせて振り付けをする。フィギュアスケートの場合と同じである。しかし、パーティではふつう大勢の人が同時に踊るので、ステップは周囲の状況に合わせて臨機応変に繋いでいかなけ

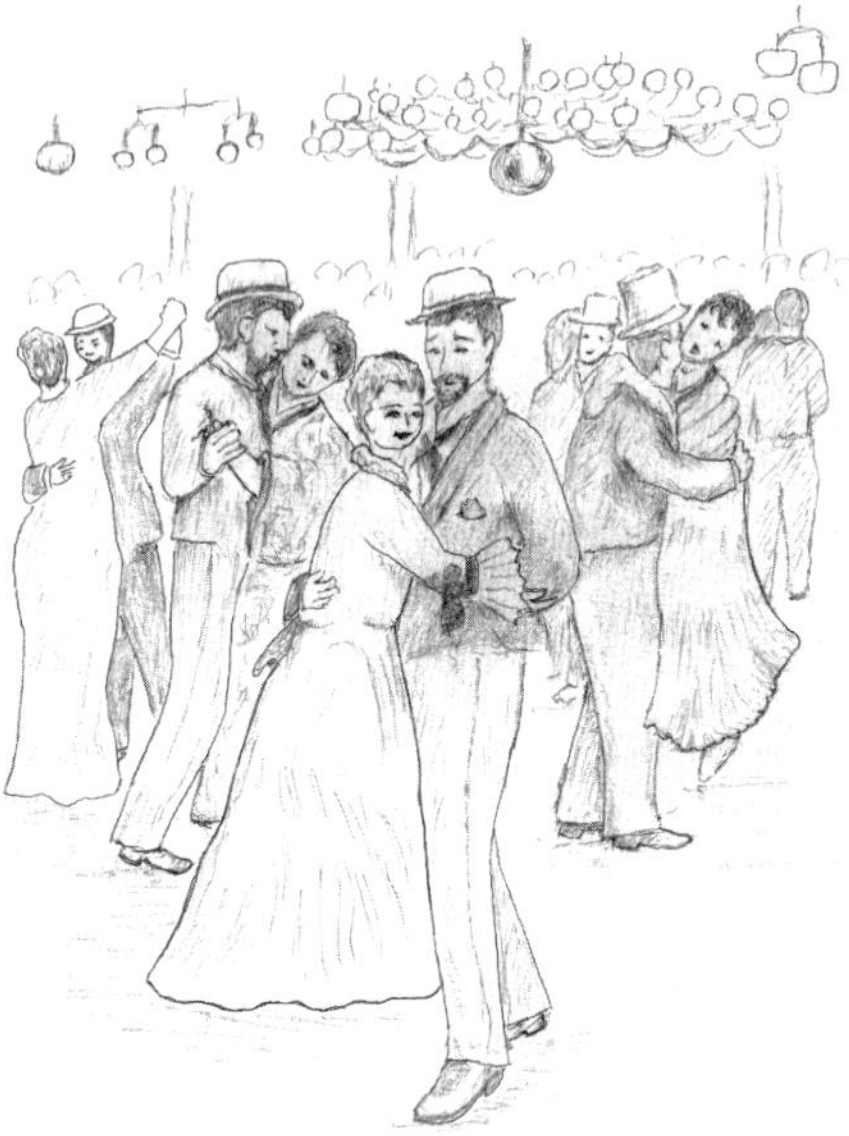

ダンスパーティ

ルノアールが1876年に発表した『ムーラン・ド・ラ・ギャレット』、つまり「ギャレットの風車」というモンマルトルにあったダンスホールを描いた画より。

ればならない。そのときアマルガメーションがうまくできないと他の人にぶつかったり、フロアの端に行ってしまったりする。ダンスを習いたての頃は、個々のステップの型はできてもそれを適宜繋いでいくのは意外に難しい。場数を踏んで身につけるしかない。そんな初心者にとっては学生が主催するパーティは最適だった。参加者は学生や若いサラリーマンたちで、互いにステップを教え合ったりした。

企業がスポンサーのパーティもよく都心の大ホールで開かれていた。仲間を誘い合わせて出かけたが、そこでは本格的なバンドの演奏があり、楽しいものだった。

タンゴを日本に紹介した目賀田《めがた》男爵

そんなダンスパーティで、一人の初老の男性をよく見かけた。背はさほど高くなく、頭は毛がわずかに残る程度だった。いつも蝶ネクタイをつけダンスシューズを履いていて、若者が多い中で目立っていた。誰言うともなしに目賀田男爵と呼んでいた。貴族制度は戦後廃止されて男爵なんて存在しない。しかも、もしあの男性がかつて男爵だったとしたら、こんな大衆的なパーティには来ないだろう。誰かがつけたニックネームだと思っていた。いつも一人で来ていたようで、にこやかに誰彼となく女性に申し込んでは楽しそうにオーソドックスなきちんとしたスタイルで踊っていた。あのくらいの歳になってもダンスができたらいいね、なんてわれわれ学生どもはよく言って眺めていた。大学卒業後はダンスとはすっかり疎遠になった。

以来60年近く経った最近、たまたま読んだタンゴに関する本の中に、日本に社交ダンスを紹介したのは目賀田《めがた》綱美《つなよし》男爵（１８９６-１９６９）であるとの記載があった。どこかで聞いたような名前だなと思ってしばらく考えた。ひょっとして昔、パーティでよく見かけたあの初老の男性か、皆が目賀田男爵と呼んで

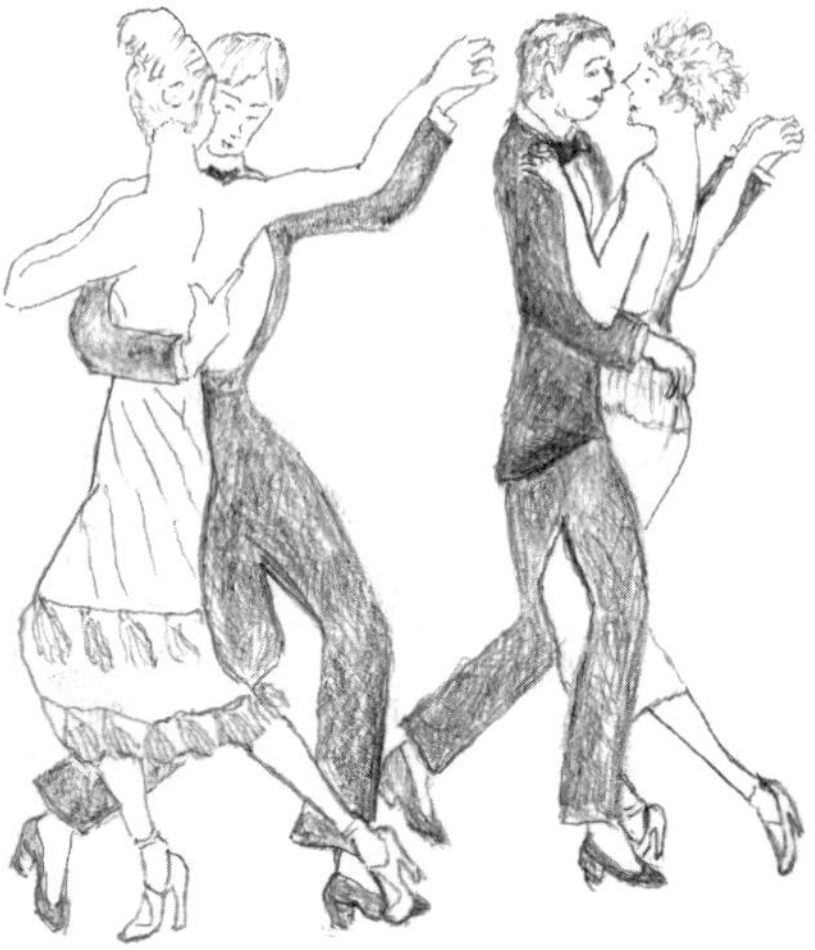

タンゴを踊る人たち

作者不明の画より。1920年頃パリを中心にヨーロッパではタンゴがブームだった。

いたな、などと当時のことを思い出した。よくパーティで見かけたのが１９５７年頃だったとすると、当時62歳前後ということになるだろう。風貌もそのくらいの感じだった。

目賀田氏は１９２０～２６年フランスに留学したが、当地で流行していたタンゴに心酔して社交界に積極的に参加し、広い人脈を作った。帰国時に多量のレコードを持ち帰り、タンゴや社交ダンスの普及に努めたと書いてある。

１９２０年代はイタリアでは『バラのタンゴ』、デンマークでは『ジェラシー』、ドイツでは『碧空』や『夜のタンゴ』など今日も人気の高いコンチネンタルタンゴの名曲が次々に発表され、フランシスコ・カナロ楽団がパリに本拠地を置いて盛んに活動していた。この時期ヨーロッパはフランスを中心にまさにタンゴの全盛期だったのである。

目賀田氏の父、目賀田種太郎男爵は貴族院議員で専修大学の創設者の一人、母は勝海舟の三女という。つまり、本人は勝海舟の孫になる。

その初老の男性、今更確かめようがないが同一人物だとすると、かつての男爵で大層な人だったということになる。しかし、そんな雰囲気はまったくなく、気さくで熱心なダンス愛好家としか見えなかった。生涯独身で自由な人生を謳歌していたようであった。

ヨーロッパと南米を行き来したタンゴの履歴

目賀田男爵が心酔したと言われるタンゴ、それは元々踊るための音楽である。これには「アルゼンチンタンゴ」と「コンチネンタルタンゴ」があるが、ふつうタンゴと言えばアルゼンチンタンゴを思い浮かべる。そして、これはブラジルのサンバ、キューバのルンバやマンボと同様、中南米の音楽だと思ってしまう。

ところが、社交ダンスの世界ではルンバやマンボが中南米つまりラテン部門にあるのに対してタンゴはブルースやワルツなどと一緒にモダン部門に入っている。それは踊るスタイルの点で、前者では大体離れて踊るのに対して後者では組んで踊ることから、組んで踊るタンゴはモダン部門に入るのが当然と思える。しかし、実はタンゴが辿ってきた経緯を見るとその理由がよくわかる。

タンゴは昔からスペイン南部で踊られていた。19世紀末にスペイン人やイタリア人がブエノスアイレスに移り住むようになり、そこでタンゴが広まり、やがて今日のような形のタンゴが誕生した。それがのちにフランスに輸入されて、１９１０年頃には「フレンチタンゴ」として一大ブームを巻き起こした。それはイギリスにも波及し、１９２０年代にはヨーロッパ全土で一世を風靡したという。

つまり、スペインで発祥したタンゴがブエノスアイレスにわたり、アルゼンチンタンゴとして定着する、それが再びヨーロッパに渡って洗練されて今日我われが聴くような形になったということで、もともとラテン系の音楽ではないのである。

そして、ヨーロッパに渡ったタンゴからはメロディを前面に出した情緒的な形のヨーロッパタンゴが生まれた。日本で言うところのコンチネンタルタンゴである。

というわけで、タンゴは元来ヨーロッパの気質をもったダンス音楽だったのである。プロが踊るアルゼンチンタンゴを見るとスペインのフラメンコと似たところがあるが、もとは同じだったということである。

さて、むし歯治療に使われたアマルガムから東大寺大仏の金メッキ、そしてダンスにまで話が及んでしまった。それは「アマルガメーション」という言葉がキイワードになっているが、こうした話の繋ぎ方も「アマルガメーション」と言えるのではないだろうか。

第四章　城の湾曲した石垣

城の石垣、とくに濠の水面から立ち上がる石垣の姿は見事である。直線状に立ち上がるのもいいが、湾曲したものは大変魅力的である。それを飽かずに眺めているうちに、どうやって湾曲をつけたのかが知りたくなった。いろいろ調べてみたがわからない。湾曲した石積みを得意とした加藤清正は名古屋城天守台の石積みに際して，他から見られないように覆いをしたという逸話がある。つまり秘伝ということである。そうであれば公に出てこないのは当然だろう。あれこれ考えているうちに、ある可能性を思いついた。

江戸城にみる石垣の積み方

小春日和の午後、久しぶりに江戸城へ行った。正しくは江戸城跡というべきだが、大分前に一度行ったきりである。東京に長年住んでいても江戸城へ行ったことがある人は意外に少ないのではないか。江戸城というと大抵の人は皇居がある所という。でも、江戸城は濠《ほり》に囲まれた広大な皇居の敷地の東側にある東《ひがし》御苑《ぎょえん》と呼ばれる一郭である。大きな石垣と天守台が当時の面影を残していて、自由に入ることができる。

城は近世のものでも築城当時の建物はほとんど残っていないが、石垣は積み直されたにしても当初の姿をある程度とどめていて、それを見て歩くのは結構楽しい。

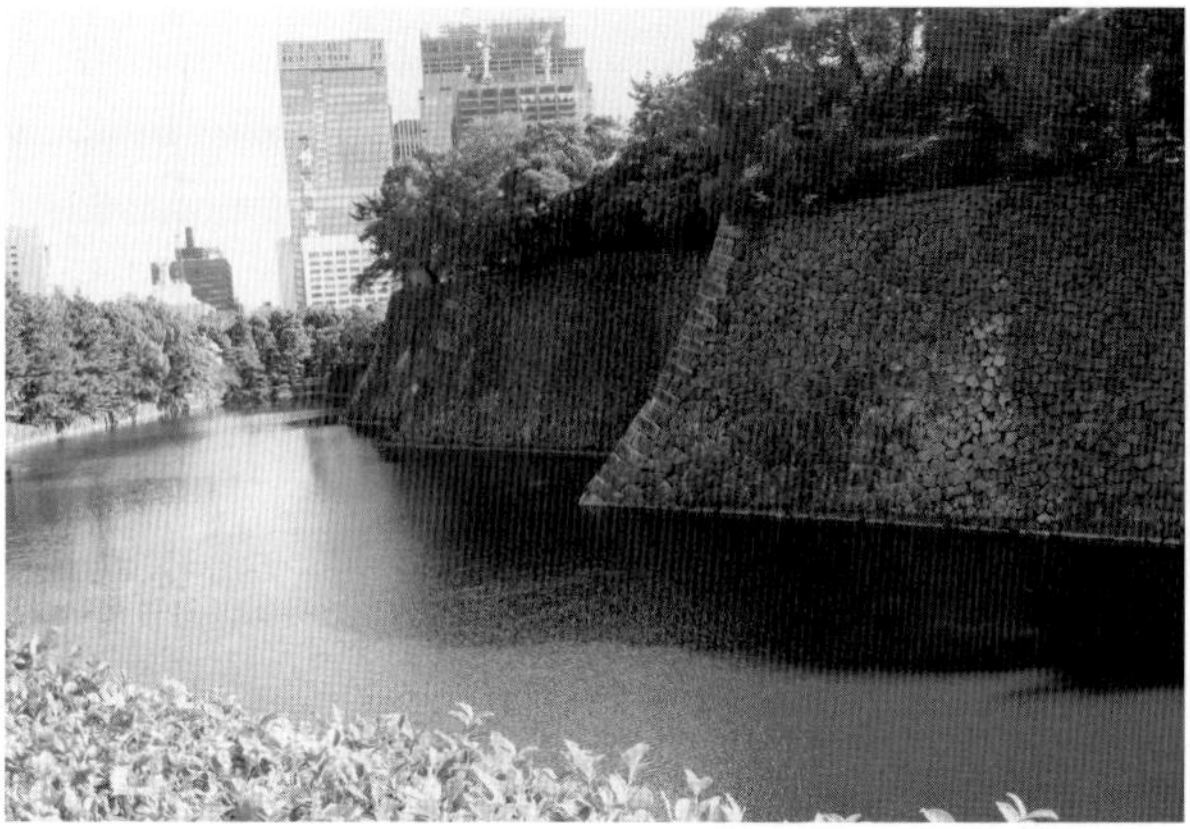

湾曲した石垣の稜線

江戸城北桔橋門《きたはねばしもん》から平川門辺りの濠の石垣、稜線は見事な湾曲を描いている。

北桔橋門《きたはねばしもん》から平川門《ひらかわもん》に向かう濠の対岸は、湾曲した石垣の稜線が幾重にも重なって見えて見事である。平川門から入ると、濠の外側の通りは交通量が多く騒然としているが、この内側は静かな別天地である。道なりに進むと右側には垂直に立つ高い石垣が汐見坂《しおみざか》まで連なっている。この石垣の石はどれもかなり大きく、四角形に成形され、隙間なくきっちり積まれている。名古屋城や大阪城にも大きな石が使われているが、このように全部の石が四角形に成形された石垣は見られない。また、大手門や平川門の周りの石垣もそうだが、石の表面が細かくすだれ模様に削られている。そうした丁寧に仕上げられた石はほかの城にはない。これは「すだれはつり」と呼ばれる仕上げ方で、江戸城の格の違いを表している。

汐見坂を右に見て直進すると右側が白鳥濠《はくちょうぼり》である。濠から立ち上がる石垣は古く慶長期のものだという。壁面の石は形が不揃いで、下は大きく、上に向かって小さめの石が積みあげられている。所々に石の隙間があるが、間に詰めてあった小さい石が抜けた跡である。石同士隙間なくきちっと積まれているほかの石垣と築造年代の違いを物語っている。現在展望台になっている櫓跡《やぐらあと》に向かって立ち上がる石垣の隅角部は不完全な「算木積《さんぎづ》み」である。

この算木積みというのは最も崩れやすい石垣の隅角部を強化するために考案されたという石組みで、直方体に成形した石を長い辺と短い辺が交互になるよう向きを変えて積む仕方である。これは後に述べるように１６００年前後に発達したというが、紀元前に造られた古代ローマの水道橋の柱に同じ形の石組みが

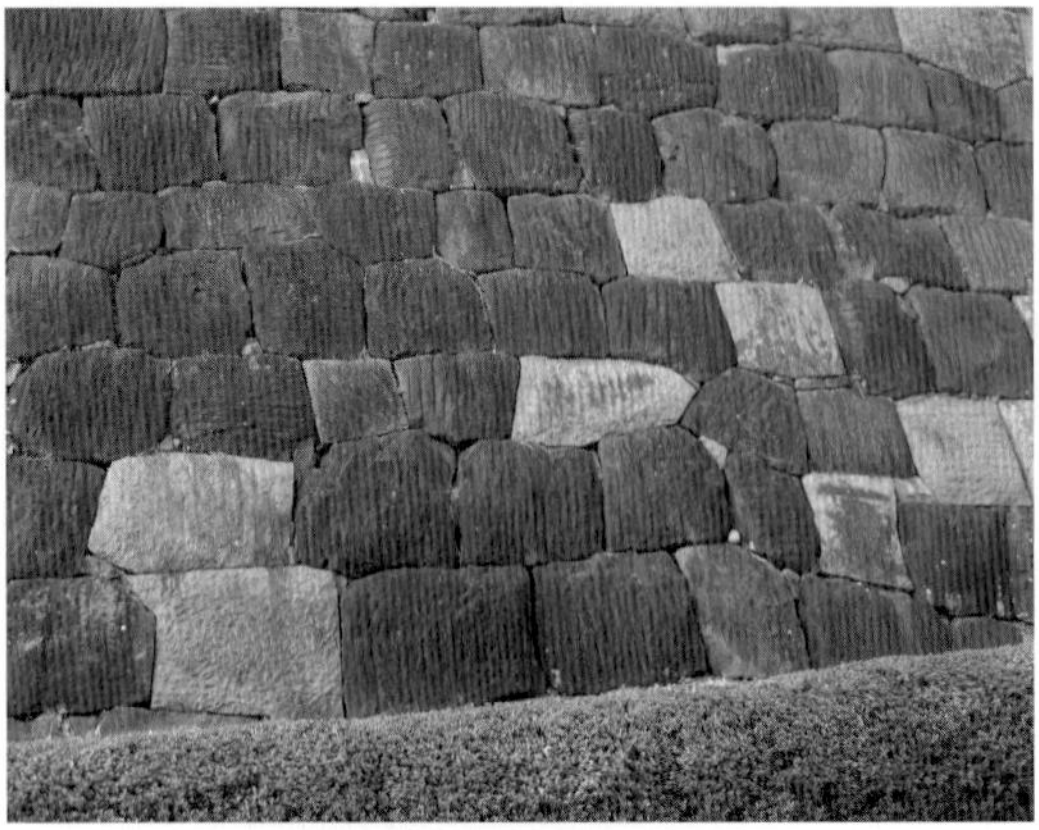

汐見坂《しおみざか》に至る道の石垣

四角形に成形された石の表面には細かいすだれ模様が刻まれている（**すだれはつり**）。

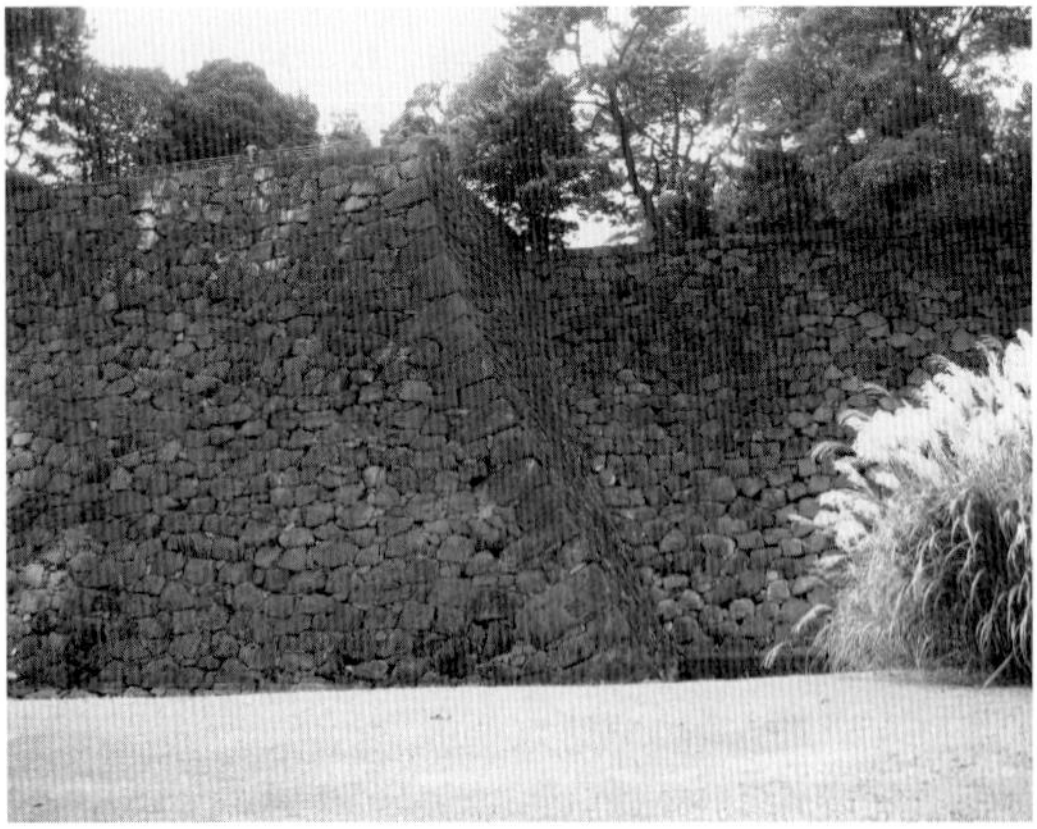

白鳥濠《はくちょうぼり》の石垣

江戸城で最も古い石垣。石の形が不揃いで、隅角部の石積みも**算木積《さんぎづ》み**になってはいるが完全な形ではない。**算木積み**とは、石垣の隅角部の積み方で、直方体の石を長辺と短辺が交互になるように積む仕方。こうすることで石垣が崩れにくくなる。

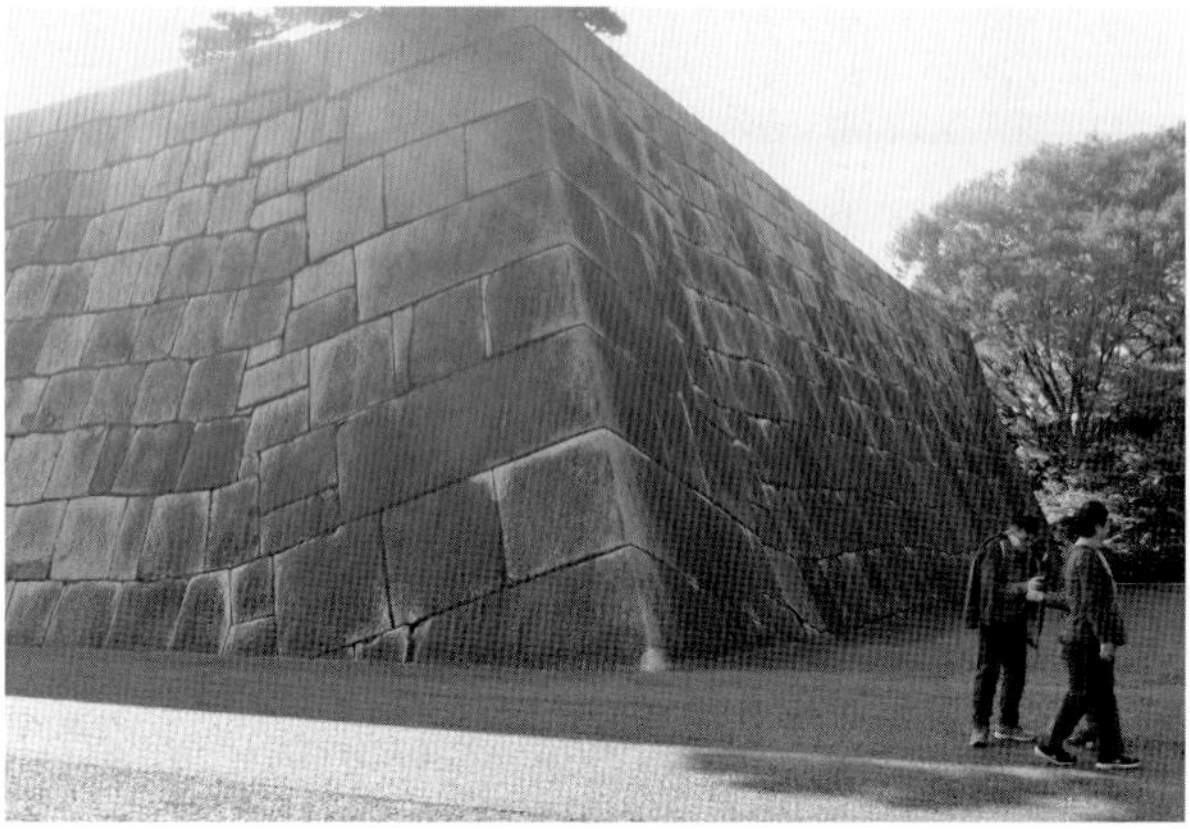

江戸城天守台の石垣

四角形に見事に成形された石が隙間なくきちっと積まれている。隅角部の石積みは典型的な**算木積み**である。

見られる。ひょっとすると、それがわが国に伝わったのかもしれない。

さらに直進して中の門跡、中雀門跡《ちゅうじゃくもんあと》を通って本丸に入る。本丸御殿跡に広がる芝生の遥か北の方角に台形の天守台が見える。傍に近寄ってみるとこれまた四角形に成形された大きな石が隙間なくきっちり積まれている。隅角部の算木積は典型的な形である。

こうして石垣を見て歩くと、石の形や仕上げ方、積み方、隅角部の形などに興味がつきない。最大の天下《てんか》普請《ぶしん》として、また他よりも後に築城されたことで城の石垣の完成した形が見られるのもここ江戸城ならではである。

石垣への興味のきっかけ

ところで、なぜ城の石垣に興味をもつようになったのか。実は、田舎の家の裏の土砂崩れを石を積んで直したのがきっかけである。

何の予備知識もなく工務店に石を持ってきてもらって石垣造りをはじめた。石は予想したものよりも大分大きく、一人ではとても持ち上げられないが転がせば何とか移動できたのでそれを積むことにした。

始めてみると、まず最下段の石はどう据えたらよいのかがわからなかった。ただ、土台の地面はしっかりしていることが大事だろうと思って、少し掘ってみたところかなり堅かった。そこで、わずかに掘ってそこに大きい石を転がして運び込んだ。よく安定するところを探し、手前にはなるべく平らな面がくるよう石の向きをいろいろ変えた。次の石も同じように転がして運び、先の石とよく接触するように向きを直した。そんな作業を繰り返して崩れた所に沿って10個ほど石を並べた。一日に2、3個据えるのがやっとだった。のちに石垣について書かれたものを見ると、この最下段の石は「根石《ねいし》」といって石垣の基礎になる重要なものとあった。

つぎに二段目の石を積むが、これも問題だった。大抵の石垣では上の石は下の二つの石の間あたりに載っている。すると、上の石の安定はいいが、それが楔《くさび》になって下の二つの石を引き離す恐れがあるのではないか。これは上下の歯の噛み合わせと同じで、二つの歯の間に相手の歯の尖ったところが入ると二つの歯が開いて、間に食物が挟まりやすくなる。そんなことを考えて、上の石は下の二つの石に均等に、しかも間に尖った部分が入らないよう注意して据えることにした。

そんな重労働の末、二段目までができた。次は三段目だが、それは崩れた斜面に沿うように奥にずらして石を積むことにした。やがて2メートルくらいの高さまでになり、土砂の崩れがこれでなんとか食い止められるだろうと思われた。

これは十数年前のことである。よくひとりでこんな作業をしたものと思うが、いま見ると石積みはほとんどゆるむこともなく所々に苔が生えたりして安定している。

街中で見かける石垣は大体、加工した石をモルタルで固めている。しかし、城の石垣は自然石や山から

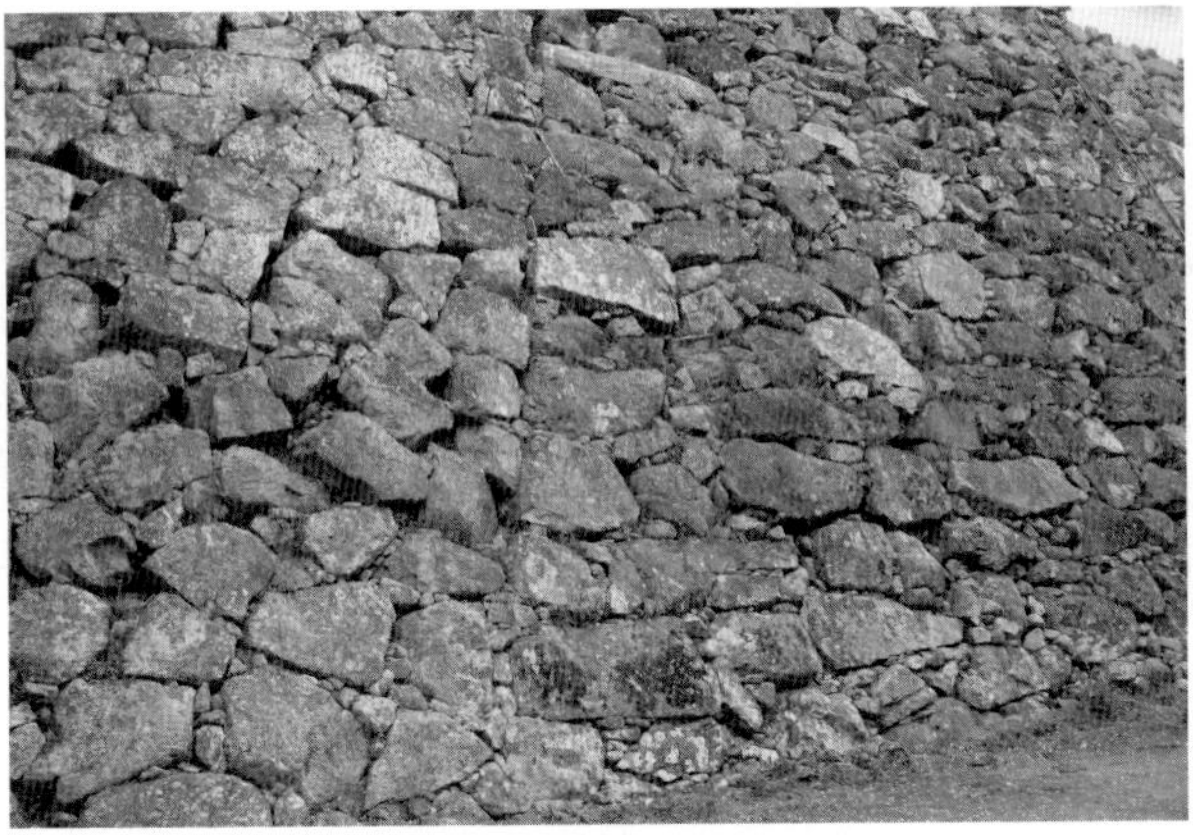

姫路城の石垣

これは「リ」の一と二の渡り櫓《やぐら》を支える石垣で、左が池田輝政時代、右がその前の秀吉時代に造られた。右は上に行くほど石は小さいが、水平的に目地が通るように丁寧に積まれている。それに対して左は大きな石が乱雑に積まれている。

切り出した石をただ積んだだけである。そんな石垣、どうやって造ったのか、とくに直線状あるいは湾曲した高い石垣はどうやって石積みしたのかなど、わずかばかりの石積みの経験から興味をもつようになったのである。

石灯籠《いしどうろう》や石棺《せきかん》まで使われた石垣

石垣を造るにはそれに適した石を大量に集めなければならない。江戸城、名古屋城、大阪城などの天下普請では、諸藩に指名して石を集めさせた。各藩は競ってよい石切り場を確保し、立派な石を切り出して運んだ。ところが、大名の普請の場合は自藩だけですべて行わなければならないので、石の確保は容易なものではなかった。

姫路城は規模が最大級で、多くの石垣に囲まれている。その石は播磨と備前から運んだというが、それらは江戸城で見たような成形されたものではなく、さまざまな大きさと形

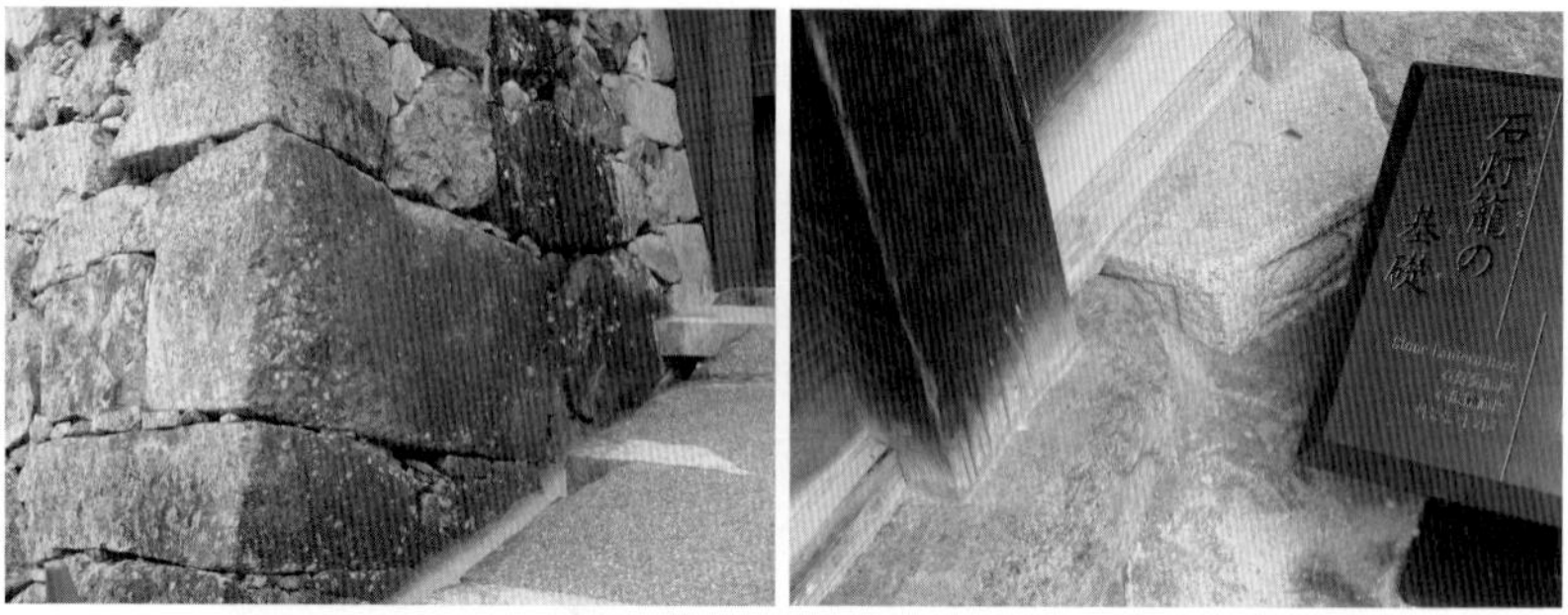

転用石の例（姫路城）

右：「は」の門の下に敷かれた石灯籠《いしどうろう》の六角形の礎石
左：「ぬ」の門の脇の石垣隅角部に使われた古墳の石棺《せきかん》。左の隙間から覗くと中がえぐられているのがわかる。

をしたものである。その積み石の間に隙間ができるが、そこには小さな石が詰められている。つまり、こうした石の積み方には築城の時代の違いもあるが、将軍の下で行われる天下普請と一大名が行う普請の違いが大きく関係し、財力や人力の点から仕方がない。また、石の量も足りなかったのだろう。手に入る石なら何でも使おうということで**転用石**が活用された。それは石臼であったり石灯籠の礎石や宝篋《ほうきょう》印塔《いんとう》であったり、さらには古墳からの石棺などもある。おそらく墓石も探せば見つかるかもしれない。

今の姫路城は関ヶ原の戦いの後、池田輝政によって大改修されたものだが、当時は築城ブームで武家諸法度が発布されるまでの約15年間、各地で城の築造や改修が盛んに行われていて、石を集めるのが大変だったらしい。そのため廃城になった石垣はもとより、古い墓石や石灯籠、宝篋印塔などが転用されたのである。ただ、姫路城の転用石は一部その前の秀吉の時代のものともいわれる。

彦根城も近くの廃城になった大津城や佐和山城から多くの石を運び込んだといわれている。また、豊橋にある吉田城は池田輝政が姫路城に移るまでの10年間住み、城の拡張と整備

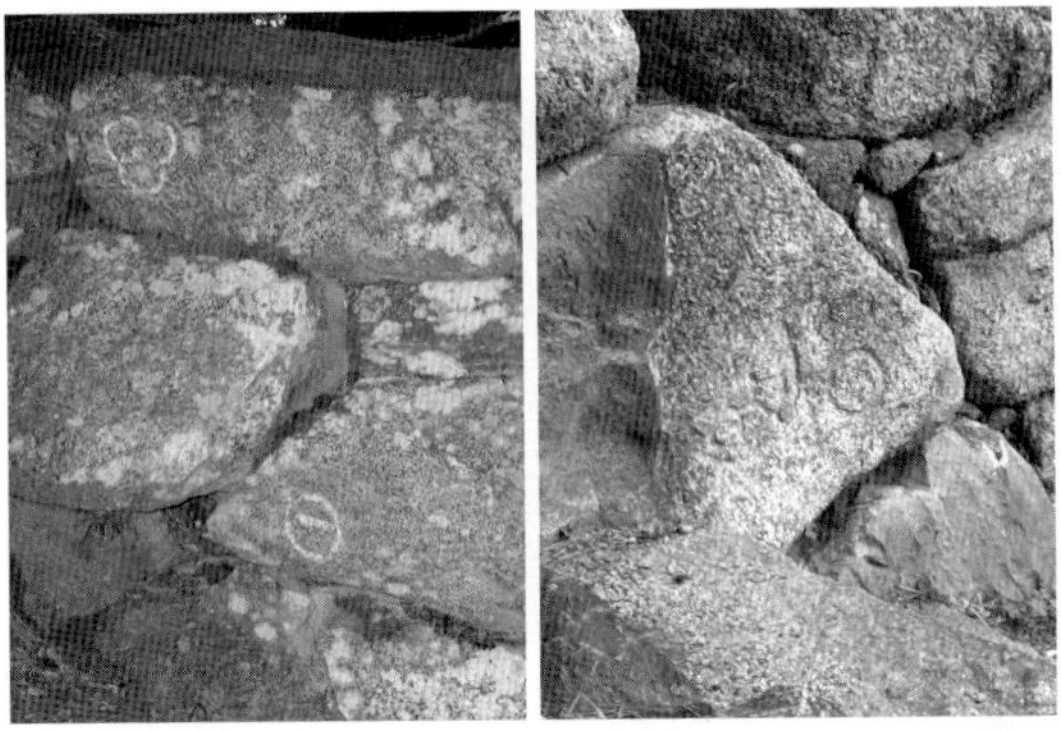

吉田城石垣に見られる名古屋城築城の残石の例
吉田城の石垣には名古屋城築城の際の残石が多数使われた。それらには各地の大名や家臣の紋所や符号が刻まれていた。この石には丸印と車輪様の刻みが残っている。

を行った。その際、石垣は名古屋城築城の際の残石を貫い受けて造ったといわれている。各所に名古屋城築城に駆り出された大名や家臣の刻印や符号がついた石が見られる。

とにかく、大名の城の普請ではどこも石集めが大変だった。

築城図屏風に描かれた石垣の築き方

次はどうやって石垣を築いたか、先に述べたような自分の経験から非常に興味があった。しかし、それに応えるものは見当たらず、名古屋市博物館蔵の『築城図屏風』が唯一その様子を伺わせるものだった。

それは二の丸あたりの工事の場面と思われるが、途中まで積み上げられた石垣とその前でいろいろな方法で石を運ぶ様子が描かれている。切り出された大きな石を、丸太を介して大勢の人たちが綱で引いている。その近くには牛車や大八車で石を引くもの、二本の棒の間に石を結いてかつぐもの、もっこ、

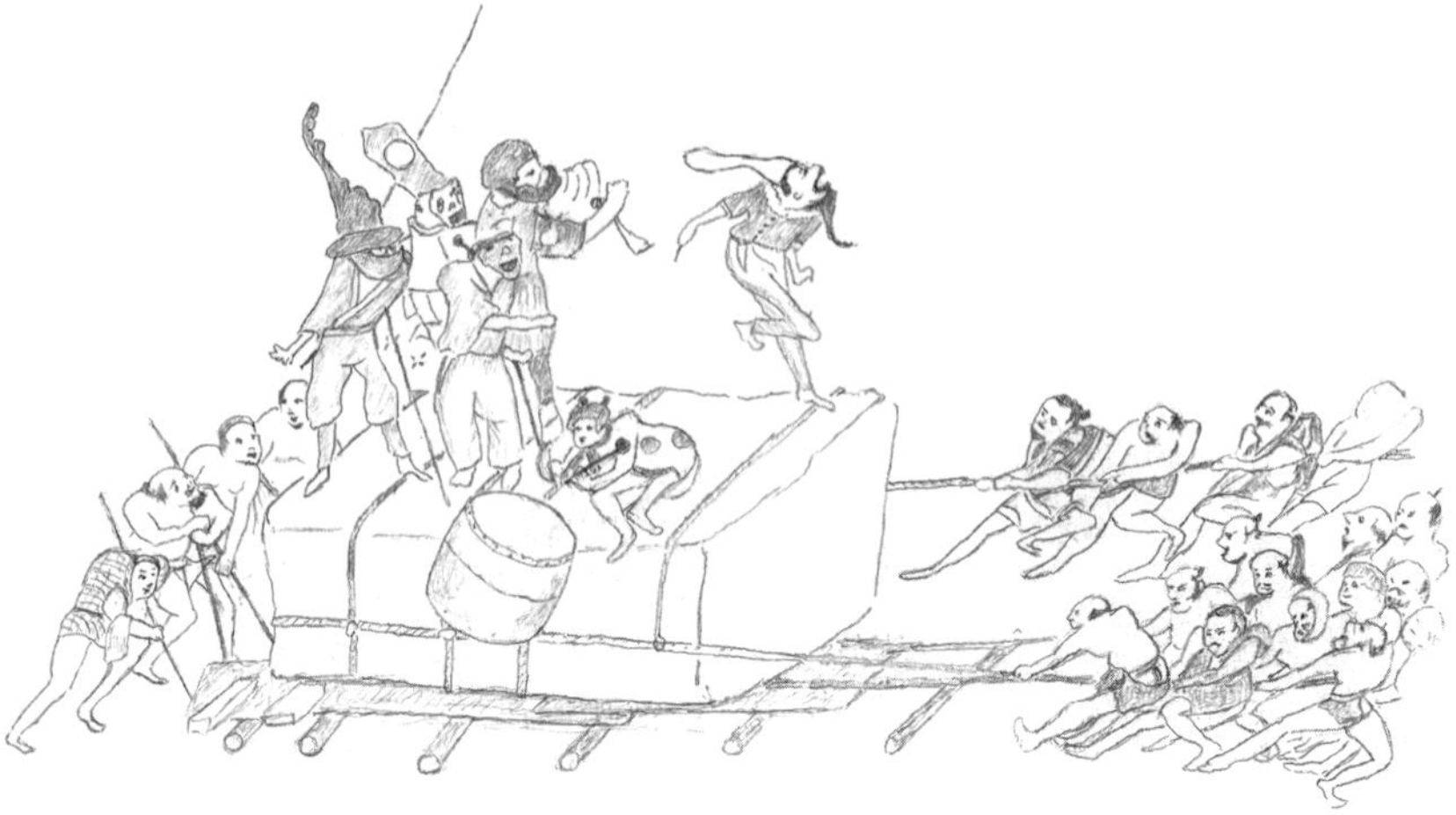

石引の図（名古屋市博物館蔵の築城図屏風より模写）

大きな石を運ぶ様子。丸太の上に厚板を介して石を載せ、大勢で引いた。

引くには力を合わせなければならないので、石の上に音頭をとるものや景気づけをするものが乗った。引いて後ろに抜けた丸太はすぐに前にもっていって板の下に差し込むことで、連続して移動させた。

つまり縄で編んだ大きな網に小石を入れて棒でかつぐもの、など石を運搬するさまざまな様子が描かれている。

途中まで積まれた石垣には、何人もの石工が上に乗って成形された石を長い金梃子《かなてこ》でこじって据え付けようとしていたり、仮置きした石を抱えて運んでいたりする。その二段下あたりでは壁面に丸太を差し込んで足場を作り、その上で積まれた石の表面を削ったり、上で行われている石の据え付けを下から支えたりしている。

石を上に運ぶための運搬路も描かれている。石垣の前に斜面を造り、そこを上って石を運んでいる。自分も同じ方法で石を運び上げた。斜面は運び上げる石垣の高さに応じて変わるが、ここではかなり急のようで、前後で担いでいるが前の者が転んで担ぎ棒の下敷きになっている。このような石の重みでよろけて転ぶなどの事故はよく

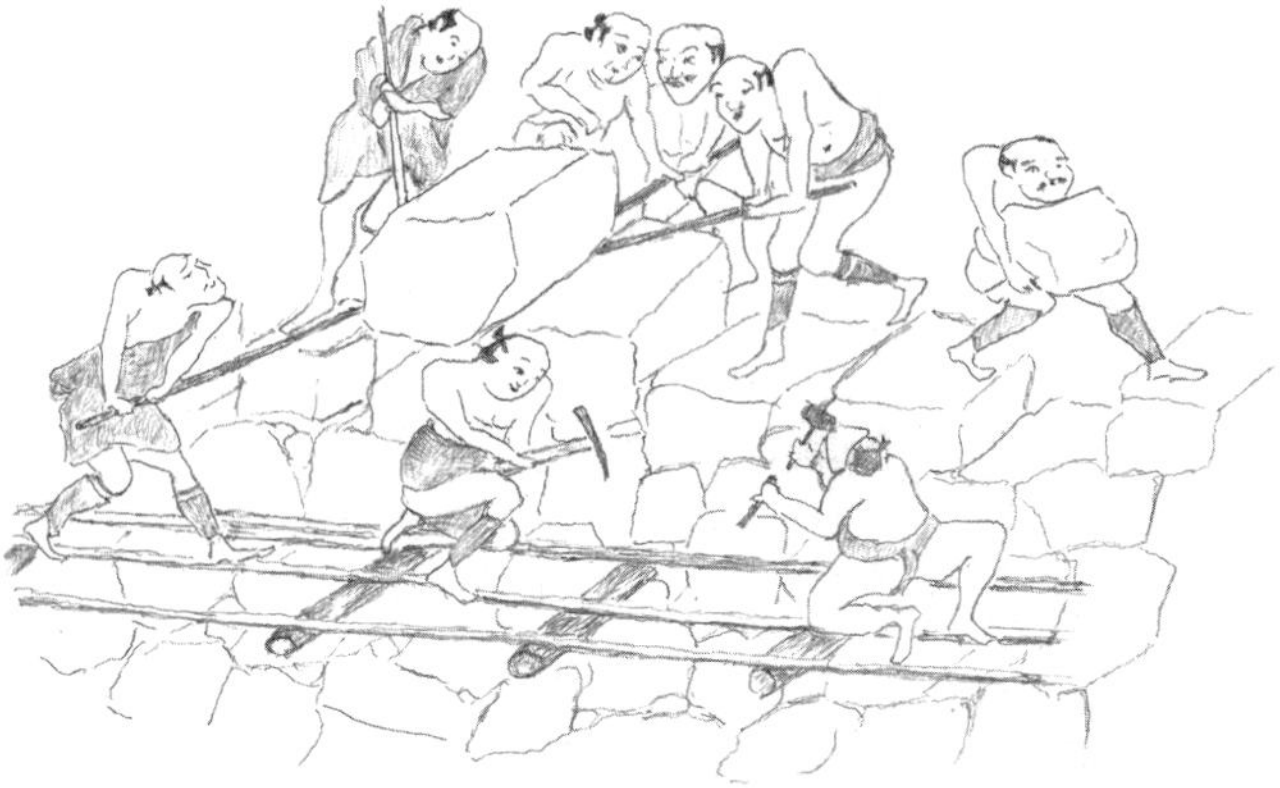

石積みの図（名古屋市博物館蔵の築城図屏風より模写）

途中まで積み上げられた石垣にさらに石を積む様子。小さい石は手で抱えて、大きな石は金棒を使って数人で移動させ据え付けた。積んだ石の表面を成形するため足場を組んでその上で石を削っている。

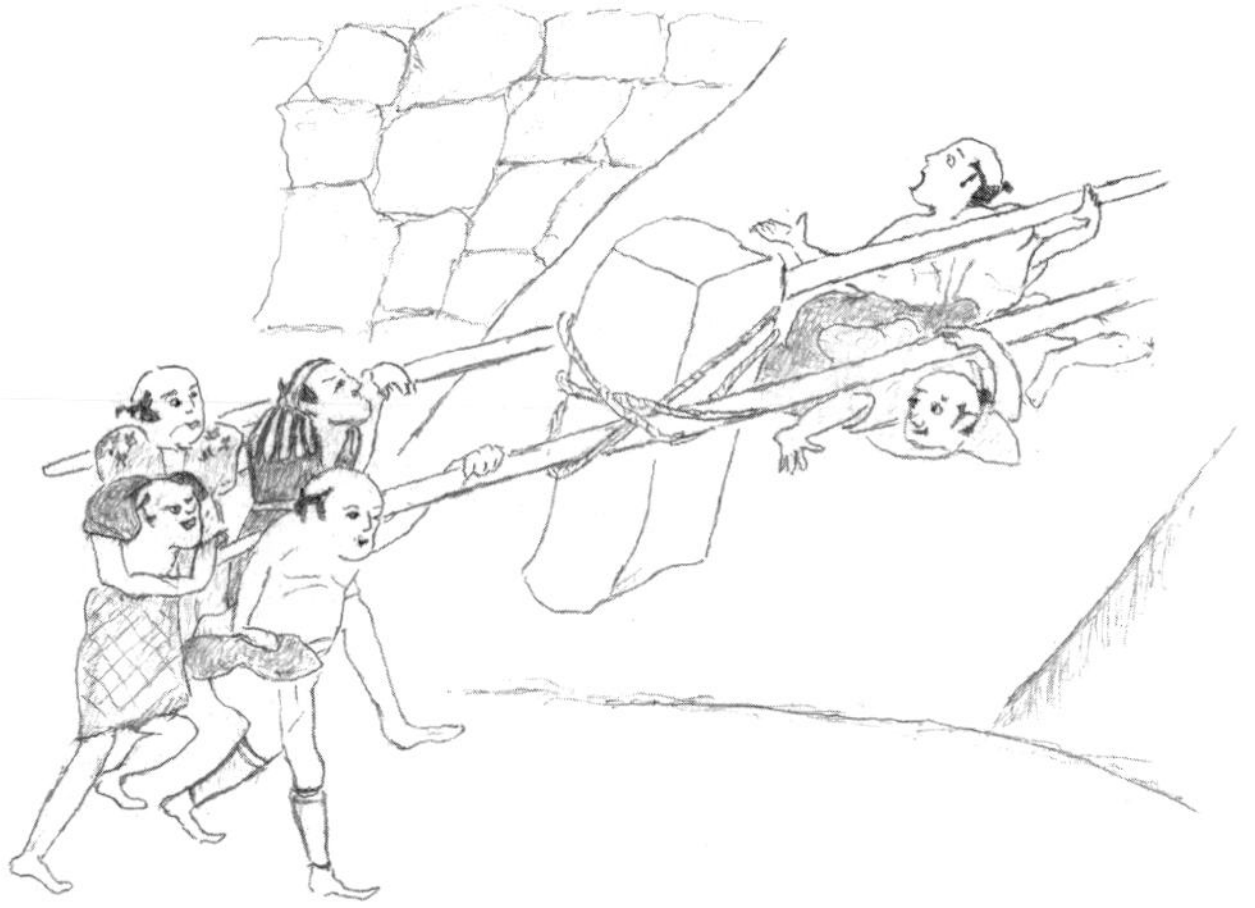

石を担ぎ上げる図（名古屋市博物館蔵の築城図屏風より模写）

石垣が高くなるにつれて運搬路が急になり、石を運び上げるのが難しくなる。ときにはこの絵のように転んで担ぎ棒の下敷きになることもあったらしい。

あっただろう。

描かれたのは実在の城ではないらしいが、石垣を築いている様子がかなりリアルに描かれている。お祭りのように大勢の見物人が出て、いろいろなしぐさをしていて面白い絵である。築城ブームの時には、ここに描かれているような場景が各所に見られたに違いない。

この絵で興味深いのは、石垣の壁面に丸太を差して足場を作り、作業しているところである。足場は石垣の手前に下から丸太で組むのだろうと思っていた。このように壁面に丸太で足場を作る方法は簡便でい い。しかし、壁面に隙間がない石積みではどうしていたのだろうか。

他方、この絵で残念なのはどのようにして石を積むか、が描かれていないことである。つまり、できた石垣の壁面は直線状に立ち上がっているようだが、そのように積むための基準になるものが見当たらない。基準なしに目分量だけで高い石垣を真っすぐに築くのは無理だろう。おそらく上から縄を下げるか、棒を立てるかして、それに合わせて石を積み上げたのではないかと思うのだが。

藤堂高虎、黒田官兵衛、加藤清正の石垣

石垣の壁面の形を決めるのは隅角部の稜線である。これが直線状であるか湾曲しているかで壁面の形が決まる。先に述べたように、屛風図の石垣は稜線が直線状で壁面も平面である。江戸城の白鳥濠の古い石垣も稜線は直線状に立ち上がっていて壁面は平面だった。そうした直線状の石垣が一般的だが、とくに有名なのは伊賀上野城の北側の石垣である。

これは高さが30メートル近くもあり、その濠から立ち上がる隅角の稜線は見事な直線を描いている。当時、これほど高い直線状の石垣を造るのは容易でなかったらしい。築いたのは築城巧者といわれた藤堂高《とうどうたか》

虎《とら》（１５５６-１６３０）である。彼は近江の出身でその石垣職人集団である穴太衆《あのうしゅう》とかかわりが深く、篠山城、亀山城など多くの城の普請、改修を行った。直線状の石垣を得意とし、徳川大阪城の築城総監督を命じられ、その高石垣は彼が手掛けたという。江戸城の改修では縄張り、つまり基本設計を命じられている。白鳥濠の石垣にも彼の手が加わっていたかもしれない。

その伊賀上野城の高石垣、１６１１年に完成しているが、隅角部の典型的な算木積みは今も全く緩みが

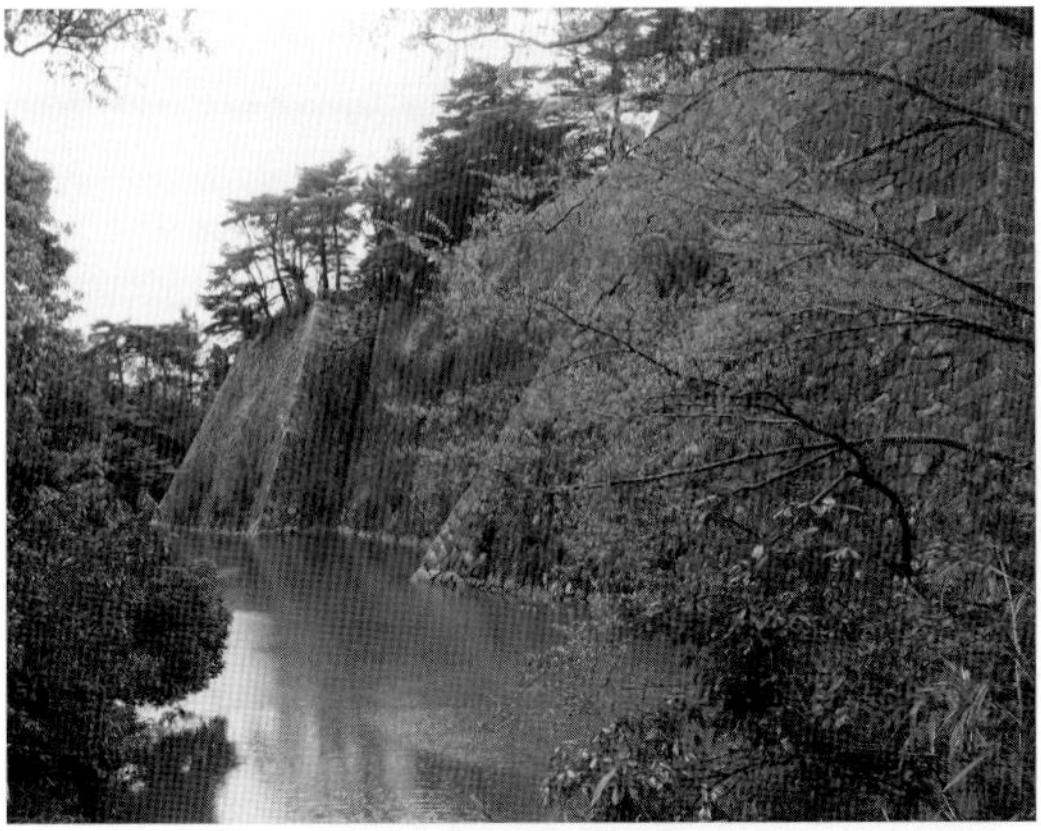

伊賀上野城の高石垣

伊賀上野城の北側は30メートルほどの高い石垣が濠から立ち上がっている。その隅角部の稜線は直線状で剛直さが感じられる。

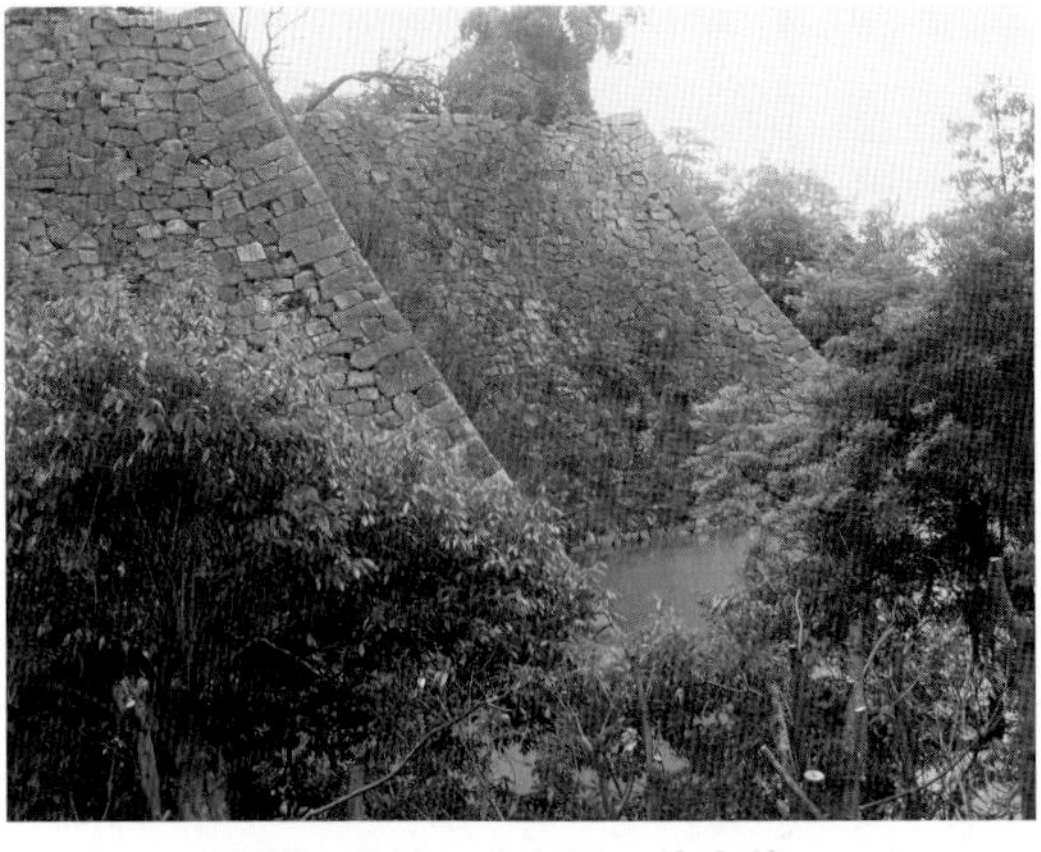

伊賀上野城の高石垣の算木積み

伊賀上野城の高石垣の隅角部の石組はしっかりした算木積みで、緩みが全く見られない見事なものである。

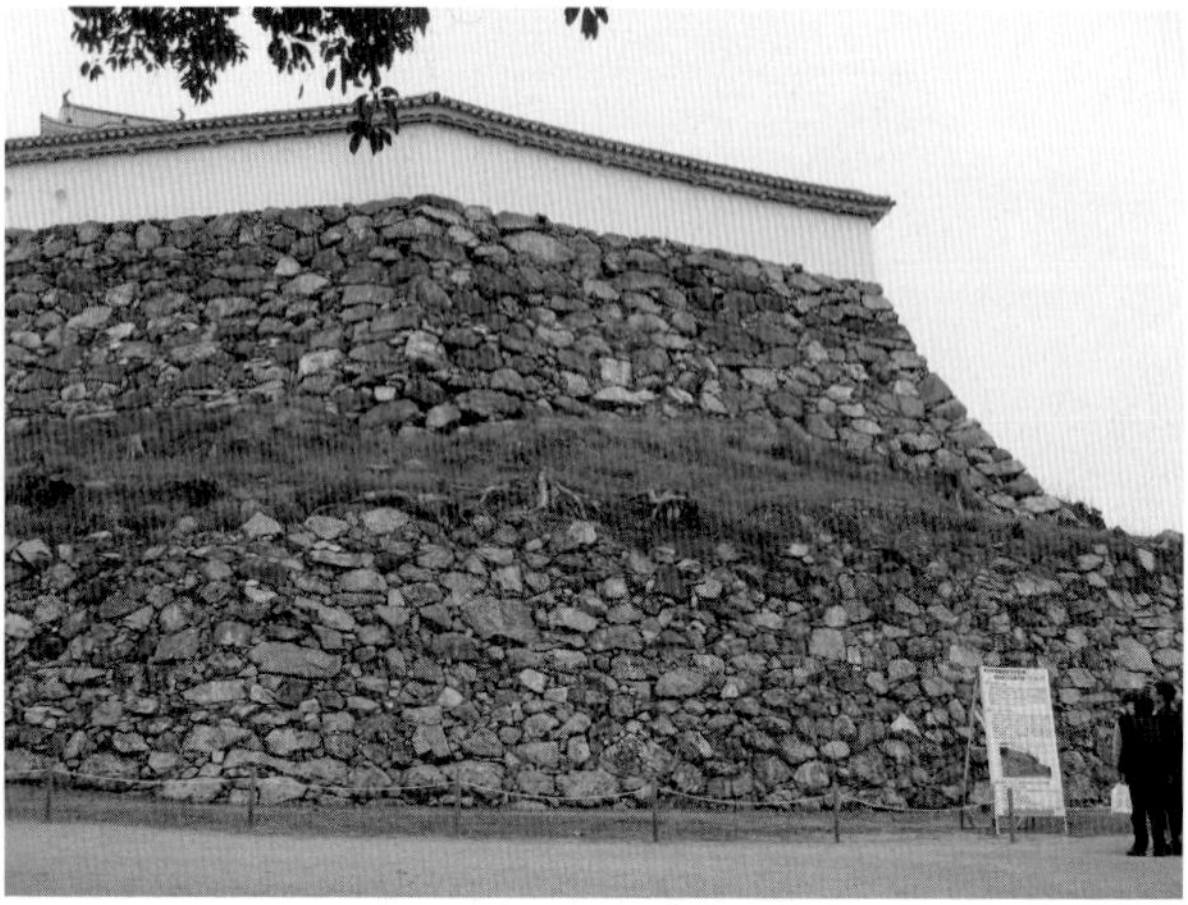

姫路城の上山里下段石垣

姫路城の二の丸南側には黒田官兵衛が築いたとされる古い石垣がある。不揃いの自然石をそのまま積んだ**野《の》面《づら》積《づ》み**で、隅角部の石の積み方も特に考慮されていない。この積み方では高く築けないので、二段に造られている。

ない。算木積みは先に述べたように、石垣を崩れにくくするために考え出されたものだが、この高石垣はそれをまさに実証しているかのようである。

また、姫路城には黒田官兵衛（1546–1604）が築いたという石垣がある。官兵衛はこの城で生まれ育ったが、秀吉が西国征伐に向かう際に拠点とするようこの城を譲った。その官兵衛が築いたのは二の丸の南側の上山里下段石垣と呼ばれるもので、1580年頃の石垣である。不揃いの自然石を積み上げたもので、大きな石の間に小さな石が多数詰められている。こうした積み方を「野《の》面《づら》積《づ》み」というが、野面積みでは高さ10メートル以上の石垣を築くのは無理なので、ここでは3、4メートルほどに積み上げたものの上を平らにして、その奥に同じ程度の高さの石積みがされている。つまり、二段重ねの石垣である。そうすることで十分な高さを得て、上

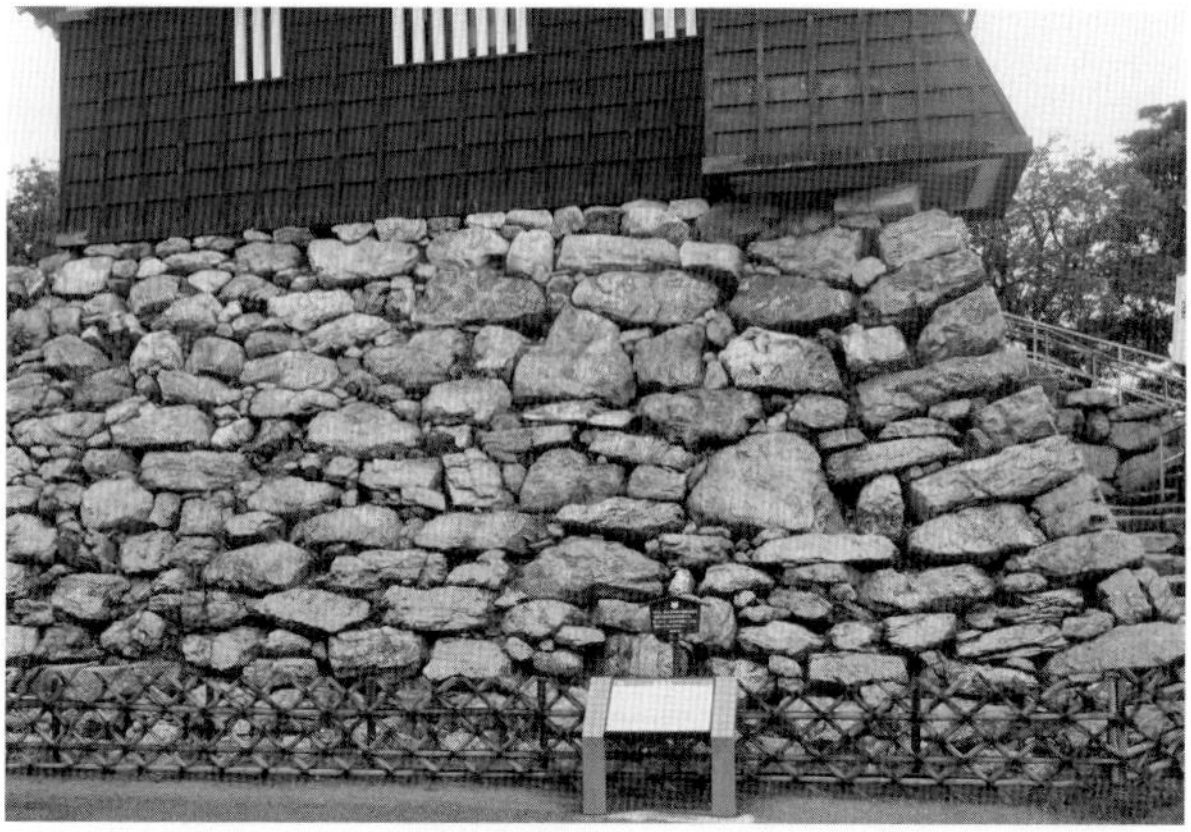

浜松城の天守台石垣

野面積みの石垣ではあるが、大体横に目地が通っている。隅角部には大きめの石が算木積みのように積まれていて、姫路城の上山里下段石垣よりも進んだ形とみられる。

に二の丸を囲う土塀を支えている。この石垣の隅角部は大きめの石を積み上げただけで算木積みにはなっていない。

野面積みの進化型は浜松城の天守台や本丸周囲の石垣に見られる。官兵衛の石垣にくらべると横に目地が通っている。隅角部は直線状で不完全ながらも算木積みになっている。

一方、典型的な湾曲した石垣は姫路城、熊本城、名古屋城に見られる。この石垣を得意としたのは加藤清正（1562－1611）である。藤堂高虎より6歳若い。

清正が築城者としての才能を天下に知らしめたのは熊本城の築城である。築城術を身につけたのは高虎と同様、数々の築城、改修に加わっている間に習得したらしい。当時の軍学書には『土積り』という土塁や石積みの参考書があって、築城に当たる武将はそれを活用したというが、高虎、清正は自分の経験を基にした独自のものをもっていた。それが直線状の稜線であり、湾曲した稜線であったのである。

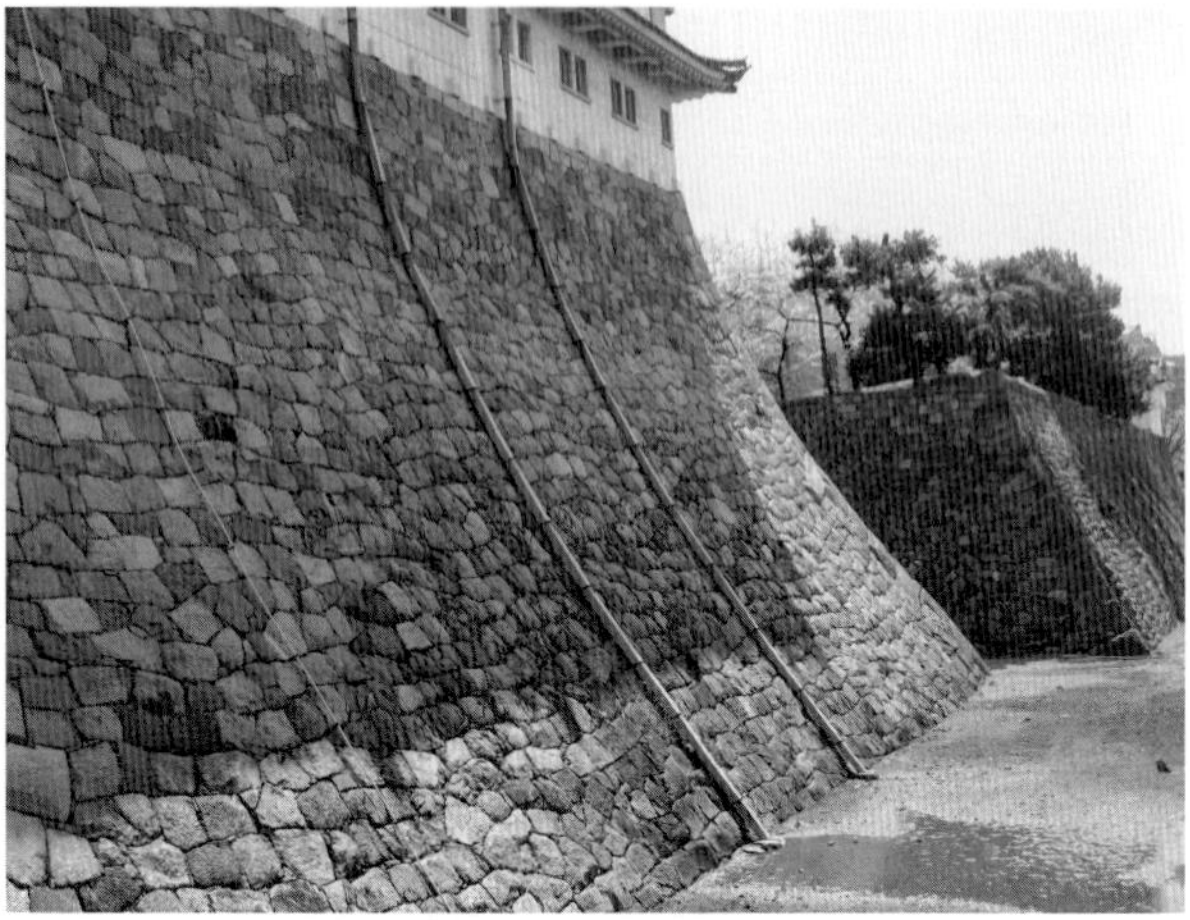

名古屋城天守台の湾曲した石垣

名古屋城の天守台の石垣は熊本城のものとともに加藤清正が築いた代表的な石垣といわれる。とくに北側、西側の石垣は濠から高く立ち上がり、大変美しい湾曲を描いている。

ただ、清正が朝鮮出兵の際に築いた蔚山《ウルサン》の城を見ると石垣は直線状である。しかし、本格的に築いた熊本城や名古屋城天守台の石垣には湾曲が使われている。この間に石垣築造についての考え方に変化があったのかもしれない。

石垣を湾曲にする理由

石垣を湾曲に築くのは直線状に築くよりも難しいと思われる。しかし、なぜそうしたのか。湾曲がついた姫路城や熊本城の石垣は「扇の勾配」、「武者返し」などと呼ばれ、その見事さを誇っている。そうした湾曲はほかの城、たとえばはじめに挙げた江戸城の濠の石垣にも見られるが、なぜ湾曲がついているのか。その石垣を見るたびに気になっていた。

現地のガイドに尋ねると、一様に見た目が美しいことと敵が登りにくいことを挙げる。確かに湾曲した石垣の、ことに濠の水面から立ち上がる稜線が幾重にも重なる光景は優美である。

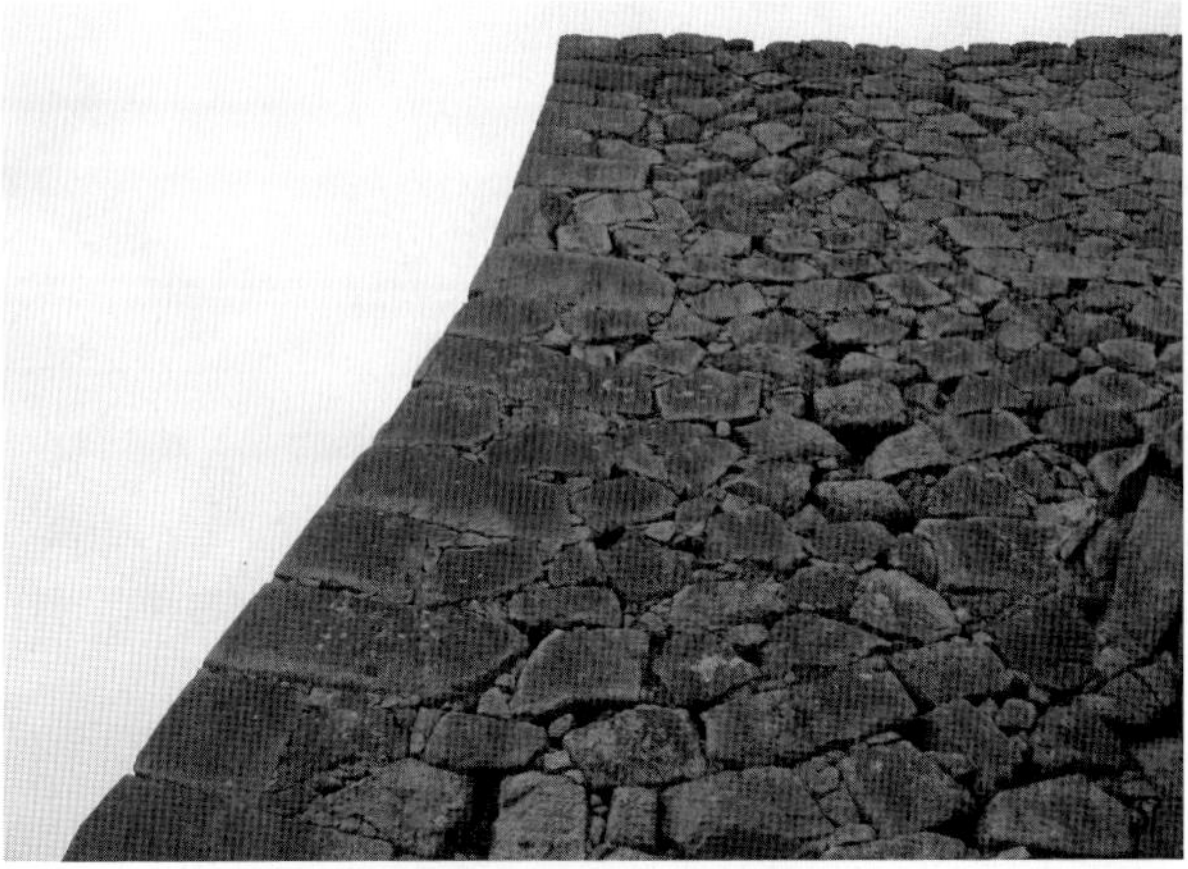

姫路城の湾曲した石垣

姫路城の三国濠の東側に聳える石垣は、上にある本丸を取り囲む城壁の一部であるが、その湾曲の美しさから「**扇の勾配**」と呼ばれ、この城の見どころの一つになっている。

しかし、直線状に立ち上がる石垣も、すっきりしていて剛直さを感じさせ、城の石垣として見事である。つまり、これは見る人の感性によって異なるだろうが、両者は美しさの点では甲乙つけがたい。では、登りにくさの点ではどうか。湾曲している石垣は下の方は勾配がゆるいが途中から急になり、登ると次第に覆いかぶさるような感じになって登れなくなるという。しかし、直線状の石垣も急勾配であればはじめから登れないだろう。伊賀上野城や大阪城の高石垣を見れば、鎧をつけた武者が登るのはほとんど不可能と思える。つまり、登りにくさの点でも湾曲した石垣がとくに優れているとはいえない。

ほかに天守台の場合だが、一定の勾配で直線状に立ち上げるよりも、途中から勾配を徐々に急にする、つまり反りをつけると、予定される天守台上面が広くとれるという設計上の利点を挙げるものもある。

では、ほかに湾曲させた理由はないのか。考

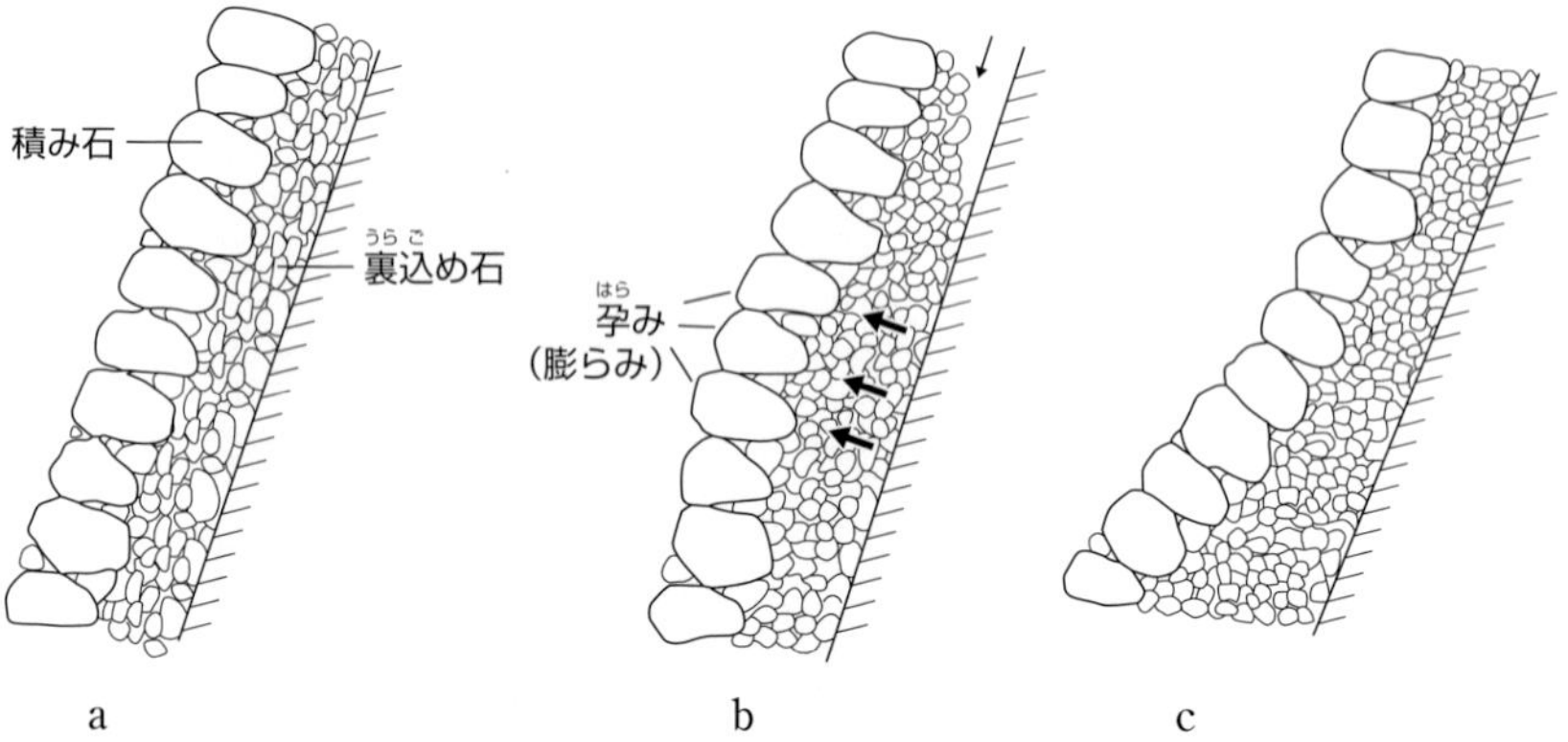

図 4-1　石垣の崩れと湾曲した石垣

a：石垣として石を積むには、それぞれの石（**積み石**）は外側を予定の傾斜に沿わせ、内側は下がるようにして、ほぼ平行に下から順に積んでいく。積みあがったら、側面の土の部分との間に小さい石（**裏込《うらご》め石**）をしっかり詰め込む。

b：長い年月が経つと積み石同士は動き、接触が変わり緩むようになる。裏込め石はその緩んだ部分に集まり内圧として作用するようになる。やがて緩んだ積み石は外側にはみ出るようになり、石垣としてはその部分が膨れた状態（**孕《はら》み**）になる。はみ出た積み石が周りの石でそのまま固定されればいいが、内圧がさらに高くなったりすると外れ落ちてしまう。石垣の崩壊が始まる。

c：湾曲した石垣では、それぞれの積み石は長い辺が湾曲の中心に向かうように積み上げられる。その方法では、年月が経って積み石に緩みが生じ、内圧が高くなっても、外側が狭くなる方向に積み石が押されることになり、直線状に積んだ場合に比べて抜けにくくなると考えられる。

えられるのは、石垣を崩れにくくするためではないか。つまり、石橋に見られるように、積み石を抜けにくくする効果があるのではないかということである。

石垣の崩れは地震や排水不良による**積み石**の緩みと、内側の**裏込《うらご》め石**のずれなどによって起きるといわれる。裏込め石のずれで内圧が高まると緩んだ積み石は外に押され、「**孕《はら》み**」という現象が起きる(**図4-1**)。それは押された積み石が周りの石と運よく噛み合い、そのまま維持された状態である。しかし、内圧がさらに大きくなり、積み石がそれに耐えきれなくなると外に外れ落ち、次々に崩壊がおきる。しかし、石垣に湾曲をつけると、内部の圧は積み石を湾曲の中心に向かって押し出そうとすることになる。上からの圧力がかかった状態で外側が狭くなる方向に積み石が抜けるのは非常に困難なのではないか。ちょうど石橋でそれを組み立てている石が抜けないのと同じ理屈である。

こんなことを考えていたところ、現代の石工、大久保森蔵氏が、「**むかし石垣が崩れないように積むには、石垣の表の中ほどをへこまして石積みする方法、つまり〝法返《のりがえ》しの積み方〟が行われたと先代から伝え聞いていた。そこで、自身で実際に行ってみたところ合理的であることを確信した**」と書いているのを見つけた。つまり、最も土圧を受けて常に外に押される石垣中央部の積み石を、湾曲をつけることによって上から抑えて出さないようにして崩れを防ぐというのである。

石垣を湾曲にする築造法の謎

では、湾曲した石垣はどうやって築いたのか。直線状の石垣については先に屏風図のところで述べたように、上下に縄を張るか、棒を立てるなどして、それに合わせて石を積んでいけばいいだろう。しかし、湾曲をつけるとなるとどうやったのか見当がつかない。そこで、何か築造方法について具体的に書かれたものはないか探したが、なかなか見つからなかった。そんななか、目に留まったのが北垣聡一郎氏の『石垣普請』だった。それは自分の要望に叶うものだったが、特に興味をひかれたのは江戸時代の秘伝書といわれた後藤家文書の『唯子一人伝《ゆいしいちにんでん》』について解説されたところであった。

元来、築城に石垣を用いたのは織田信長の安土城（天正4年　1576）が最初で、そこには穴太衆《あのうしゅう》という石垣築造の専門集団が関わっていた。そして、石垣の築造法は極秘として口伝されていた。文禄慶長期（１５９２-１６１６）には石垣の隅角部の算木積みや反り（湾曲）の技術が発達した。その後、文化文政期（１８０４-１８２８）になって加賀藩の穴太衆の後藤彦三郎が当家に伝わるそれらの技術や要領を高石垣構築法、また勾配理論としてまとめた。それが後藤家文書『唯子一人伝』（文政７年　１８１１）と呼ばれるものである。この後藤彦三郎は代々襲名されたなかの一人で、後藤家５代目の用助に乞われて養子になり、１８１６年には金沢城本丸高石垣の普請に当たったという。先祖には加藤清正との関係があったともいうがはっきりしない。

さて、石垣の築造にはまず選ばれた地形にどのように設計するかであるが、その基本となるものが後藤家文書の「新積地形准縄極秘伝抄《しんずみちぎょうみずなわごくひでんしょう》」に細かく記されている。その概要は**図4-2**に説明する通りである。

これによると、斜めに張った**陽の縄**と垂直の**ふり下げ縄**によって直角三角形が地面に垂直に立てられることになり、その斜辺つまり陽の縄が石垣の勾配になるということである。しかし、この先が書かれていない。そこで推測すると、陽の縄をガイドとして隅角部になる石を下から積み上げていき、石垣の壁面部分は隅角部の石の並びにあわせて積む、あるいは位置を次々に変えて同様に縄を張ってそれに沿って石を積み上げていくと考えられる。

ただ、石垣の隅角部が最も重要な個所であり、そこから石積みが始まると思われるが、この図では陽の縄、ふり下げ縄の位置が隅角部ではない。でも、これは石垣の高さを割り出すための方法を示したものと捉えればいいだろう。つまり、下の**陰の縄**から上の角材までの陽の縄の長さを、それに付けた目印から読み取る。一方、ふり下げ縄と陽の縄でできる直角三角形について高さと底辺の長さを測り、一尺当たり何寸として斜辺の勾配を算出する。つまり陽の縄の傾斜角度を求めるということである。勾配を角度で表せばわれわれにはわかりやすいが、縄と曲尺《かねじゃく》を駆使して長さだけで処理しているのでなかなか理解し難い。

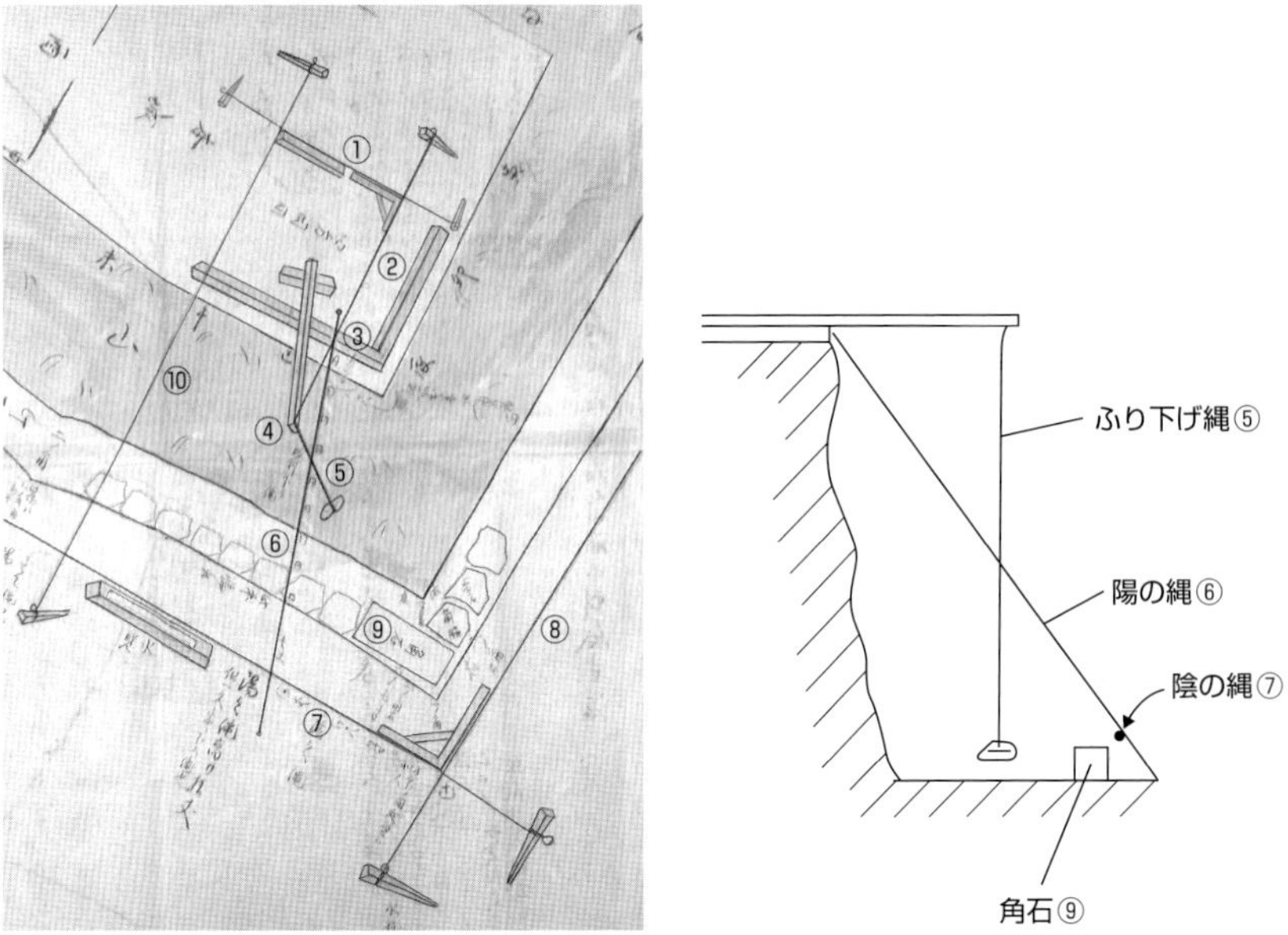

図 4-2　直線状石垣築造時の縄の張り方

新積地形准縄極秘伝抄絵図によると以下のようである。

1. 石垣の勾配はその隅角部で決まるので、石垣上部（山）のその場所に**角材③**で角型を作り、水平に設置する。
2. 石垣上部の地盤を水平にならし、**水縄**①、②を張る。
3. **水縄**②の一端に石を結び、**角型から突き出した棒の先**④から下に垂らす。これを**ふり下げ縄（立水縄）**⑤と言い、山の高さと石垣の勾配を知るのに使われる。
4. 地上には隅角部で直交するように**陰の縄**⑦、⑧を水平に張る。石垣の水平的基準になる。
5. **陽の縄**⑥を**ふり下げ縄**⑤に沿わせて斜めに下ろし、**陰の縄**⑦と交差させ杭で固定する。
6. **捨て縄**⑩は陽の縄の正確さを助けるもので、両者は同じ傾斜、長さとする。
7. **陰の縄**⑦、⑧より内側5、6尺のところに**角石**⑨をすえる。
8. 陽の縄には1間ごとに目印を付ける。これによって上部の**角材**③から地上の**陰の縄**⑦までの長さがわかり、さらに石垣の勾配を使って山の高さが求められる。

また、この図は石垣の設計の原理を例示したものと考えられるが、疑問なのは隅角部の位置、つまり上部に設置される角材の直交部と下部の陰の縄の直交部の水平的な位置関係をどうやって決めるのかである。『唯子一人伝』には、凸の隅角、凹の隅角などについても書かれているが、この上下の直交部の位置関係には触れられていない。

次は問題の湾曲した石垣についてである。

その設計であるが、原理的にはさきに述べた陽の縄に相当する直線について、ある高さからその勾配を徐々に増すことで湾曲線を作るというものである。方法は、まず陽の縄の長さを基準にして、反りをつける基になる勾配線（矩方《のりかた》）を求める。これには**矩方図**《のりかたず》という図の作成が必要である。次にその勾配線に反りをつけるための**規合図**《のりあいず》を作成する、とある。しかし、肝心の矩方図の作図方法がよくわからない。

陽の縄が10間で勾配が尺当たり7寸の場合が例示されている（**図4-3**）。この条件では高さが8間2尺、底辺の長さが5間7尺4寸の直角三角形になる。これを基準に勾配線を描くのだが、その勾配の求め方がはっきりしない。勾配線の下部は陽の縄より内側に据えられた角石の位置C、上部は陽の縄の起点となった角材から山の縁までの長さ（惣規合）A-Dが関係するらしいが、実際には山の高さや急峻さなど場合ごとにその値が経験に基づく秘法値を使って決められるようである。ここの図に描かれた勾配線は陽の縄よりもわずかに緩い勾配になっている。

次いで、この線に反りを付けるため規合図を作図する。高さ3分の1あるいは2分の1あたりから上方を細分割し、それぞれから上部の惣規合の同数に細分割された点を結ぶ。すると、屈曲した湾曲線が得られる。これが反りになる。後藤家文書では14に分割していて「14返し」と呼んでいる。なお、惣規合の長さを三角形CDE の底辺の長さC-Eの4分の1とする「四つ割り法」という簡便法があり、実際にはそ

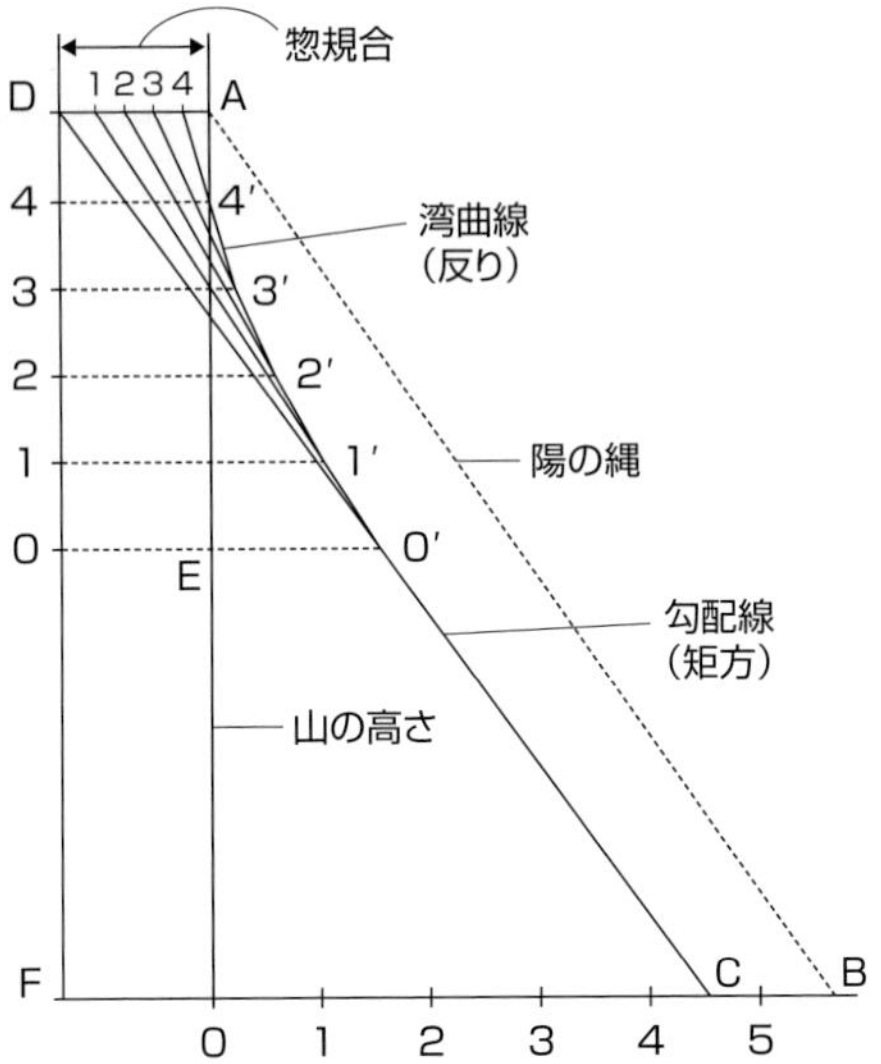

図 4-3　湾曲した石垣を設計するための矩方図《のりかたず》と規合図《のりあいず》

本来は矩方図と規合図は別に描かれるが、ここでは両者を重ねてある。陽の縄が 10 間、勾配が 1 尺当たり 7 寸の場合である。高さは 8 間 2 尺になる。

矩方図では、下部では角石の位置、上部は角材から山の縁までの距離などの惣規合を勘案して陽の縄 A-B の内側の点 C、D を決め、両者を結ぶ。惣規合の長さは底辺 C-F の 4 分の 1 として簡略できる。

規合図は、湾曲が始まる位置として高さの 2 分の 1 から 3 分の 1 あたりとし、湾曲部分は後藤家では高さを 14 分割にして求めているが、わかりやすくするためここでは 5 分割とした。つまり、高さと惣規合を図のような順番で 5 つに分割する。初めの点を高さ 0 に対応する勾配線上の点 0′をとり、これを惣規合の 1 と結ぶ。次いで高さ 1 に対応する勾配線上の点 1′と惣規合の 2 と結ぶ。こうして順々に結び、最後の 4′を A と結ぶと、0′から A までが湾曲線になるというわけである。

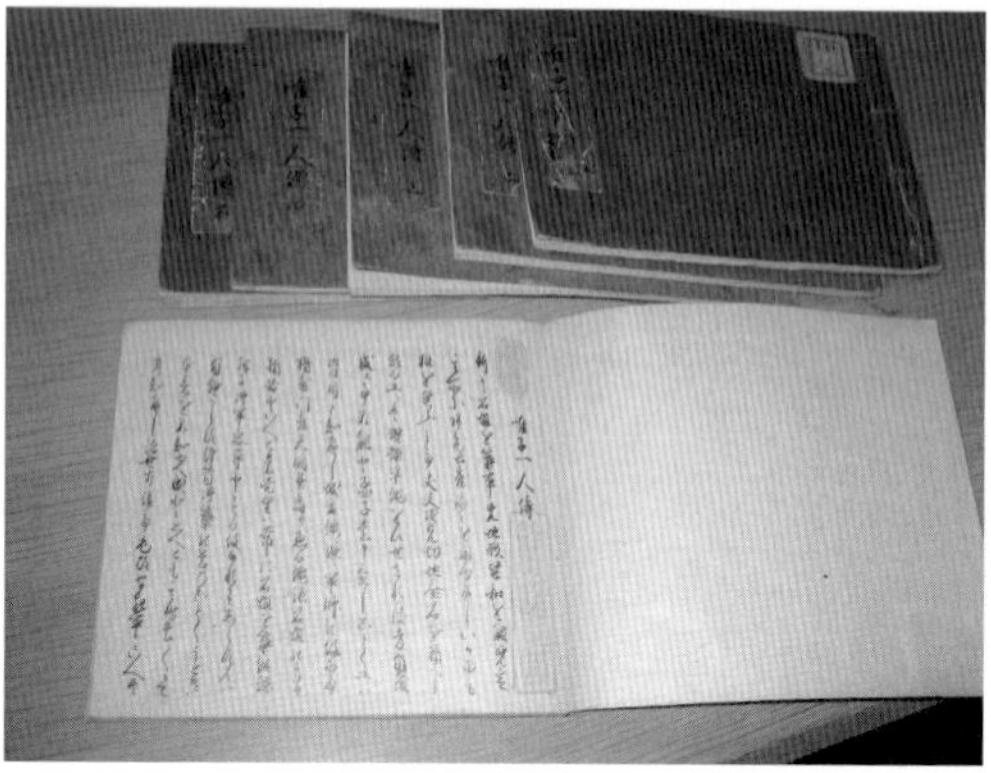

写真　後藤家文書の中の唯子一人伝、5冊と別冊1

れが使われていたらしい。ここではわかりやすくするため、5分割した場合を例示した。分割が多いほど得られる湾曲線は滑らかになる。

こうして規合図ができたら実施に移るが、直線状石垣の場合と同様の手順で縄を張る。陽の縄には一間ごとに等間隔に目印を結び付けておく。その後、この縄をガイドとして石を積んでいく、とある。しかし、やはりここから先は書かれていない。

秘伝書とは何か

後藤家文書は金沢市立図書館近世史料館に保存されていて、『唯子一人伝《ゆいしいちにんでん》』も閲覧することができた。これは写真に示す通り和綴じされていたが、ほかの文書の多くは巻物で、いかにも秘伝書といった趣だった。また、関連した資料も見ることができ、規合図の作成などこれまで不明だったこともある程度わかった。しかし、湾曲した石垣の石積みをどうやって行うかという具体的な仕方についての記述は見当たらなかった。

『唯子一人伝』の中には加藤流石垣築造法というのがあった。特徴は**「勾配三等」**として、**「下縄《したなわ》、弛《たる》み、はねだし」**が挙げられていた。**「下縄」**とは上端から縄を下げて上一分はほぼ垂直に、その下九分は斜めにする、「弛み」とは弧状の曲線のことで下げた縄に対する傾斜角で表す、「はねだし」とは上端をわずかに突き出す、というのである。しかし、これだけでは具体的にはまったく分からない。とくに、「弛み」とは縄をたるませるのではないようで、先に述べた規合図で勾配を徐々に変化させて湾曲線を描き、それに合わせて石積みすることを指しているのではないかと思われるが、定かでない。はじめにも述べたが、清正が名古屋城天守台の石垣築造を行ったとき、外から見えないように幕を張ったという逸話がある。やはりその造り方は極秘だったのだろう。

ところで、城の石垣の築造については後藤家文書のほか熊本藩の細川家の穴太衆、北川作兵衛が自家に伝わる秘伝を記した『石垣秘伝の書』（寛保3年　1743）、また岩国藩の湯浅家に相伝したものをまとめた『石墻書《せきしょうしょ》』（宝暦5年　1755）がある。北川作兵衛の祖父は清正の下で穴太衆として熊本城の普請に携わったという。

この三者を現存の城の石垣の湾曲について光学的手法で比較した研究がある。それによると、湾曲が強い場合には三者間に差異がみられるが、湾曲が弱い場合にはほとんど変わらない。姫路城、大阪城、伊賀上野城の石垣の形には三者で違いがみられなかった。名古屋城天守台は湾曲が大きいが、後藤家の方法が最もよく適合していて、これによって築造された可能性が高いという。

三者はそれぞれ秘伝として門外不出が守られてきたはずだが、今、公になって比較してみると、結果的にはほとんど差異がないというのは何とも面白い。秘伝とは結果よりも、そこに至る過程を問題にするものなのだろう。

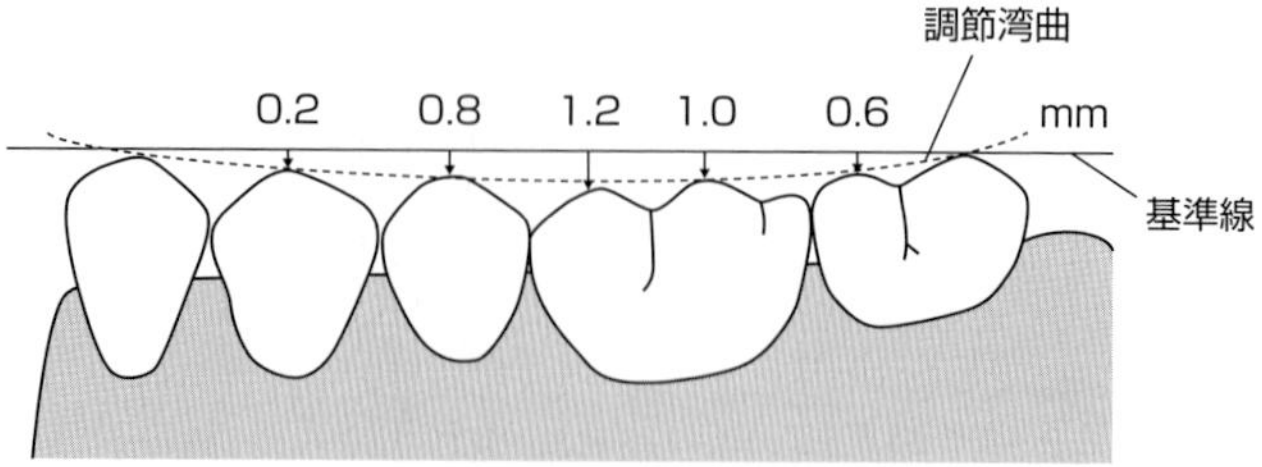

図 4-4　義歯の調節湾曲をつける方法

義歯を横から見ると各歯の咬頭は湾曲をなして並んでいる。それを調節湾曲といい、義歯の安定に欠かせない。この湾曲をつけるには、下顎義歯についてそれぞれの歯を、基準線から咬頭までの距離を標準値（図上）を参考にしながら排列する。上顎義歯はそれと噛み合わせることによって湾曲がつけられる。

義歯の歯列と石垣の湾曲

さて、これまでのところ、湾曲した石垣の設計方法について大筋はわかった。しかし、実際の石積みの方法はわからなかった。ただ、依然として気になったのは陽の縄に等間隔で目印をつけるという点である。これは先に述べたが、石垣の高さを割り出すためであった。しかし、湾曲の石垣築造の場合に反りをつけ始める高さから目印を等間隔につけるということには何か別の意味があるのではないかということである。

しばらくして、石垣を見て歩いているとき突然気がついた。総義歯を作る際に人工歯を並べるのと同じ手法が使われたのではないかということである。

その方法とは、まず上下の歯がなくなった土手の上に、歯列に相当する堤防状のものを蝋《ろう》で作る（図1-5参照）。堤防の高さは患者の状況に応じて上下それぞれに決める。それは横から見ると大体上下の唇の接する高さを通る直線（咬合平面）である。これを基準線として各歯の咬頭までの距離を測りながら、標準値を参考に並べていく。この値は図4-4に示すように、普通下顎について基準線より下方に大体、第一小臼歯は0・2㎜、第二小臼歯は0・8㎜、第一大臼歯は1・2㎜と1・0㎜、

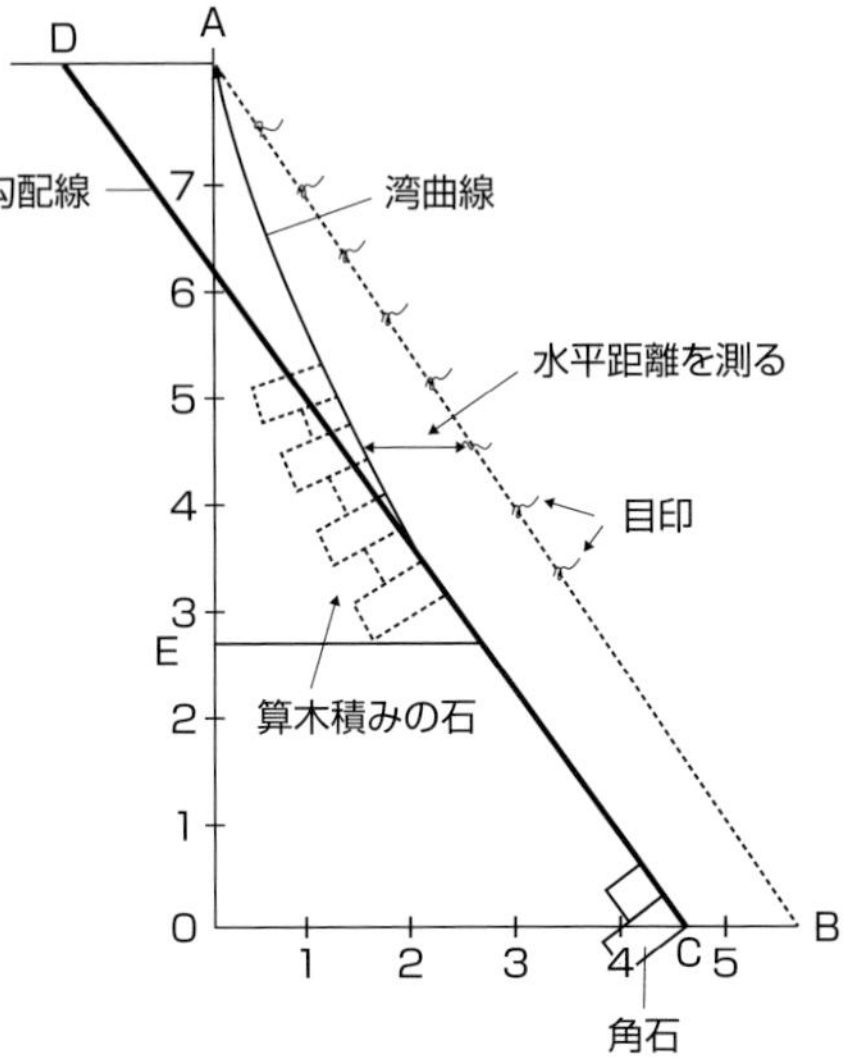

図 4-5　湾曲した石垣築造の仕方

この図を基に石を積むが、Eまでは陽の縄に沿わせて角石から順に積み上げ、Eから上は陽の縄の目印ごとに規合図の値からの換算値に合わせて積み上げる。

第二大臼歯は0・6㎜である。こうして並べると、各咬頭を連ねた線はきれいな湾曲を描くことになる。上顎の歯はこれに噛み合うように並べる。このように湾曲をつけるのは、顎を動かしたときに義歯が浮き上がって外れるのを防ぐためである。

こうした方法は義歯を作るときにいつも使われる。それが、湾曲した石垣の石の積み方を推理するヒントになったのである。つまり、斜めに張った陽の縄に目印を等間隔で付けたのは、その位置で石の表面までの水平距離を測るためということである。

図4-5に示すように、石を湾曲に積むにはA-Cの湾曲線に沿って行えばいい。しかし、この線は規合図上のものであって、実際に張られるものではない。そこでA-Bで表された陽の縄を使って石積みをする。つまり、図面上で陽の縄につけた各目印の位置で湾曲線A-Cまでの水平距離

を測り、その値を実際の長さに換算して、積み石の面の位置を決めるということである。

実際には、石を目印が付いている高さまで積んだら、そこで目印と石の表面との水平距離を曲尺で測り、規合図上の湾曲線と縄の線との距離から算出した値に合わせて石の位置を調整する。これを下から目印ごとに行っていくと、規合図に描かれた通りの湾曲した石垣ができあがるというわけである。

ある物に一定の湾曲した線や面をつける場合、設計図から起こした型紙を使うか、基準線や面の上の決められた点からの距離を設計図に合わせて逐次測りながら行うか、二通りある。義歯の人工歯を並べるにも上に述べた方法のほかに、型紙として時計皿のような湾曲板を当てて湾曲を作る方法もある。しかし、石垣のように規模が大きいと型紙を使うのは難しく、後者の基準線を用いた方法が採られるのではないだろうか。

これで今まで気になっていた古い湾曲した石垣の築き方はわかったような気がする。ただし、いま推理したところが当っていればの話であるが。そして、巨大な湾曲した石垣の築造に小さな義歯の湾曲のつけ方と同じ方法が使われていたとなると面白い。そこで、どちらが先だったのか。実は言うまでもなく石垣の方である。石垣の反りは先に述べたように17世紀初め頃に考案されていたのに対して義歯の人工歯が作られたのは20世紀に入ってからである。すると、人工歯の排列は湾曲した石垣の築造法に学んだのだろうか。

城の石垣を見て歩くのは地味な趣味である。しかし、それらの石がどこから来たのか、どうやって積み上げたのかを想像し、石の仕上げ方や積み方などを見て歩くと、脚は疲れるが結構楽しいものである。最近では、有名な城には石垣巡りといったルートが出来ていて要所ごとに説明が掲示されている。暇を見つけて出かけるのもいいだろう。

＜参考＞　石垣の種類

	野面積み	打ち込みはぎ	切り込みはぎ
乱積み	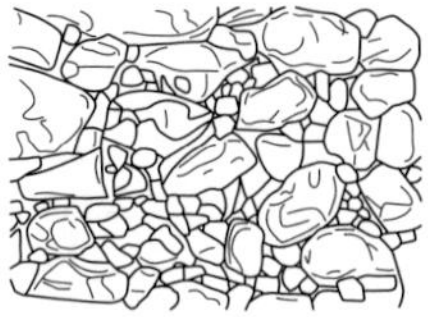	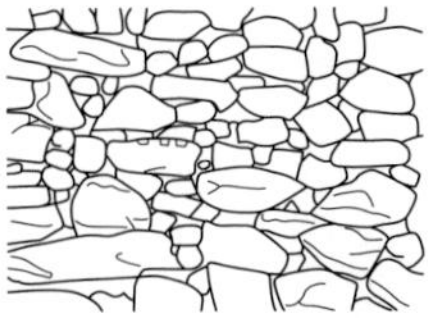	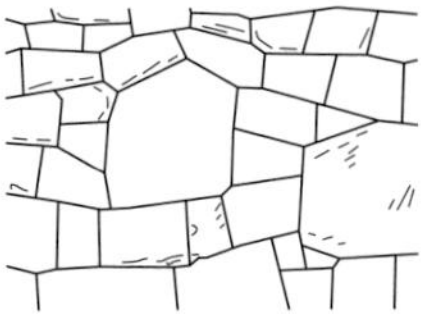
布積み	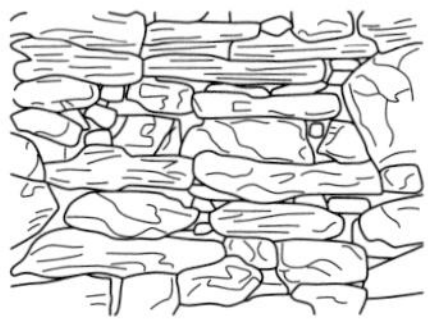	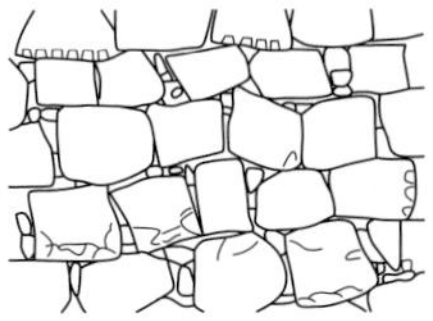	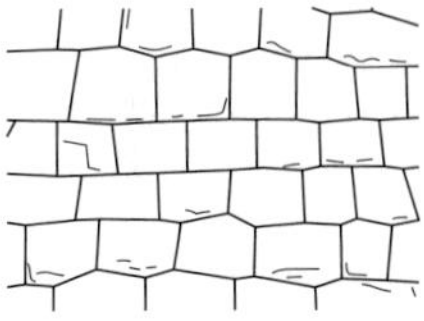

○石の加工程度による分類

・野《の》面《づら》積《づ》み：自然の石を加工せずに積む方法。石どうしの間が空くのでそこに小さな石を詰め込む。原始的な石の積み方。（姫路城の上山里下段石垣、浜松城の天守台石垣など）

・打ち込みはぎ：石の接する部分をある程度平らに加工して、石どうしが接触するように積む方法。（伊賀上野城の高石垣など）

・切り込みはぎ：石を十分に加工して、石どうしに隙間がないようきっちりと積み上げる方法。（江戸城の天守台石垣など）

（「はぎ」は「接」とも書き、「接合させる」という意味である。これらの技法が出現した年代は古い順に、野面積み→　打ち込みはぎ→　切り込みはぎとなる）

○石の積み方による分類

・乱　積　み：積み石の並びが乱れている積み方。横目地が通っていない。

・布　積　み：積み石が横方向にほぼ並んでいる積み方。横目地が通っている。

○石垣の角の積み方

・算《さん》木《ぎ》積《づ》み：石垣の隅角部で、長辺が短辺の2～3倍の長の長方形の石を長短交互になるように向きを変えて積む方法。

第五章　五重塔

五重塔は美しい姿と複雑な木組みとで多くの人を引きつける。姿の美しさは一つには軒の長さにあるといわれる。軒が長いほうが確かに見た目がいい。それを支えるため屋根裏には巧妙な仕掛けが施されている。この仕掛け、面白いことに義歯が外れないようにするための方法と同じ原理である。五重塔の大きな軒と小さな義歯が同じ仕組みで支えられているということにはなかなか気づかない。ここではそうした魅力的な五重塔の形と構造を話題にする。

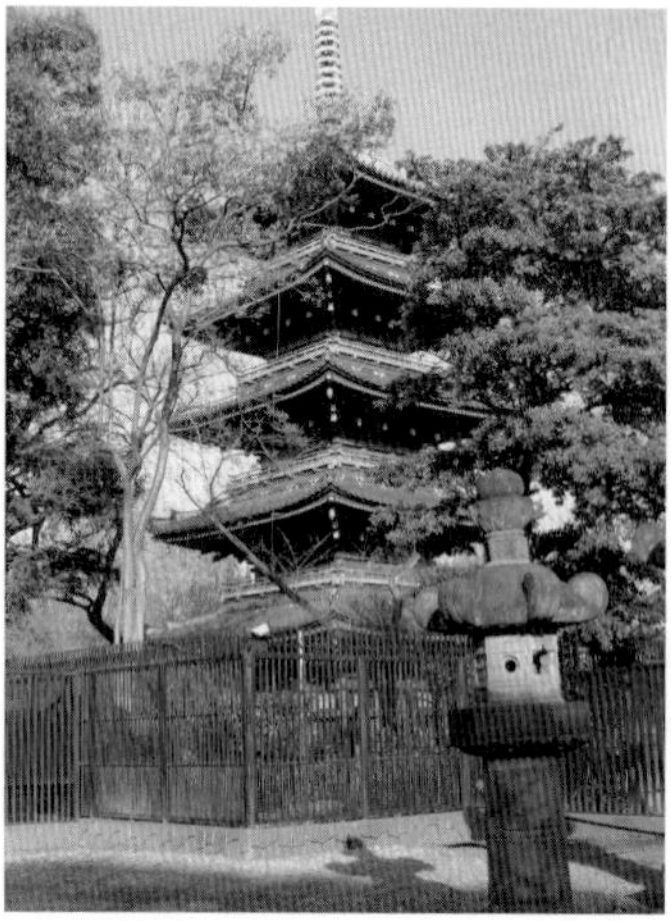

東京上野動物園内にある旧寛永寺の五重塔

江戸時代、寛永16年（1639）に建立された。

動物園の五重塔（旧寛永寺の塔）

身近なところで旧寛永寺の五重塔がある。上野駅の公園口を出て西の方を見ると、木々の上にこの塔の先が見える。でも、これをなぜ寛永寺ではなく旧寛永寺の塔というのか、長いこと疑問に思っていた。そこで、ある時、博物館に行った帰りに塔の場所を確かめてみようと思っ

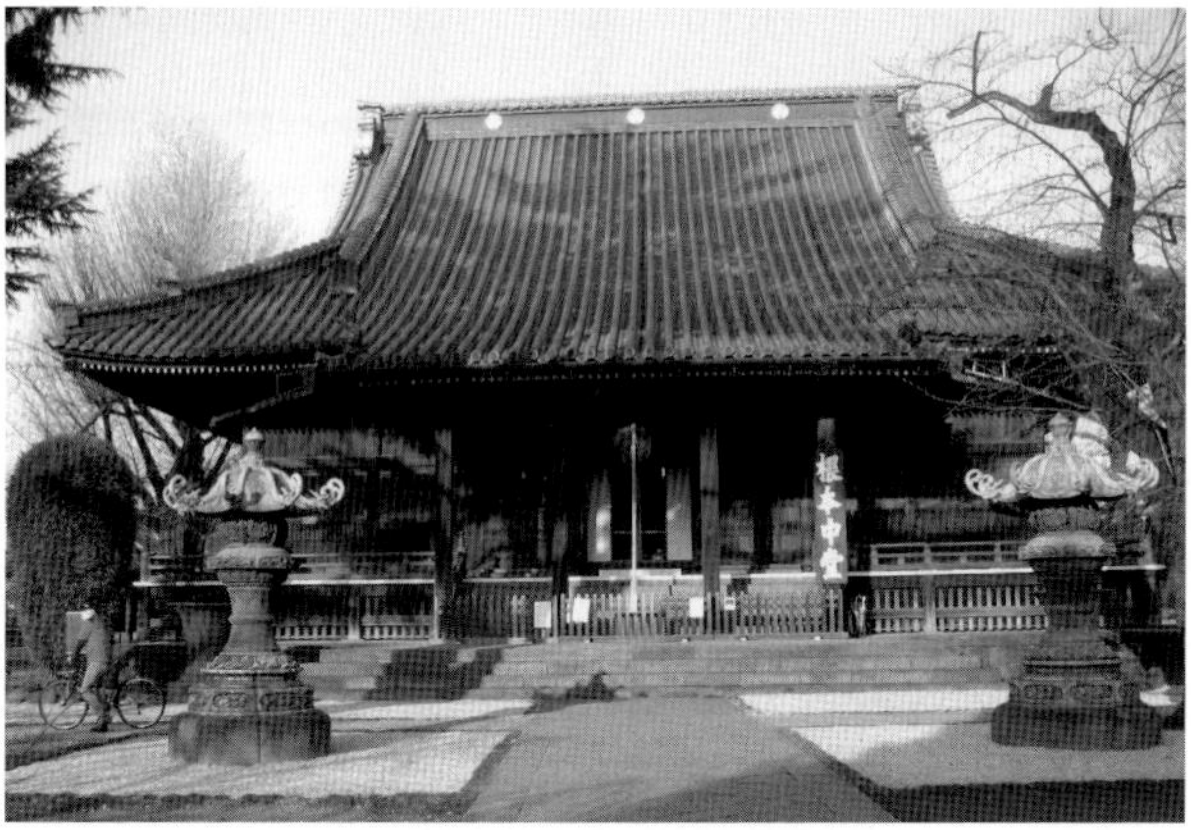

現在の東叡山寛永寺《とうえいざんかんえいじ》の根本中堂《こんぽんちゅうどう》

埼玉県川越の喜多院の一部を移設し、それを基に再建された。

て寄り道した。そしてわかったのは、塔は動物園内に立っていることだった。でも、動物園に五重塔というのは変な話である。

調べてみると実は、江戸時代の末、この一帯は寛永寺の寺領だった。寛永2年（1625）、天海僧正がこの寺を創建し、江戸城の鬼門に当たる備えとして京都の比叡山延暦寺にならって東叡山寛永寺《とうえいざんかんえいじ》と名付けた。現在の公園広場のあたりには壮大な根本中堂《こんぽんちゅうどう》、その後ろには天台宗大本山として末寺を統括するための本寺が建っていた。不忍池の弁天堂、その東の高台に建つ清水観音堂、開山堂、大仏堂それに鐘楼もすべて寛永寺のもので、将軍家菩提寺として広大な寺院だった。南にある東照宮は家康を祀る神社として寛永寺の創建とともに造られ、五重塔はその境内に立てられたという。当時は神仏習合の時代で寺の境内に仏を守るために神社を置くのが普通だった。

それが戊辰戦争で根本中堂など主な寺舎が焼失し、離れていた弁天堂、清水観音堂、東照宮、五重塔が残ったが、明治政府によって寺領すべてが没収された。明治12年、やっと復興が許され、根本中堂は川越の喜多院の一部を現在の場所に移設し、それを基に造られた。東照宮は境内が縮小され、敷地内にあった五重塔は神仏分離令に従って寛永寺に移譲された。

しかし、のちになぜか寛永寺は東京都にその管理を委ねてしまった。そのため旧寛永寺の塔とよばれ、東京都上野動物園が管理することになったというのである。

今の五重塔は寛永16年（１６３９）に再建されたもので、戦火を逃れ、震災にも耐えてきた。塔にしてみれば、仏塔であるにもかかわらず、神社はともかく寺からも見放され、わが身の不運を嘆いているに違いない。しかし、神仏分離や廃仏毀釈のあおりをうけて破壊された五重塔もあることからすれば、寺から離れても残ったことをよしとすべきなのかもしれない。

失われた五重塔（谷中の塔）

かつて、上野近くの谷中《やなか》にも五重塔が立っていた。国立博物館の裏から北の方角に大きな塔が見えていた。塔は寛永21年（１６４４）に建立されたが明和の大火で焼失し、寛政3年（１７９１）に再建された。しかし、昭和32年（１９５７）に放火心中のあおりを受けて炎上してしまった。現在そこには心柱《しんばしら》や側柱《がわばしら》の礎石《そせき》だけが残っている。

この塔は幸田露伴の小説『五重塔』のモデルになった。

日暮里駅を出てすぐ左の坂を上がるとお寺のわきに出る。そのお寺から南に広い通りが伸びていて、両側には墓地が広がっている。谷中の墓地である。その通りを３００メートルほど行ったところの左手に「天王寺五重塔跡」と書かれた石碑が立っている。そこには、かつて34メートルの関東一の高さを誇る五重塔が立っていた。

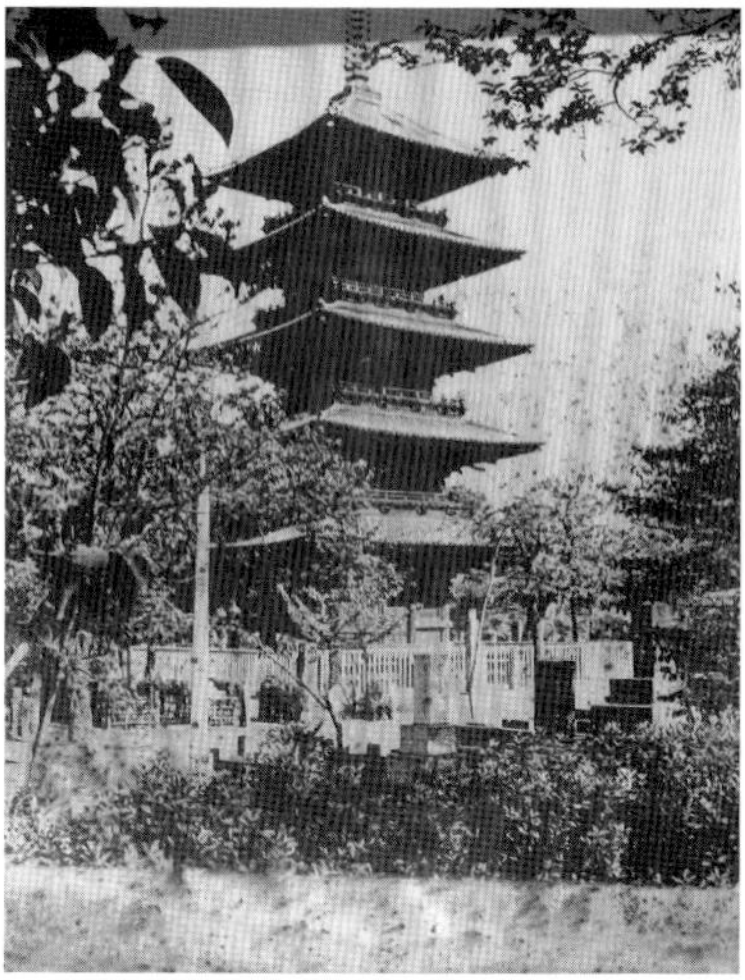

谷中（天王寺）の五重塔

寛永21年（1644）に創建されたが明和の大火で焼失、寛政3年（1791）に再建された。これも昭和32年（1957）に焼失した。

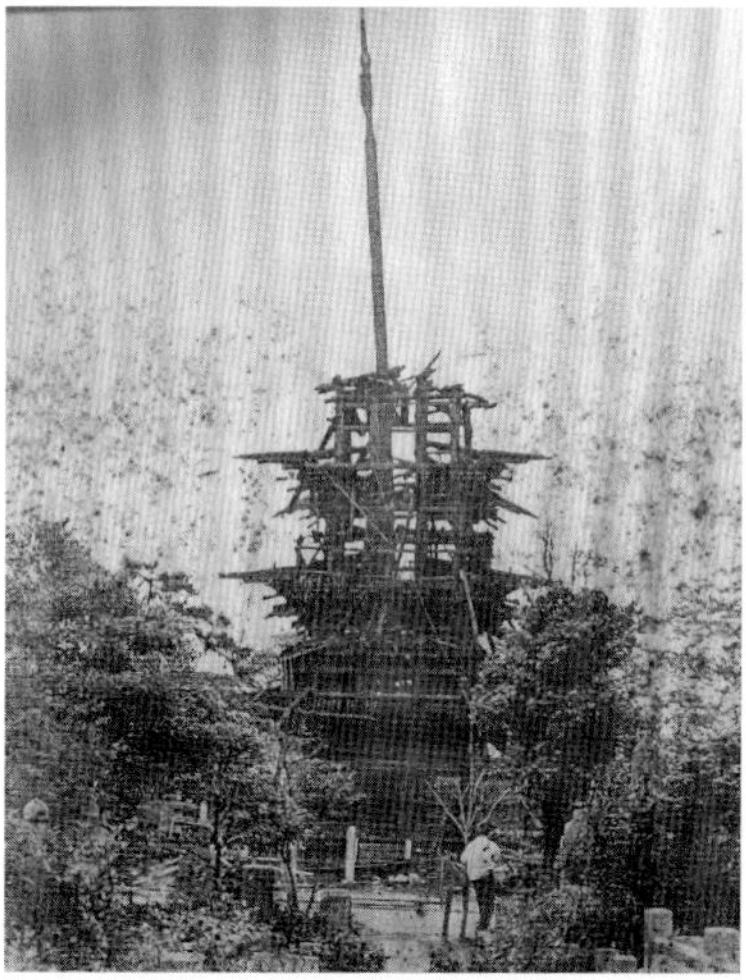

火災直後の谷中の五重塔

相輪《そうりん》をつけたままの心柱《しんばしら》が焼けた建物に支えられて残っている。心柱全体の姿を見ることはほとんどないので貴重な写真である。左の写真とともに塔跡に掲示されている。

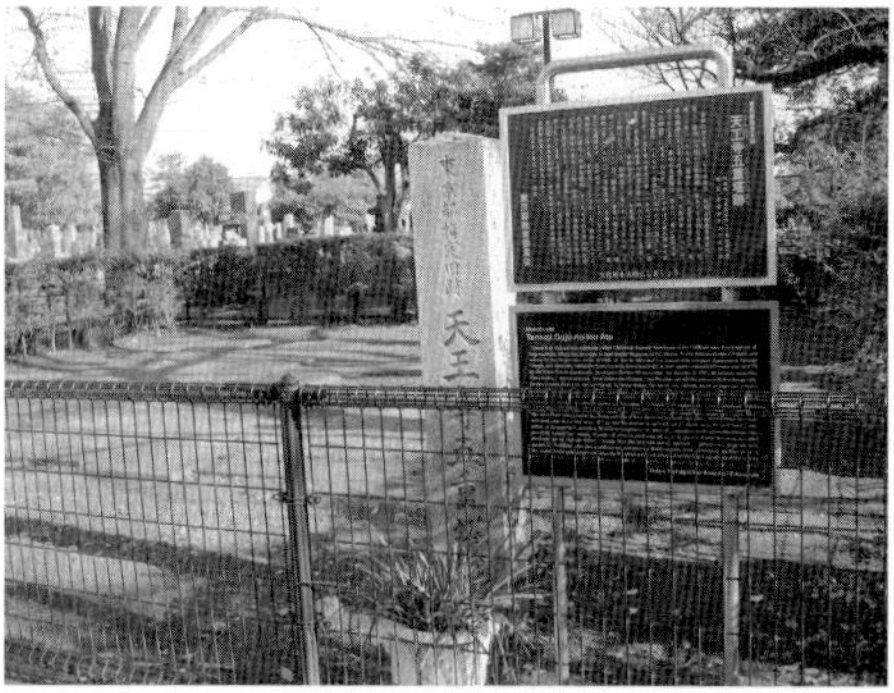

谷中の五重塔跡

かつての谷中の五重塔の跡。塔の礎石だけが残っている。

でも、塔がひとつだけぽつんと広い墓地の中に立っていたのか、また先の旧寛永寺の塔と同様、なぜ天王寺の塔というのかが不思議だった。そこで天王寺とはどこにあったのか尋ねると、いま来た通りのはじめにあったお寺がそれだった。そこに掲げられた説明によると、このお寺は室町時代の創建で、日蓮宗の長燿山感応寺《ちょうえいざんかんのうじ》と号したが、幕命で天保4年（１８３３）に天台宗に改宗して護国山天王寺《ごこくさんてんのうじ》に改められたという。

説明から推測すると、もとの天王寺は現在の地より南、五重塔のすぐ後ろあたりにあったようで、その規模もずっと大きく、付随する建物も多く建ち並んでいたらしい。当時の谷中感応寺は目黒滝泉寺、湯島天神とともに「江戸三富《えどさんとみ》」と呼ばれ、富くじ興行が催されたほどの賑わいだったという。

幸田露伴はこの小説を書いたころ、現在の天王寺近くに住んでいた。今は表示板だけがある。そこから南には谷中の墓地が広がっている。五重塔は数百メートルのところ、無数の墓の上にそびえていたはずで、露伴は毎日それを眺め、付近を散策したことだろう。そして、塔が近江の棟梁八田清兵衛《はったせいべえ》率いる大工たちによって建てられたという言い伝えに着想を得て、この作品を書いたのである。

幸田露伴の五重塔

この小説は有名で今更ではあるが、概要は以下の通りである。

感応寺が五重塔を立てることになり、川越の棟梁源太《げんた》とその弟子のひとり、腕はいいものの風采が挙がらない十兵衛《じゅうべえ》が競ってその建築の請負を願い出る。感応寺の朗円上人《ろうえんしょうにん》は二人を呼んでどちらにするか自分たちで決めるよう促す。しかし、棟梁と弟子の間柄、自分が請け負いたいという気持ちと相手に譲るべきとする気持ちが葛藤し、両人とも決められず、上人のもとに決済を願い出る。上人は熟慮の末、ここは十兵衛に華を持たせよう、そうすることで棟梁の度量の大きさを世間に示すことにもなるだろう、として十兵衛に任せる。十兵衛は優れた腕の良さと多くの大工の協力を得て、見事な五重塔を建ち上げる。いよいよ落慶《らっけい》となり準備が始まったところ、雲行きが怪しくなり強風が吹きだした。それは暴風雨となり昼夜を分かたず吹き荒れた。「**五重塔は揉まれ揉まれて九輪は揺らぎ、頂上の宝珠は空に得読めぬ字を書き・・・、楯をも貫くべき雨のぶつかり来るたび撓《たわ》む姿、木の軋《きし》る音、戻るさま、また撓むさま、軋る音、今にも覆らんず様子・・・**」

周囲の者たちは塔が倒壊するのを恐れるが、十兵衛は泰然自若、雨もりするぼろ家で動こうとしない。再度の催促でやっと出てくると、鑿《のみ》を片手に塔に入り五層の扉を開け外に出て空をにらんで天命を待つ。風は次第に弱まってくる。ふと下を見ると、塔の周りを廻り歩く一人の男がいた。棟梁の源太だった。浅草や芝の塔が被害にあったにもかかわらず、この五重塔はひずみやずれもなく無傷だった。世間はこの塔を造った十兵衛達と棟梁源太を大いに褒めたたえた・・・。

この作品は露伴が24歳のとき書いたもので、明治24年に発表されている。源太と十兵衛の心の葛藤の様子もさることながら、暴風雨のすさまじさとそれに耐えて立つ五重塔の描写、それが文語体で書かれていることもあって一段と真に迫るものがある。暴風雨の中の五重塔のありさまは想像ではなく、実際に間近で見ていたからこそ、このように迫力をもって描けたのではないだろうか。

法隆寺の五重塔

12月も半ばを過ぎた日の朝、五重塔を見るため法隆寺にやってきた。その全体像を見るには回廊の北東隅が最もよい。ただ、日中はそこからは逆光になり、塔はシルエットになってしまう。そのため東からの

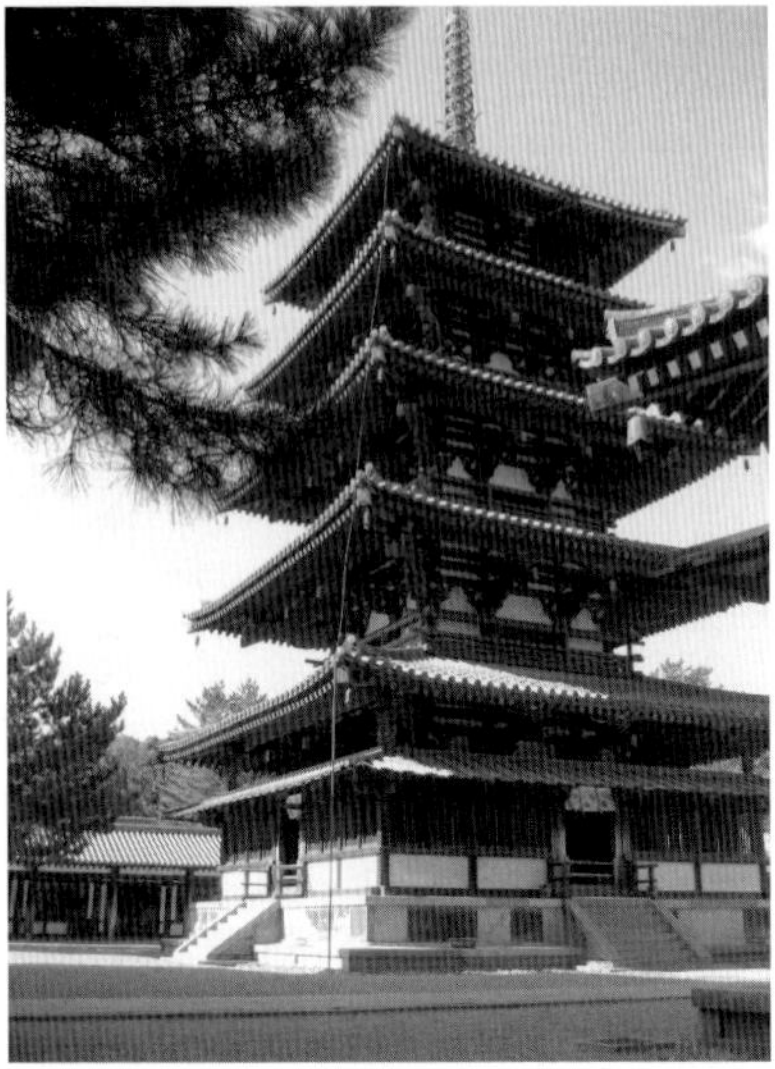

法隆寺の五重塔
わが国最古の五重塔、推古15年（607）に創建された。

光を受ける朝がいい。

職員のほか人影がない。地面の小砂利にはきれいな波紋が描かれていて足を踏み入れるのがはばかれる。何度か来ているがいつも人が多く、こんな静寂な空間があるとは想像できなかった。初冬の明るい陽に輝く五重塔や金堂などの姿を存分に満喫した。

ここに来る途中、中年の女性がボランティアガイドとして案内したいのだが、と言って来た。何度も来ているのでその必要がないと言うと、ほかに観光客がいないのでご一緒させてほしいと言う。それではということで、案内してもらうことにした。

さっそく五重塔について説明してくれた。この塔がおよそ１３００年前に建てられたわが国最古の木造の塔であることに始まり、屋根の形、軒の出具合、心柱について一通り説明してくれた。しかし、この塔がなぜ美しく見えるのか、までは話が及ばなかった。

これについては、屋根の勾配が緩く、軒の長いことがこの塔の美しさの第一の理由だろう。薬師寺の

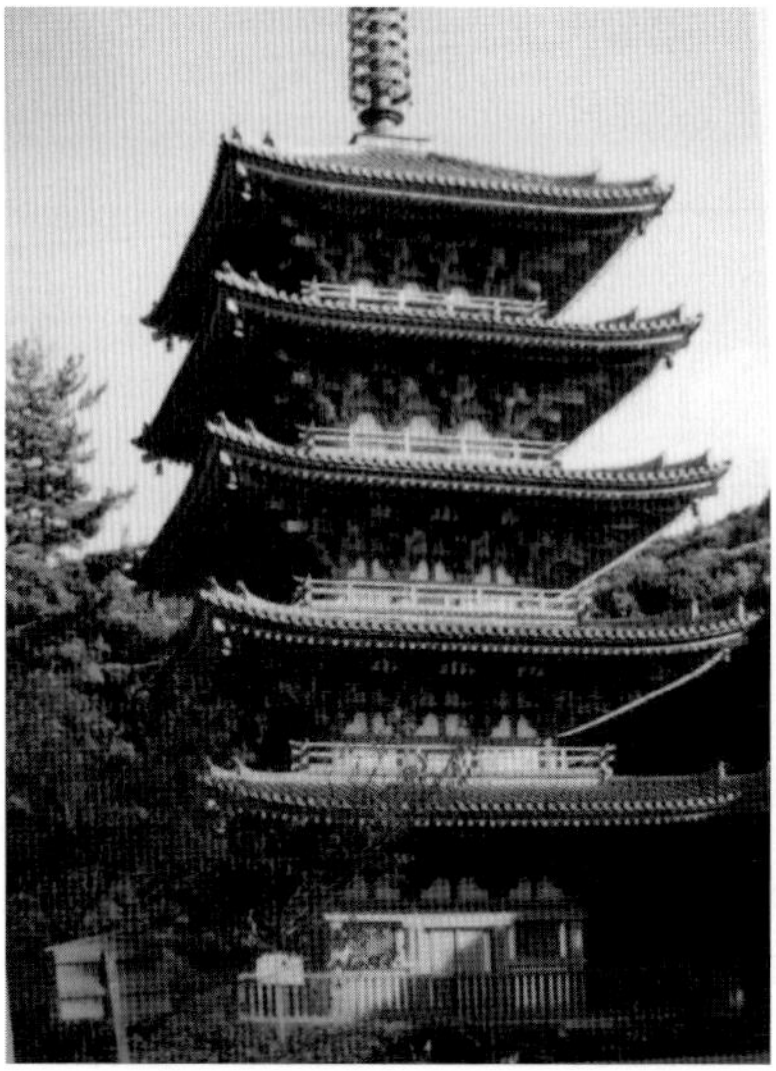

醍醐寺《だいごじ》の五重塔
平安時代、天暦5年（951）に創建された。

三重塔もそうだが、軒下の組み物が少なく、屋根が比較的薄いことも軽やかな感じを起させる。後世の塔では屋根は勾配を急に、軒を短くする傾向がある。それは塔の重心を中心に寄せて地震や暴風に耐えるようにするためといわれるが、鈍重な感じになり美しさに欠ける。

　また、塔の建物の幅が第五層では初層の約半分で、それにともなって軒の長さの逓減率《ていげんりつ》（下から上にいくほど細くなる割合）が大きいことも塔を美しく見せる要因だろう。それは**醍醐寺**《だいごじ》の五重塔など古い塔に見られるが、軒の先を下から上に向かって連ねたときの傾斜が大きく、堂々として安定感がある。時代が新しくなるにつれてそうした傾向は少なくなり、全体が柱状になる。

　そうした理由からか、この五重塔は遠くから見て確かに美しい。ただ、初層の**裳階**《もこし》が煩わしい（**図5-1**）。おそらく、できた当時はこれはなかったのではないか。そこで尋ねてみた。すると、初層の軒が下がってきたのを四隅で支えるために後から付けたの

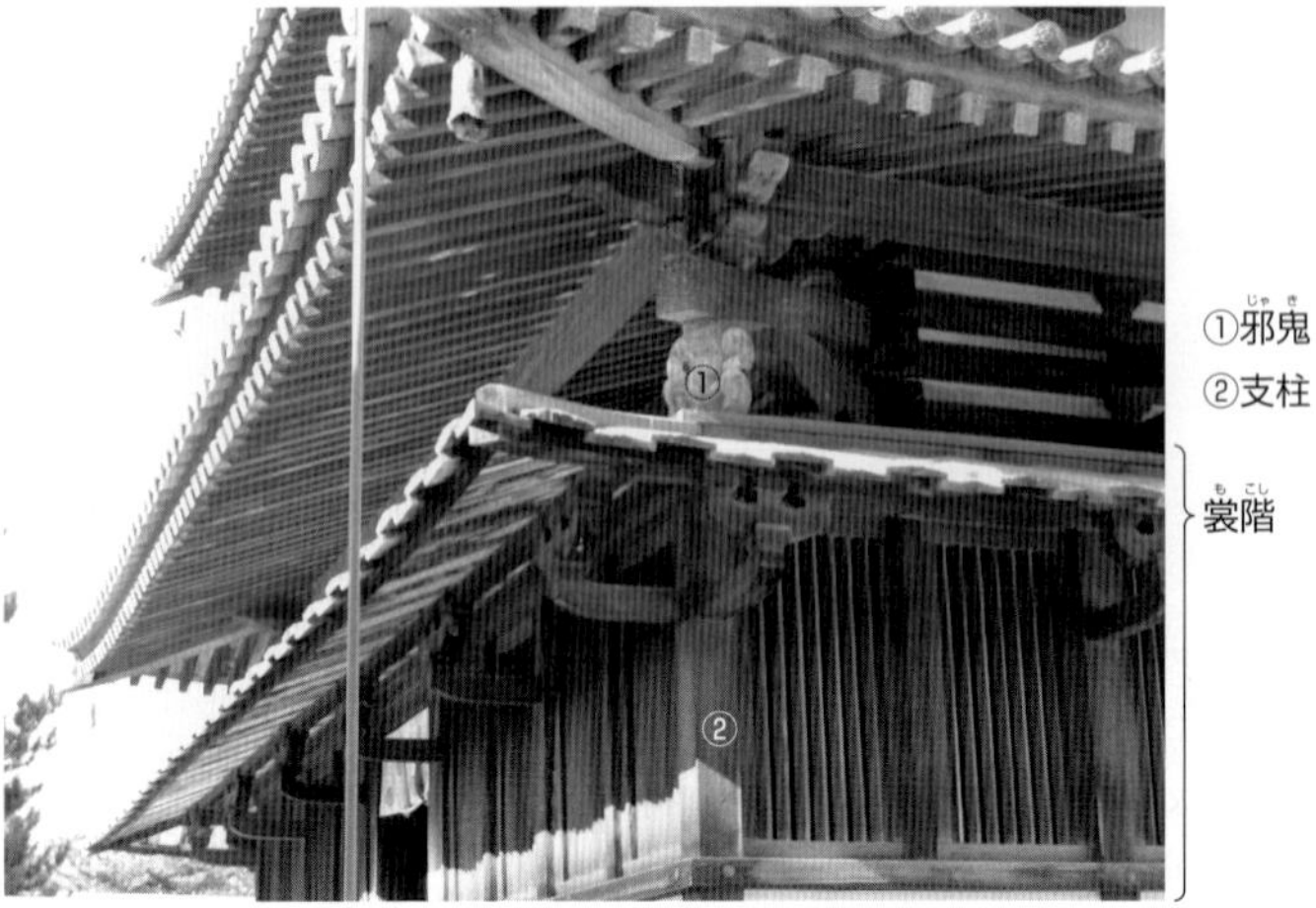

図 5-1　法隆寺五重塔の初層の裳階《もこし》

初層の軒の沈下を防ぐため支柱を立て、その周りに囲いを付けて屋根を葺《ふ》いた付属的な建物。屋根の上に出た支柱には邪鬼が彫刻されている。

だと言う。そういえば、隣に立つ金堂にも裳階がついていて下の階の軒を支えていた。さらにその二階の軒に竜の彫刻が施された柱があるが、それも支えで江戸時代の桂昌院の寄進によるものだと言う。

　この支えについて後で調べてみると、たしかに塔ができたときにはなかった。やがて初層の屋根を支える部分がその重みに耐えきれず軒が下がってきた。そこで、基壇から屋根の垂木《たるき》に支えの柱を立てたが、外観が悪いので周囲を囲って裳階にしたということだった。

　この塔は、いまに言ったように屋根が薄く軒が長いので美しく見えるが、構造的には無理があるのではないか。第五層の軒にも支えが付いている。五重塔、金堂の設計に当たったのは建築技術にたけたというよりも造形芸術を得意とした人だったのではないかという意見があるが、そうかもしれない。これは後に述べる屋根の構造にうかがえることだった。

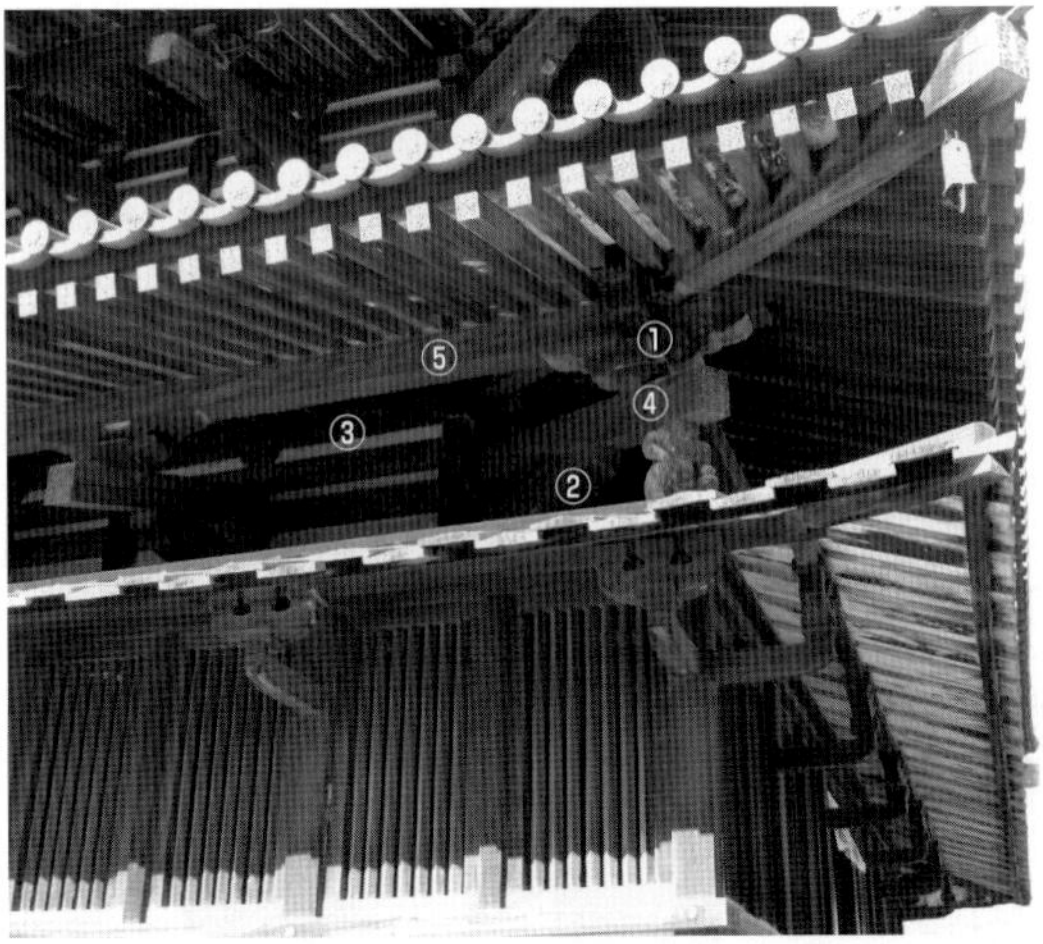

①雲肘木《くもひじき》
②力肘木《ちからひじき》
③通肘木《とおしひじき》
④尾垂木《おだるき》
⑤出桁《だしげた》

図 5-2　法隆寺五重塔の雲肘木《くもひじき》

五重塔軒裏の力肘木、通肘木、尾垂木を支える部分に見られる雲形の肘木。

法隆寺五重塔の屋根

ガイドと別れ、再び五重塔のところに戻った。軒下の梁《はり》や木組《きぐ》みの様子をよく見るためで、それが今回の主な目的だった。それらは塔の図面に描かれているが、その立体的な関係がよくわからない。実際の様子を見なければよく理解できなかったからである。

五重塔は基本的には、側柱《がわばしら》に囲まれた四角い建物がそれぞれの屋根を介して五つ重なった建造物である。先の露伴の小説にもあったように、塔は暴風にさらされたり、地震にあったりすると全体がかなり揺れる。その揺れは建物の部分ではなく、それを繋ぐ屋根の部分で起きる。そこで、五重塔の構造を見る場合には、屋根が焦点になり、特に軒を支える部分の構造が問題になる。

まず、軒を見上げると、側柱の上を通り外に突き出ている**力肘木《ちからひじき》**を支える部分は、他の塔で見られるようないくつもの木を階段状に組み合

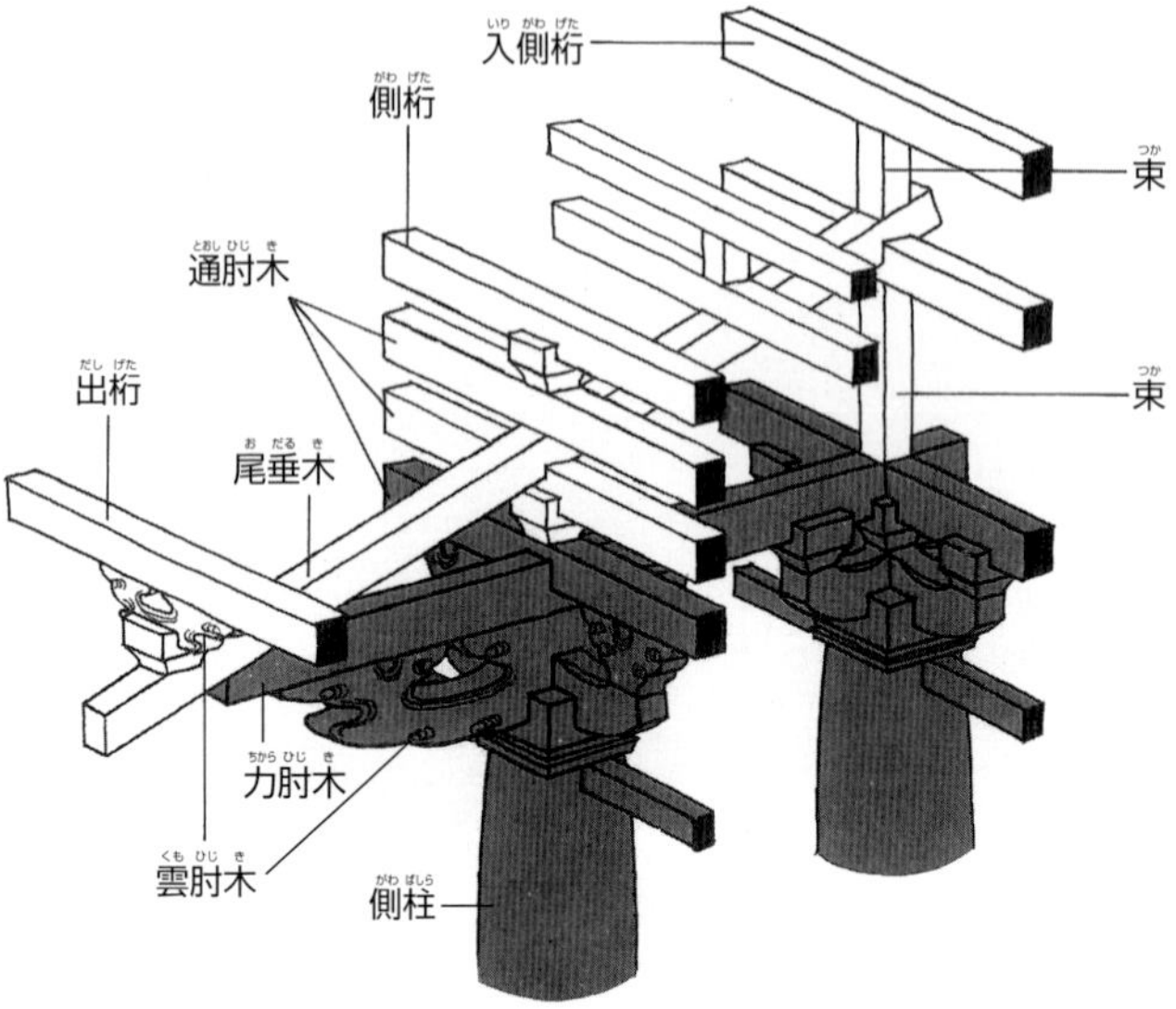

図 5-3　法隆寺五重塔の屋根の立体的構造
（西岡常一・宮上茂隆著、穂積和夫絵：法隆寺—世界最古の木造建築，p.26，草思社，1980．より改変引用）

わせて外にせり出した形ではなく、一木から削りだした雲形の極めてシンプルなものであった（**雲肘木**《くもひじき》）。そうした形の支えは、**力肘木**に直交する**通肘木**《とおしひじき》を支える部分や斜めにかかる**尾垂木**《おだるき》尖端で**出桁**《だしげた》を支える部分にも使われていた（**図5-2**）。そうした梁を支える部分は一般に「組み物」と呼ばれ、構造上大変重要であるが、ここでは外観を美しく見せるための装飾性にも配慮されていた。

　尾垂木は軒を支える最も重要な部材だが、外から見て**側柱**直上の**通肘木**の上の二段目と三段目の間を抜けて外に出て、**力肘木**の先端に載っている（**図5-3**）。この部分はおそらくほぞでしっかり留めてあるのだろう。ここが固定されると三角形の骨組み、つまりトラス構造になり、大きな荷重によく耐えられる。

　軒裏には、四段目の**通肘木**に相当する**側**《がわ》

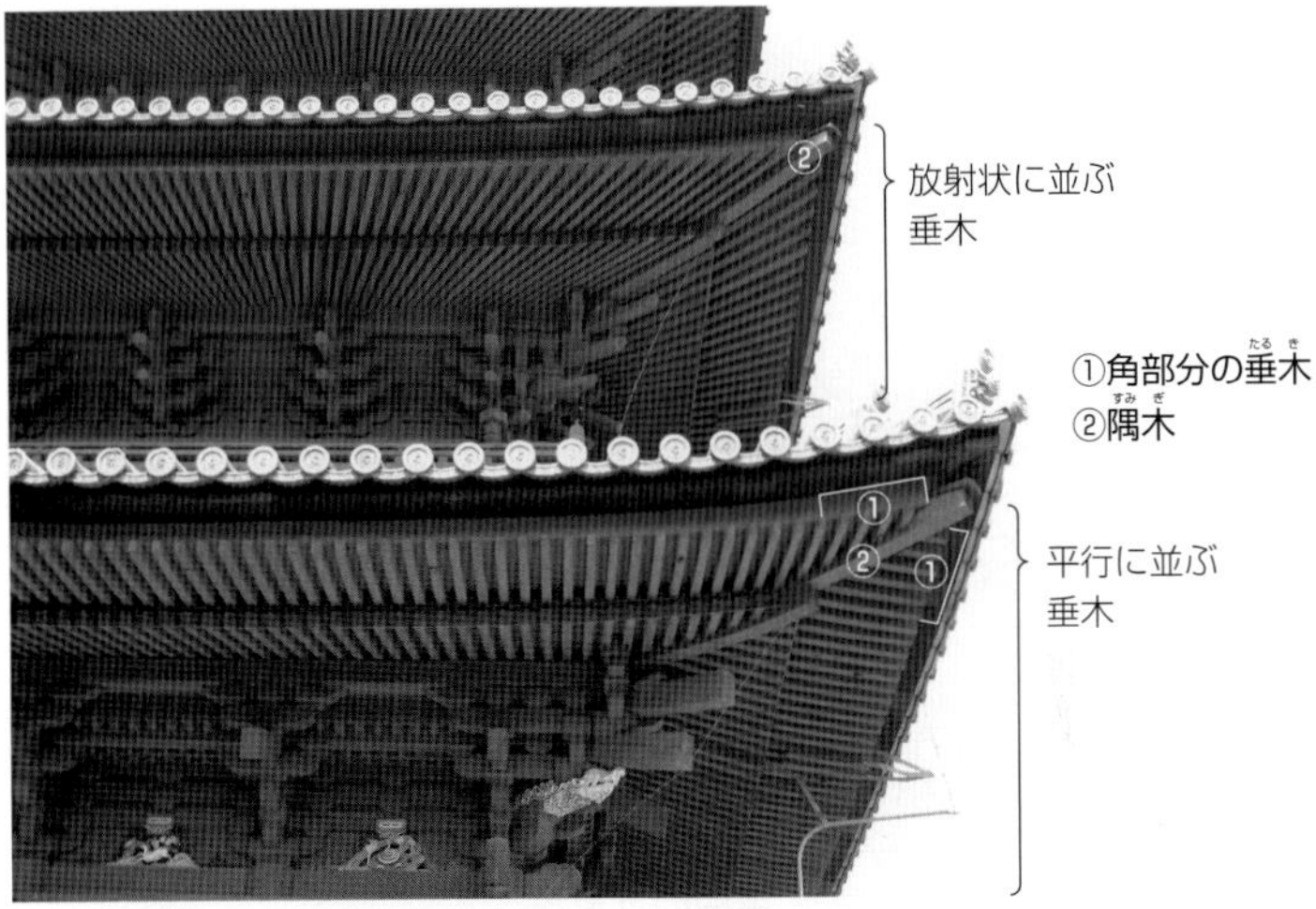

図 5-4　五重塔軒裏に見られる垂木《たるき》の排列（池上本門寺）

垂木の並びは初層では平行だが、二層以上では放射状である。平行に並ぶ垂木は、軒の角のところで出桁《だしげた》がなく隅木《すみぎ》だけで支えられるので軒先が下がりやすい。

桁《げた》の上から、細長い**垂木**《たるき》が何本も平行に**出桁**《だしげた》の上を通って外に突き出ていた。ただ、軒の角の所では**出桁**がなくなり、**隅木**《すみぎ》と呼ばれる斜めに走る梁から突き出ている（**図5-4**）。**垂木**はそこでは**隅木**に刺さっている部分だけで支える片持ち梁の形になるので、瓦が乗るとその重みを支えるのはかなりきついだろう。年月が経つと支え切れなくなり、軒先が下がってくる。先に述べた軒を支える柱が必要になったというのもこうした構造にあったと考えられる。

この**垂木**が平行に並ぶ形は多くの五重塔や建物に見られるが、後世の塔では屋根の軒が短くなっているのも角の**垂木**の部分を減らして、軒先の下がりを少なくするためだろう。

法隆寺の五重塔は奈良時代の匠たちの最新の知識と技術で作られている。先にも述べたが、工芸的には今日以上の豊かな感性が伺えるが、構造的には不十分なところがあった。

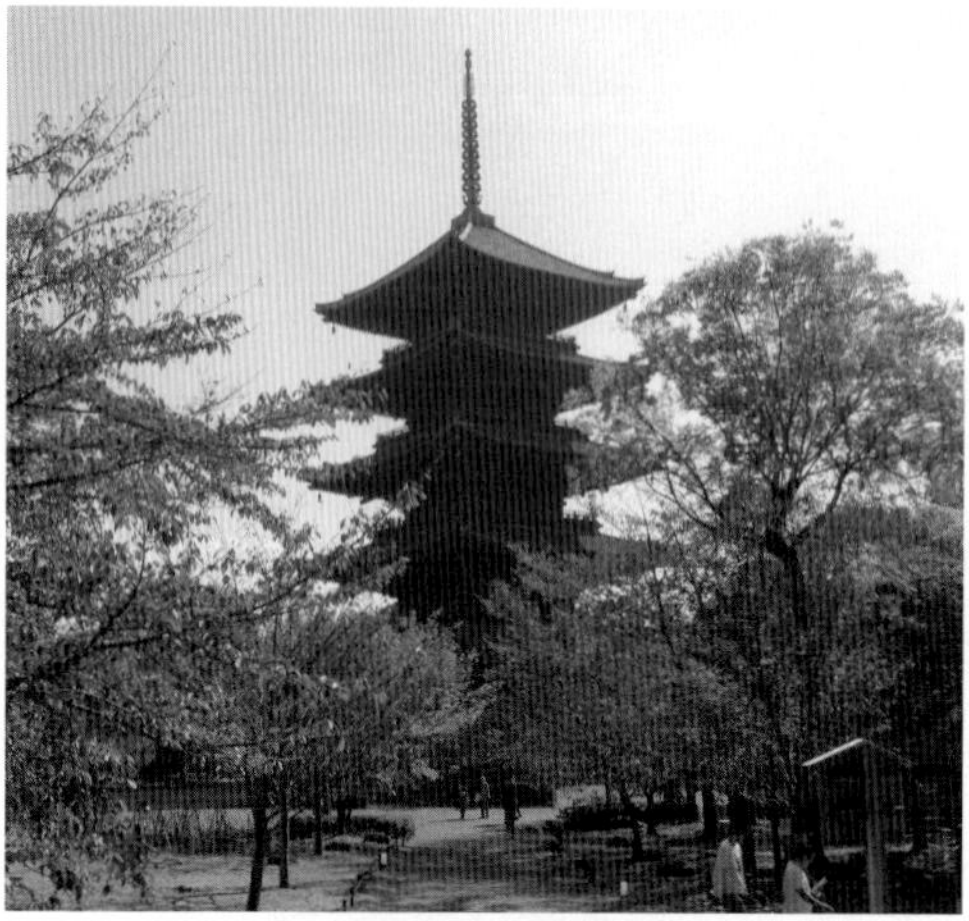

東寺の五重塔

現在の塔は江戸時代、正保元年（1644）、将軍家光の寄進により造られた。

それは建築工学が進歩していなかった当時のことで仕方がない。それにしても１３００年も当時の姿を保ってきたことを考えると驚異的である。この建造に当たった匠たちが今これを見たらなんと言うか。今後、形を変えることなく美しく維持するのは大きな課題であることを痛感した。

東寺の五重塔

次いで京都の東寺を訪れた。今回、五重塔の内部が公開されているというのでさっそく見学することにした。これまでいくども訪れたが五重塔の内部を見る機会がなかった。

北側の扉から入ると、左右の太い四天柱《してんばしら》の奥に直径１メートルを優に超す心柱《しんばしら》がどっしりと構え、それを取り囲む須弥壇《しゅみだん》には左右に菩薩を従えた如来像が四方に配されていた。南の開かれた扉からは陽の光が差し込んで内部は大層明るい。四天柱や天井の梁《はり》には花鳥竜などが極彩色で描かれ、側壁の弘法大師やその師の恵果《けいか》の肖像画、高い格天井《ごうてんじょう》の装飾も見事だった。だが、心柱は素木のままで表面に添え木が施され、鉄のたがで締められていた。心柱はだいたい塔下の礎石から立ち上がり、屋上で相輪《そうりん》を支えている。この五重塔は約55メートルとわが国の五重塔の中で最高を誇るが、心柱は3本の丸太が継ぎ足されている。

須弥壇の下の側面に小窓が設けられていて心柱の基部が覗けるようになっていた。見ると、心柱は大きな礎石《そせき》の円形の窪みから立ち上がっているようだった。しかし、念のため、そこにいた職員に尋ねると、実は心柱は礎石には載っていない、見かけは礎石の窪みから立っているようだが窪みの中でわずかに浮いているとのことだった。やはりそうなのかと思った。というのは、心柱を浮かせることで最上階の屋根の部分に生じる隙間をなくし、雨もりを防ぐと聞いたことがあったからである。

地面から浮いている心柱

心柱はだいたい礎石に立てられ、最上層の屋根の頂部を抜けるが、その抜ける部分では露盤《ろばん》にしっかり固定される（図5-5）。その露盤は屋根に載っているだけで接続されていない。つまり、心柱は五重塔の建物とこの露盤を介して接しているだけで他は全く離れている。

塔の建物は木材を幾重にも重ねて造られているので、何百年も経つと木材の収縮によって全体が沈下する。しかし、心柱は収縮して長さが変わることがほとんどない。そのため心柱が露盤ごと上に突き出るようになる。すると、露盤と屋根との間に隙間ができて雨水が入り、内部が腐食される。それを直すためには隙間を埋めて修理しなければならないが、それは大変な作業なので、実際は心柱の基部を切断して心柱を引き下げるという。はじめから心柱を礎石から浮かせておけばそのような問題は防げるというのである。

こうした心柱を浮かせる発想のもとは法隆寺の五重塔にあったらしい。

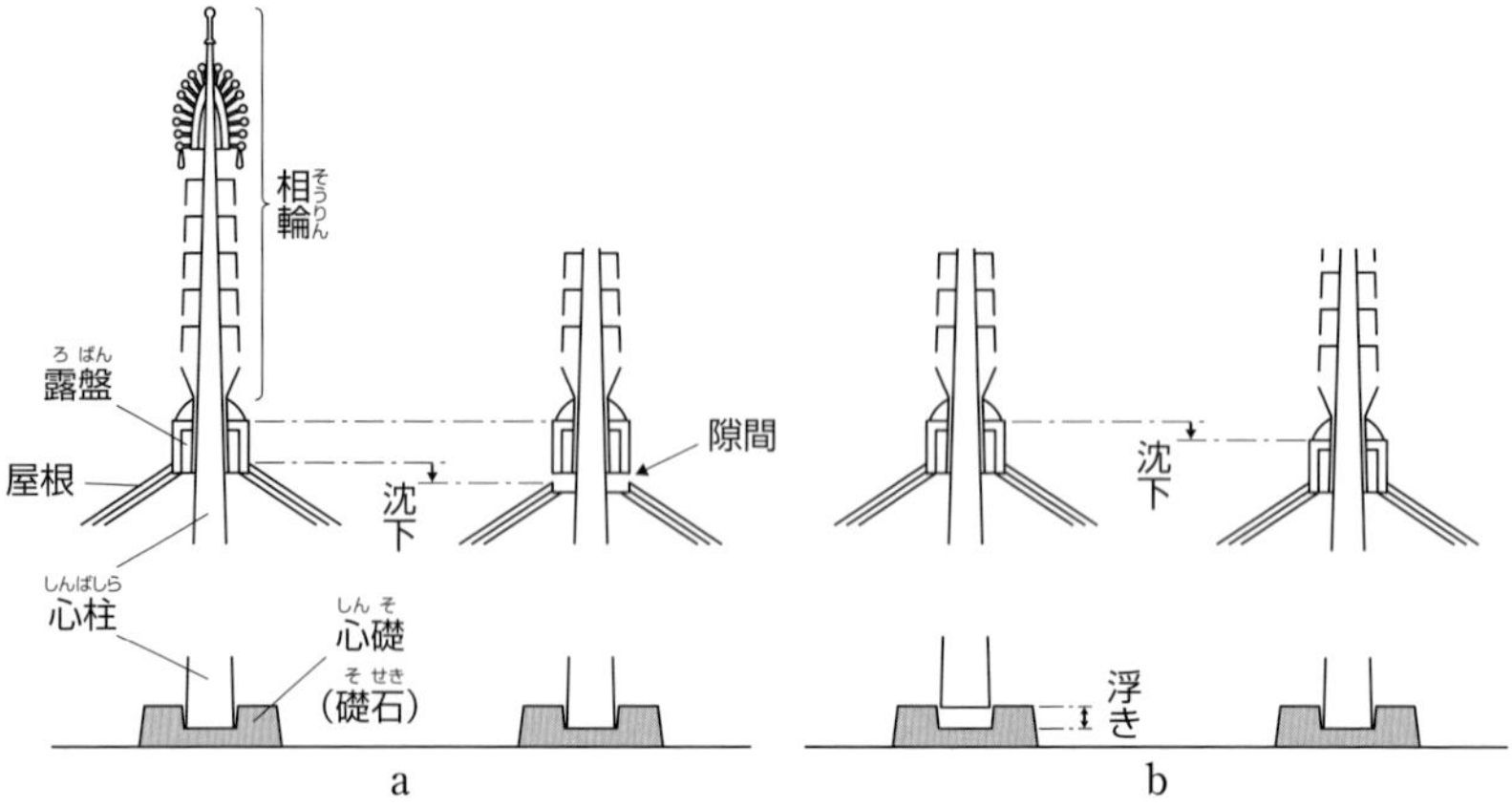

図 5-5　五重塔の心柱《しんばしら》を浮かせる効果

a：心柱を礎石《そせき》上に立てた場合、建物が沈下すると頂部に隙間ができる。

b：心柱を礎石から浮かせた場合、建物とともに心柱も沈下して頂部の隙間は生じない。

心柱は古くは地面を掘ってそこにじかに立てられていた。法隆寺の塔では、基壇より3メートルほど深く掘って礎石を据え、そこに心柱を立てて周囲を粘土でしっかり固めた。しかし、長年の間に最上層の屋根の隙間から雨水が入り、それが下まで伝わって心柱の基部を腐らせてしまった。その結果、心柱は宙吊り状態になった。

これは心柱が振り子となって制震に働くという説の根拠になった。しかし、それは現在ほぼ否定されている。それよりも宙づりになったことによって露盤の浮き上がりが防がれ、雨水の侵入が抑えられたことが注目され、以後心柱を浮かせる方法が広く採られるようになったといわれる。

ただ、法隆寺の塔が宙吊り状態になっているとわかったとき、腐った基部を切断して礎石との間に石を詰めると同時に、各層に心柱を支えるための細工が施されたことが記録されている。よって、法隆寺の心柱は、今は屋根頂部から吊られた状態ではないということである。

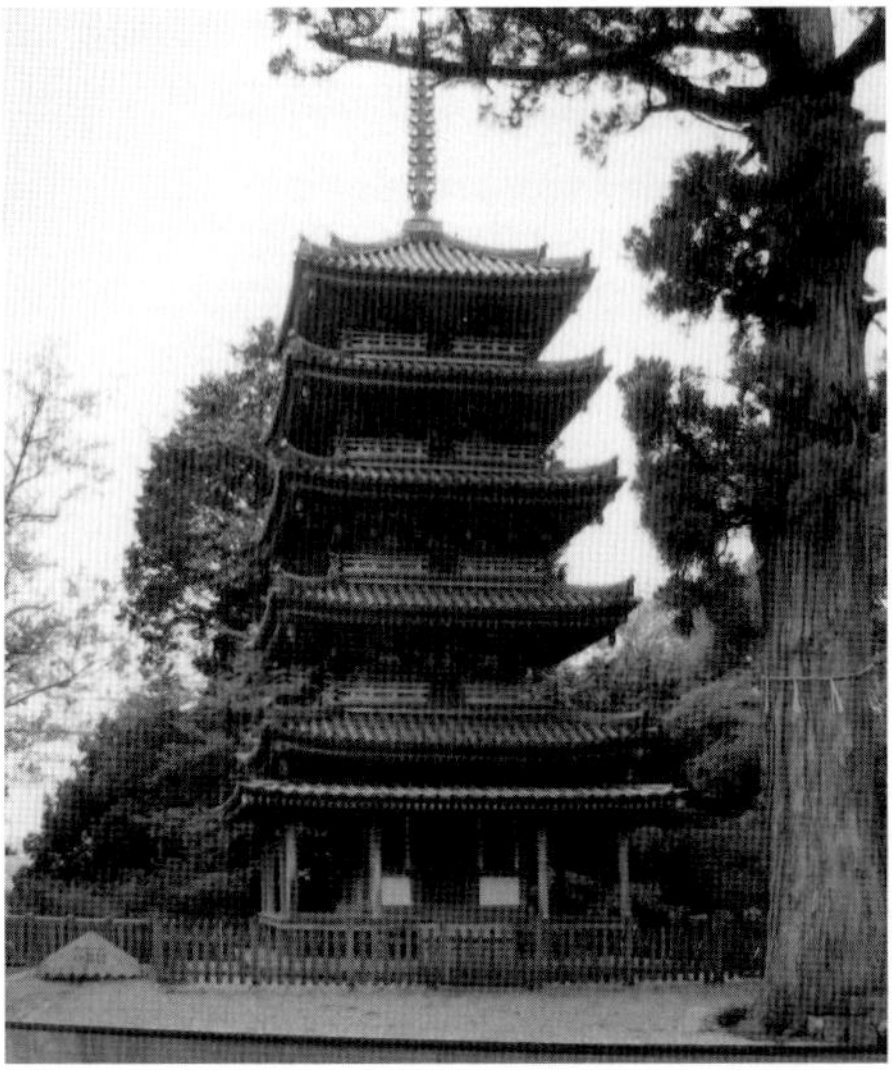

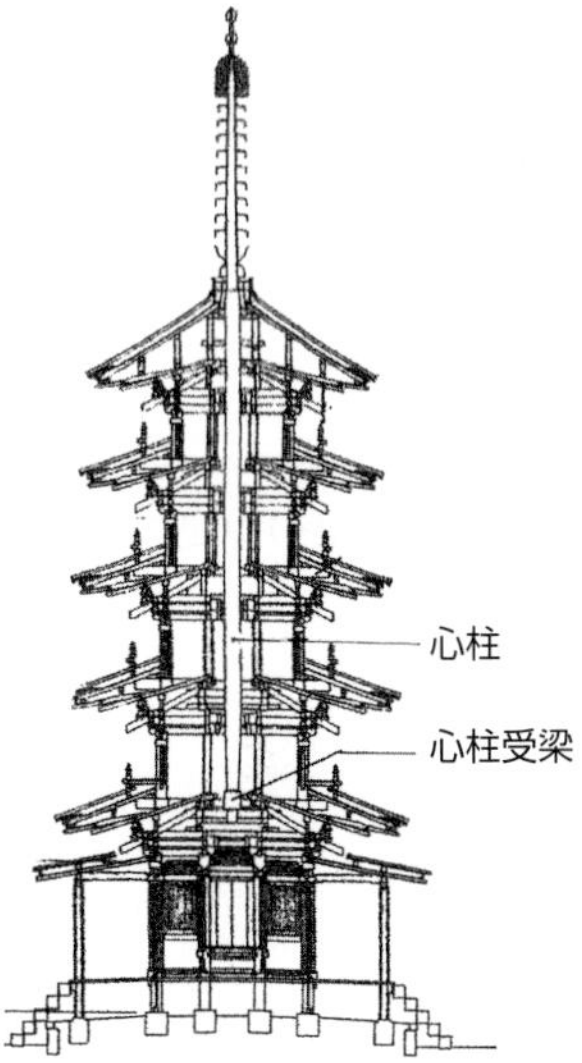

図 5-6　海住山寺《かいじゅうせんじ》の五重塔

鎌倉時代、建保 2 年（1214）に建立。心柱は 1 層の天井部分から立ち上がっている。心柱は建物とともに沈下する構造。

心柱を塔の建物の沈下に合わせる方法として、頂部から吊るのではなく、初層の天井に太い梁を通してそれを土台にして心柱を立てた塔もある。代表的なのは海住山《かいじゅうせん》寺《じ》の五重塔である（図5-6）。この方法だと塔の建物が沈下すると土台も下がり、心柱も一緒に下がる。今の法隆寺の心柱も各層で支えられているので似たような形と見ていいだろう。

奈良の薬師寺の西塔は長らく失われて礎石だけが残っていた。その塔が三十数年前に再建されたが、塔身の沈みを見込んで東塔よりも数十センチ高くしたという。その心柱の基部はどうなっているのか。おそらく浮かせてあるにちがいない。

ここで心柱とは一体何なのかについて触れておきたい。

心柱は五重塔の制震装置と見られることがあるが、本来は仏を表したもので、東寺

表 5-1　法隆寺、東寺の五重塔の軒組みのプロポーションと屋根の勾配

		法隆寺	東寺
1〜5 層の軒組みのプロポーション	$\frac{a}{b}$	1〜1.2	1.9〜2.5
	$\frac{a+b}{c}$	1.2〜1.9	1.1〜1.4
屋根の勾配　d	1〜4 層	20°	25°
	5 層	30°	35°

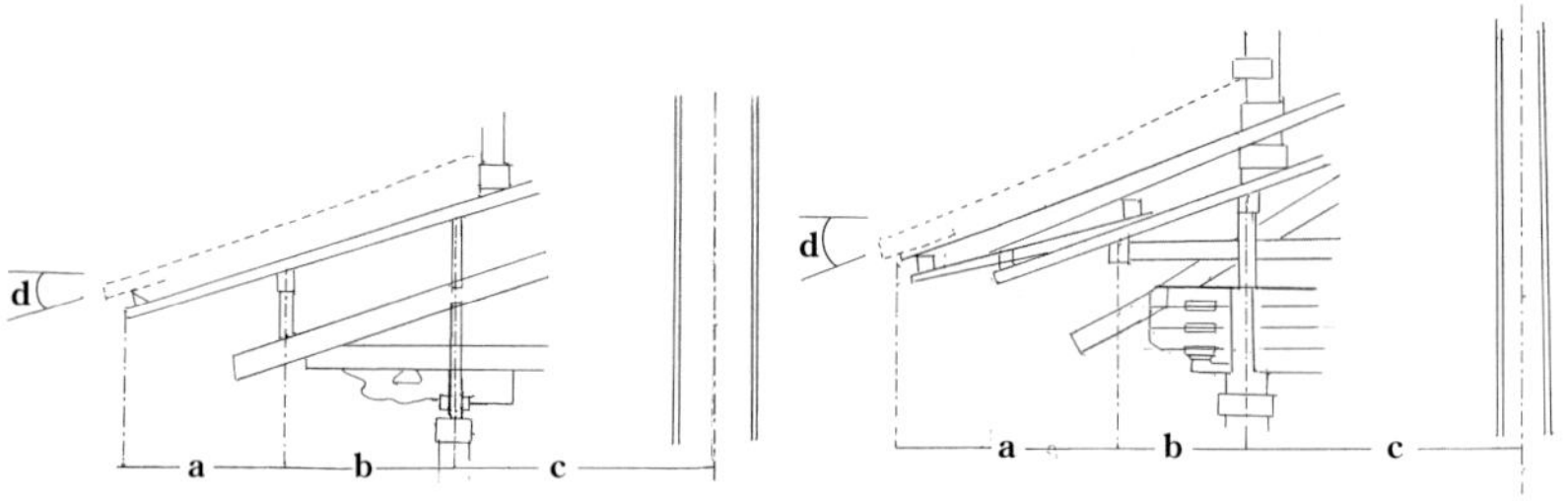

法隆寺　　東寺

の場合は大日如来である。一説によると、わが国に仏教が入ってくる前、人々は神を信仰していた。その一つの形として太い丸太を地面に立ててそれを神としてあがめた。つまり、その丸太をご神体とした。それが仏教に取り入れられ、地中に仏舎利《ぶっしゃり》を収め、その上に太い柱を立てるようになった。やがて、それを覆うために建物を造った。それが三重塔や五重塔になった。というわけで、心柱はもともと仏を表現したもので、それを収めた五重塔は寺院の中で本尊を収めた金堂とともに重要な建物となったというのである。焼失した谷中の五重塔は、明治3年の調査で心柱の礎石の下から金銅ガラス製の仏舎利塔と金銅製経筒《きょうづつ》が発掘されている。

五重塔の屋根の勾配

さて、東寺の五重塔、内部を一通り見学して外に出た。塔を見上げるとさすがに高い。

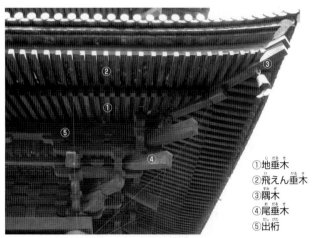

図 5-7　東寺の五重塔の軒裏

軒を支える複雑な木組み

全容を写真に収めようとするとかなり遠くまで下がらないと入らない。

各層の軒の先を連ねると上下の差が少なく逓減率《ていげんりつ》が小さい。また屋根の勾配も法隆寺の塔に比べて大きい。図上で測ってみると、法隆寺の場合は15度程度なのに対して30度と2倍の傾きになっている（**表5-1**）。時代が下がると逓減率が小さくなり屋根の勾配が急になるといわれるが、その通りだった。この塔は1644年に将軍家光の寄進によるもので、法隆寺の塔の約一千年後に建てられたものである。その間に先に述べたような軒の下がりなどいろいろな経験によってこうした変化が生まれたのだろう。

初層の側柱《がわばしら》に囲まれた建物は幅に比べて丈が低く、頑丈な感じで、上を見ると軒裏は垂木《たるき》が二段に出ていて重厚感がある（**図5-7**）。それを支える側柱上の太い梁の上の組み物は複雑で、法隆寺では一個の雲肘木《くもひじき》だったのが何段にも材が重なってせり出して通肘木《とおしひじき》を支え、その上に尾垂木《おだるき》が乗っている。尾垂木の先端近くにはまた組み物を介して太い桁《けた》が

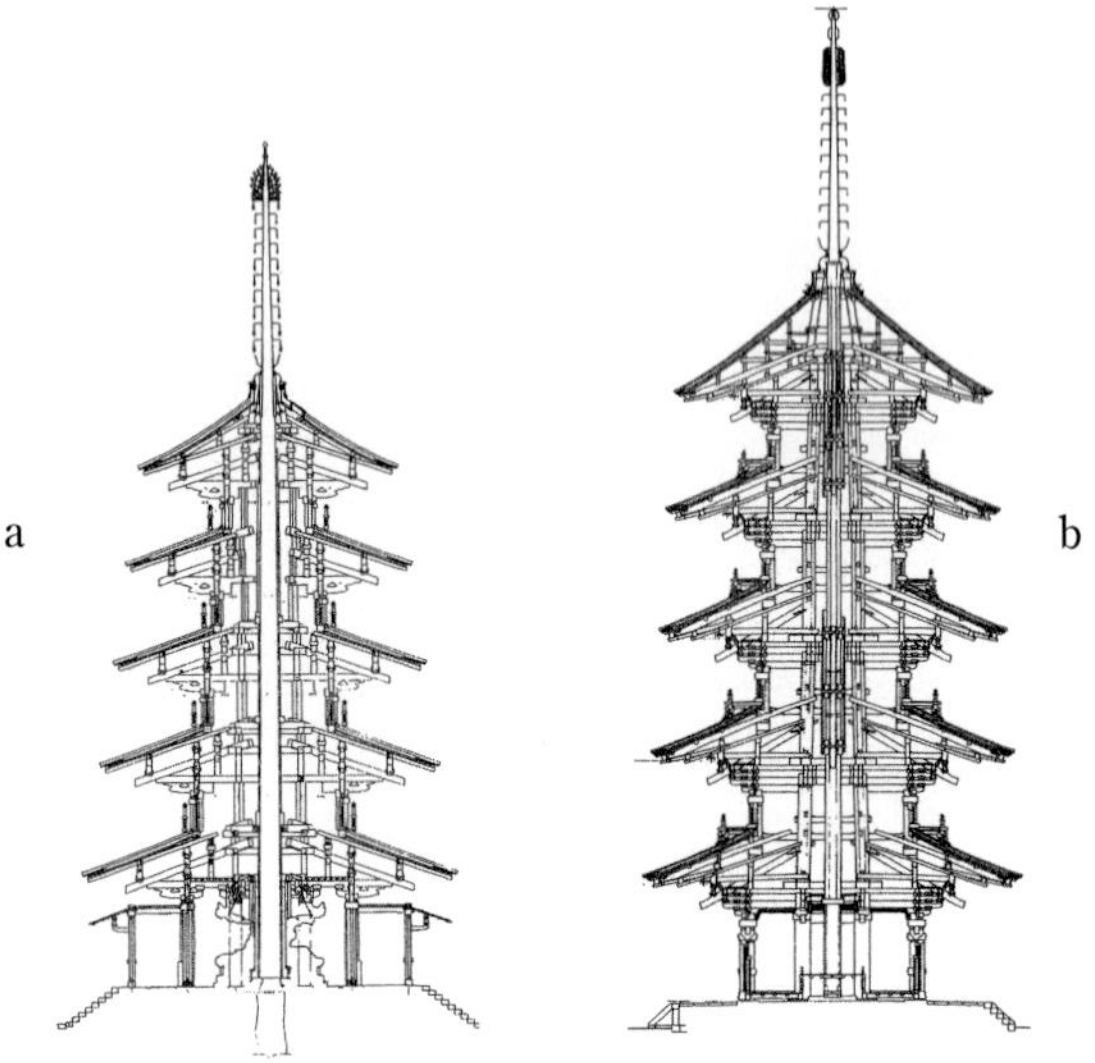

図 5-8　五重塔の構造図

a. 法隆寺の塔　b. 東寺の塔

東寺の塔の心柱は、2 層、4 層の屋根あたりの高さで継いである。

乗り、そこから細い垂木が出ているようだった。こうした木組みは重い屋根を支えるために考え出されたものだろうが、下から見ただけでは込み入っていて関係がよくわからない。

それに答えるかのように、外に塔内部の構造図が掲示されてあった。見ると、各層の屋根は何段もの桁と斜めに走る垂木などが複雑に組み合わさって造られているようだった（**図 5-8**）。しかし、なぜそのような構造がとられているのかはわからない。そこで、基本的といわれる法隆寺の塔と見比べながら屋根の構造を見ることにした。

天秤《てんびん》の原理で支えられている五重塔

法隆寺の塔では、屋根の重みによる下向きの力はまず多くの**垂木**《たるき》が受ける。その力は**出桁**《だしげた》や**側柱**《がわばしら》上の**桁**《けた》を通して**尾垂**《おだる》

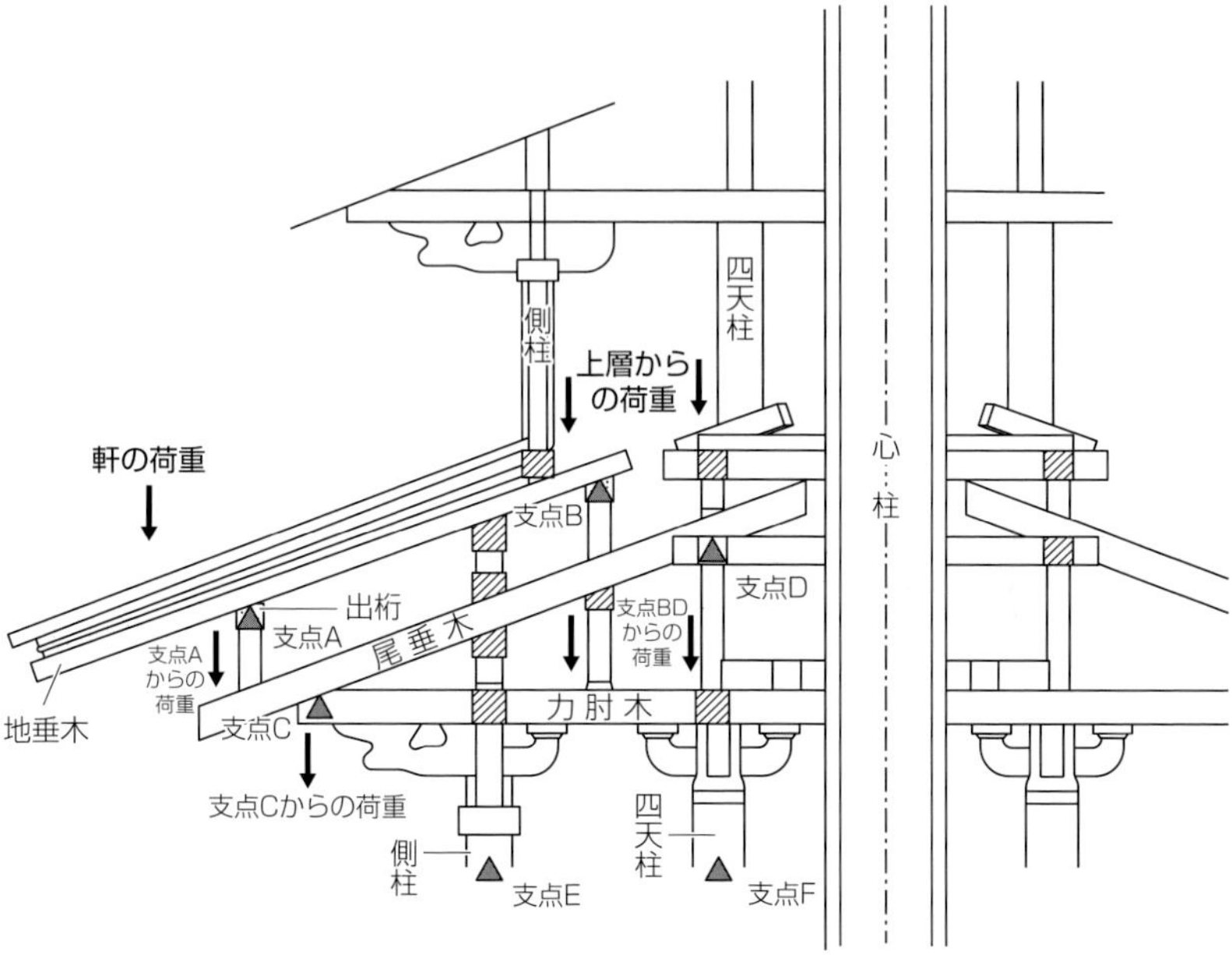

図 5-9　法隆寺五重塔初層の屋根の構造と力の伝達
支点の外側の「軒の荷重」と内側の「上層からの荷重」が天秤のようにつり合っている。

木《き》に加わる。それは力肘木《ちからひじき》、さらにそれを支える組み物に伝わって側柱が受ける、という流れになる。このとき、垂木、尾垂木、力肘木には側柱上の桁を支点として内側では上向きの力が発生する。この力を抑えないと軒が徐々に下がってしまう。そこで、垂木などの内側にある部分に柱盤《ちゅうばん》(上層柱を建てる際に下に巡らせる枠)を乗せて上層の重みがかかるようにして、各部材の内側の跳ね上げを止めている(**図5-9**)。実際には垂木、尾垂木、力肘木の内側の端は四天柱《してんばしら》上の束《つか》や桁《けた》で押さえられている。というわけで、天秤の原理を巧みに使ってバランスをとり軒をささえていたのである。なお、言うまでもないが、各部材は釘などによる固定は一切されていない。

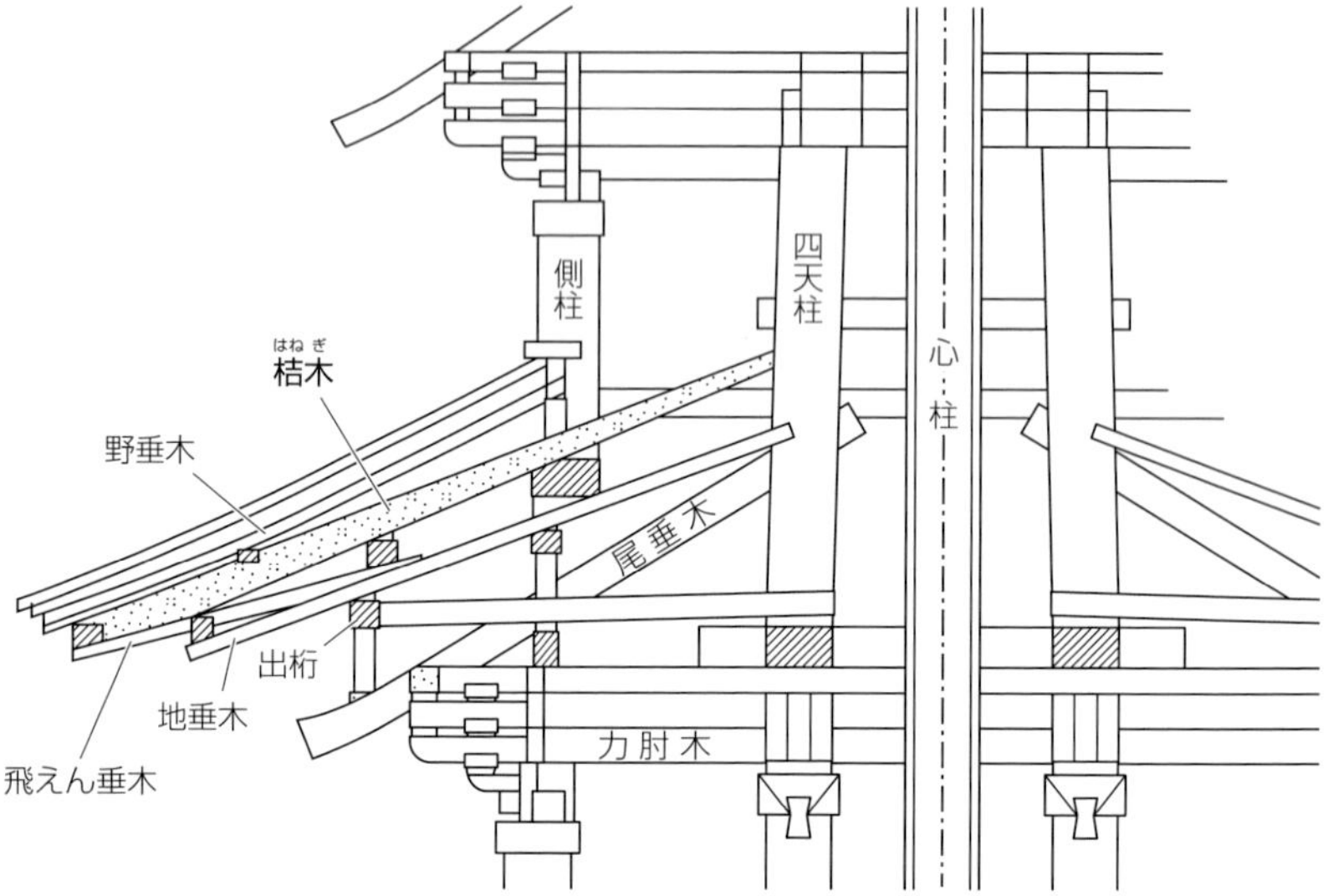

図 5-10　東寺五重塔の屋根の構造

法隆寺の塔に比べて特徴的なのは、力肘木《ちからひじき》を三重にして強化し、地垂木《じだるき》のうえに桔木《はねぎ》を通して軒を張り出させ、屋根に厚みをもたせている。

そこで、東寺の塔の図をこれと比べてみる。すると、側柱上の桁とそれを支える組み物の多いこと、そして垂木が多いことがすぐわかる（図5-10）。垂木についていえば、最も下を通る尾垂木は法隆寺の塔と同じだが、それと屋根のすぐ下の垂木との間に二本の部材が通っている。これは法隆寺にはない。その上のものは実は垂木ではなく、「桔木《はねぎ》」と呼ばれるものである。

これが大きな違いであるが、実質的に軒を支える重要な役目をしている。鎌倉時代以降の塔に使われるようになったらしい。下から軒裏を見ると尾垂木の上の垂木、つまり地垂木《じだるき》やその先に並ぶ飛《ひ》えん垂木《だるき》が見えるが、「桔木」はその上にあるので見ることができない。

つまり、屋根の重みは「桔木」で受けることになるが、それは法隆寺の地垂木と同様に出桁を介して尾垂木に伝わる。そのため、地垂木や飛えん垂木は軒の支えには関係せず、装飾的なものになっているらしい。

いずれにしても、五重塔の屋根は天秤の原理によって支えられているということである。そして、その仕組みは塔全体の柔構造に深くかかわっている。露伴の小説に見るように、五重塔は暴風や地震で強い外力を受け、軋《きし》み、撓《たわ》み、さまざまに動く。しかし、これまで倒れたことはなかった。こうした柔軟な性質を作り出しているのは、塔全体が各部材の嵌合《かんごう》による木組みによって造られていることに加えて、今言ったような各層を繋ぐ屋根の構造に天秤の原理が応用されていることによると考えられる。

法隆寺の塔では屋根自体が軽量なため必要最小限の部材で作られ、天秤の形がよくわかる。しかし、年が経つと屋根が下がってきて支えが必要になった。東寺の場合はそうした変化を防ぐよう、多くの部材を用いている。その結果、複雑な形になったのである。

試みに、側柱から外に出ている軒全体の長さと側柱内部の長さとの比を見る（**表5-1**）。すると、法隆寺の方が東寺よりも大きく、軒が長いことがわかる。しかし、**側柱**から**出桁**までと軒先までの長さを比べると、東寺の方がずっと大きい。つまり、支点となる**出桁**の外に出ている天秤の腕が長く、屋根の面積や重量も大きいので沈下しやすい傾向がある。それを防ぐため何本もの**垂木**や**桔木**を使い、内側でバランスをとる工夫が凝らされていたのである。

ところで、こうした天秤の原理を応用したものは身近にもありそうである。普段あまり気づかないが、実は総義歯にもそれが使われている。

義歯の脱離防止の仕組み

上下の総義歯を使っている人はご存知の通り、歯ぎしりするように顎を右に動かすと、右の歯列と同時

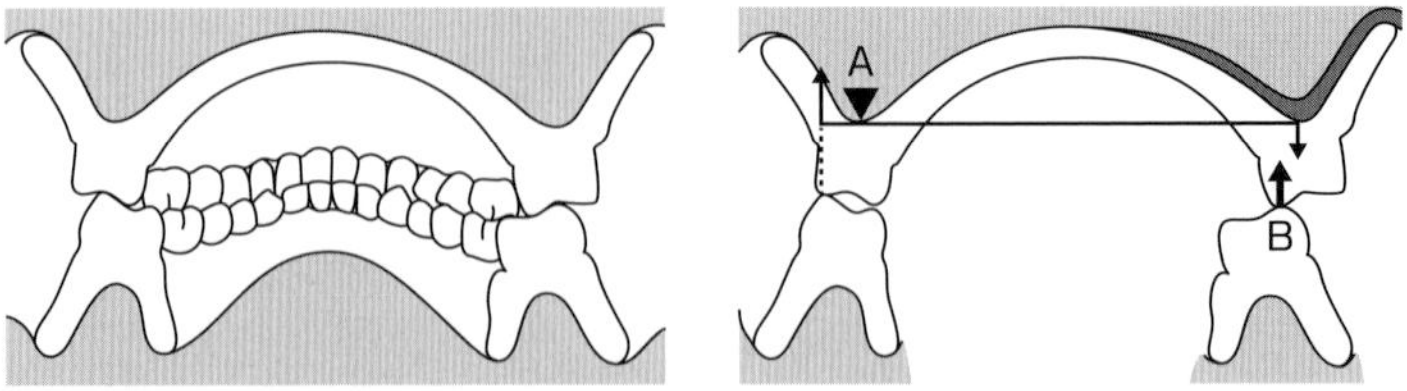

a　　　　b

図 5-11　上顎義歯の外れを防ぐ仕組み

上下の総義歯を後ろから見た図。

a：普通に噛み合わせたときの上下の歯の関係。

b：顎を左にずらしたときの上下の歯の関係。ここで力をかけると上の義歯には顎堤頂 (A) を支点に転覆する力が発生する。これを防ぐため右の歯 (B) を接触させる。この歯の接触がないと上の義歯は右側が浮き上がって外れてしまう。

に反対側の歯列、少なくとも大臼歯あたりが接触する。左に動かしたときも同じことが起きる。こうした接触の仕方は総義歯特有で、自然の歯の場合にはあまり起きない。義歯では外れないようにするための大事な仕掛けなのである。

義歯で普通に強く噛むと、その力は人工歯を通して顎の土手の頂部にかかる。ところが、顎を右にずらして同じように噛むと、その力は上の義歯では土手の外側にかかる。すると、義歯は右上に傾くと同時に、反対側が顎の面から離れて下降し、義歯全体が外れようとする。つまり、上の義歯には土手の頂部を支点とした天秤の現象が起きるのである。これを防ぐため、顎の面から離れようとする反対側を下の義歯と接触させて支える。つまり、両側で歯を接触させて義歯が傾くのを抑えるのである（**図 5-11**）。

また、顎を少し前にずらしたとき上の義歯は前歯と同時に臼歯も接触するようにしてある。それも同じ理由からで、顎を前に出すと上の前歯は下の前歯で突き上げられ、義歯の後ろが顎の面から離れようとするので、臼歯を接触させてそれを防ぐのである。

つまり、義歯の外れ防止には、五重塔の屋根の垂木や桔木の跳ね上がりを内側で上層の荷重で抑えるのと同じ仕組みが使われていたのである。

五重塔について述べてきたが、どれも美しい。特に夕暮れ時のそのシルエットを見ると心が休まる思いがする。しかし、五重塔はそうした静的な美しさだけでなく、これまで暴風や地震に遭っても倒壊したものがないといわれるように、隠れたところに巧妙な仕掛けが施されていた。それは木という単一の部材を使い古来の木組みによって強固でありながら、外力がかかったときにはわずかに緩み、生じた応力を集中させない仕組みである。そして、屋根を支えるのに天秤の原理を駆使して外力に対してうまくバランスをとっている。つまり、機能的にも大変優れた構造である。機能的に優れたものは形態的にも美しいというが、五重塔はまさにその代表といえるだろう。先人たちの優れた知恵と技術力に感心するのみである。

第六章　四天王に踏まれた邪鬼百態

歯学部に入るとさっそく歯の彫刻の実習が始まる。石膏やワックスの角棒に、歯の基準模型を見ながらその形を忠実に彫刻する。それは歯の形や特徴を覚えるため、また後の臨床で歯の形の修正や形成に必要な基礎を身につけるための訓練である。ほとんどの学生はこれまでそうした経験はないので、最初はうまくできない。しかし、繰り返しやっていくうちに誰もが要領を覚えて、次第に形がさまになって行く。この実習は芸術作品を要求するのではなく、できたものが人の歯の形として妥当であり、歯列の中に置いたときに不自然でなければいいのである。

ところで、以前から仏像彫刻に興味があった。仏像彫刻には歯の彫刻のような基準模型はないが、ある程度のきまりがある。それは経典などに記された規則で、仏像としての条件である。古今の仏像はそれに則って造られてきた。如来、菩薩、明王などさまざまな仏像があるがそれぞれに決まった形

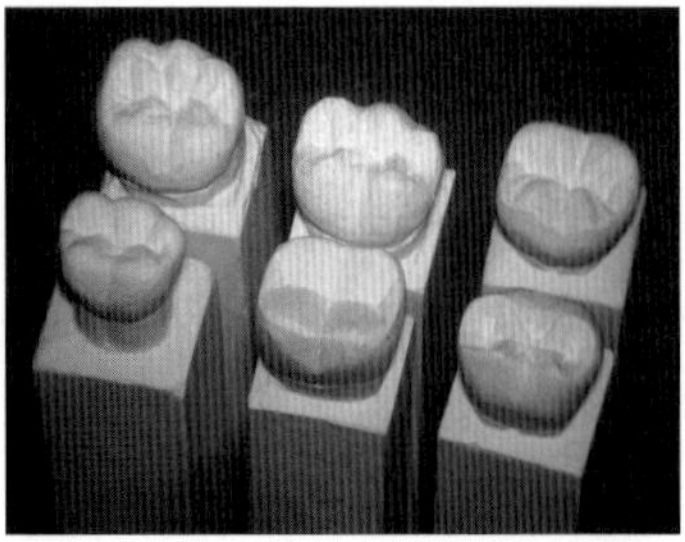

下顎右側第一大臼歯の歯型彫刻の実習作品

同じ標本模型を見て彫刻したにもかかわらず作品には個人差がある。

がある。ところが、形が全く決まってないものがある。それは四天王像の足下にいる邪鬼《じゃき》である。その制作には規則がなく、制作者は自由な発想に任せて造っている。歯の彫刻とは全く対照的である。その姿は変化に富み、とても魅力的である。ここではそんな邪鬼の姿を見ていくことにする。

邪鬼の彫像

奈良の東大寺や興福寺など古い大きなお寺に行くと、本尊が安置されている須弥壇《しゅみだん》の四隅に四天王像が立っている。それらは本尊を守るための武将たちで、古代西域の甲冑を身に着けている。それぞれ東南西北の方角を守備していて、持国天《じこくてん》、増長天《ぞうちょうてん》、広目天《こうもくてん》、多聞天《たもんてん》と呼ばれる。その足元はたいてい薄暗くてよく見えないが、邪鬼はそこにいる。博物館や美術館などに展示されたときにはその姿を間近に見ることが

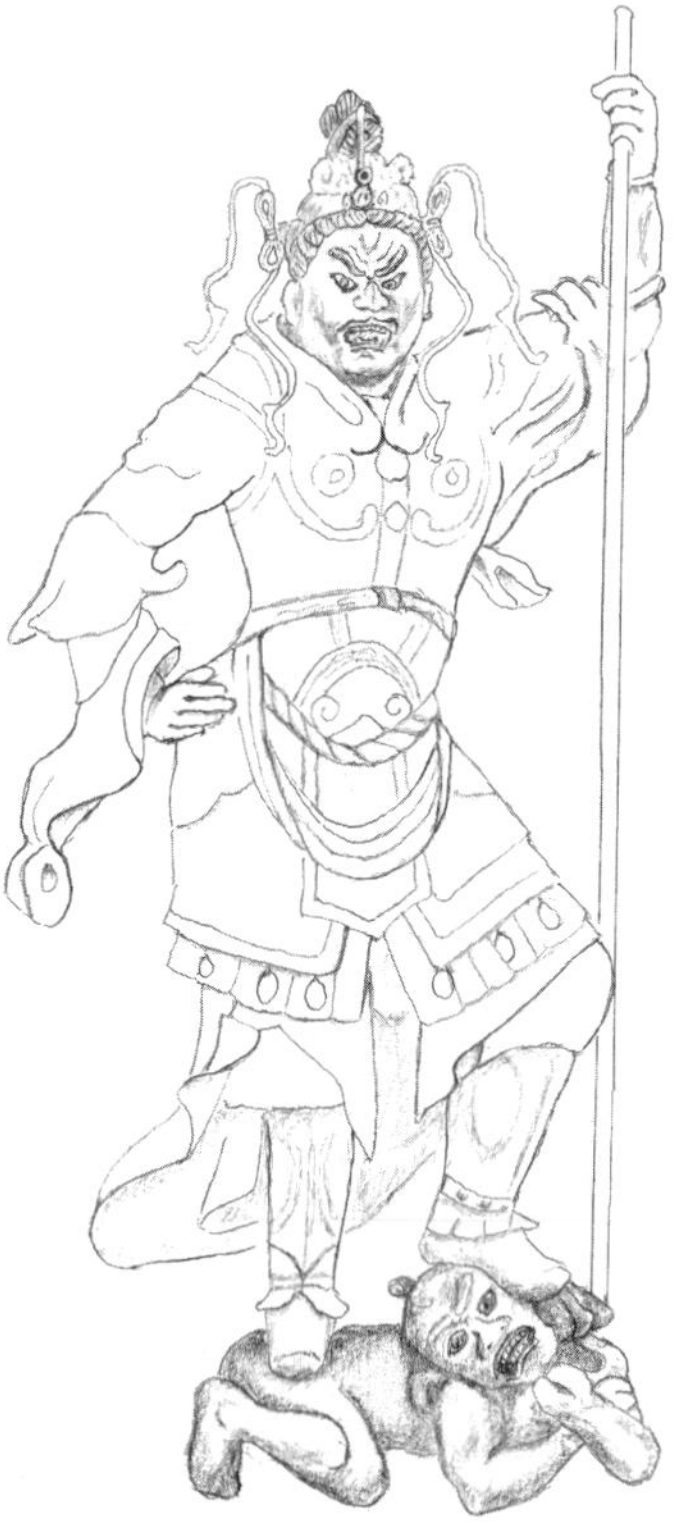

四天王と邪鬼（海住山寺の増長天の例）

四天王には邪鬼がついているものとついてないものがある。邪鬼がついているものでは上にいる四天王の姿との対比が面白い。邪鬼はさまざまな体形、表情を表す。

できる。四天王像は如来や菩薩像、明王像などに比べて姿形に変化が大きいが、それなりの型がある。ところが、邪鬼となるとさまざまな姿をしていて全く自由である。どうしてそうなのか。それは邪鬼が四天王像の台座だからである。数ある四天王像の中には岩座や単なる板の台座に立っているものもある。邪鬼はそうした台座の一つなのである。

唐招提寺や薬師寺の金堂には3体の立派な仏像が安置されている。その壇の四隅に四天王像が立っているが邪鬼はいない。しかし、現存する四天王像すべてを調べたわけではないが、邪鬼がいるもののほうが多いようだ。

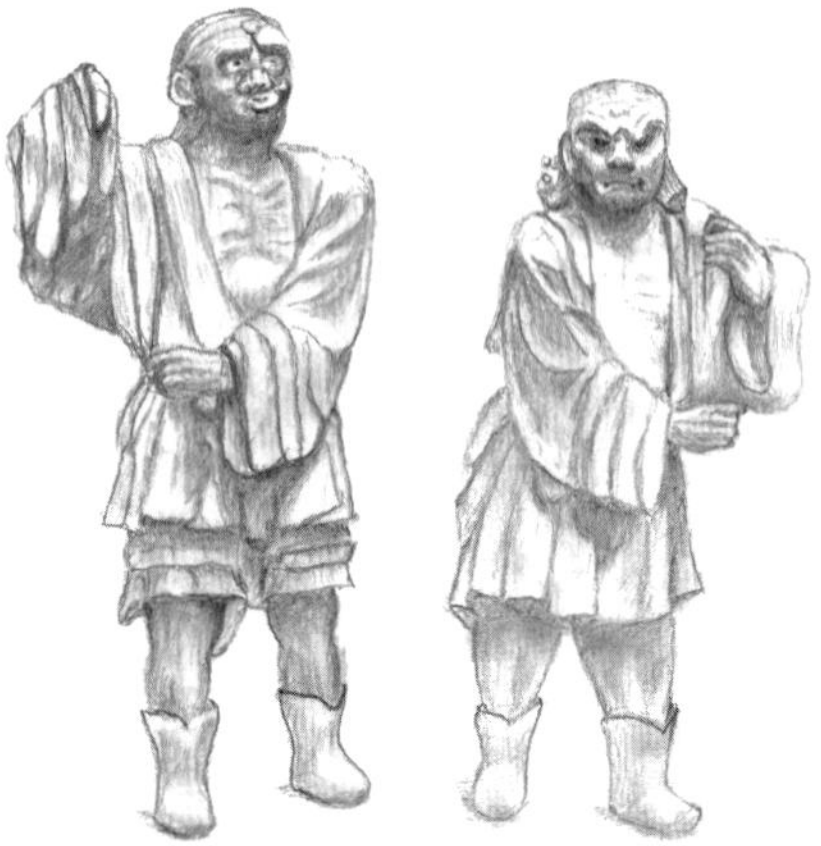

康円の四天王眷属立像《してんのうけんぞくりゅうぞう》（東京国立博物館蔵）

康円は鎌倉時代の代表的な仏師で運慶の孫といわれる。四天王に付き従う眷属のうちの増長天（左）、持国天（右）に従うものの姿。のちに邪鬼に変えられる。

邪鬼の正体

そこで、邪鬼とはいったい何者か、なぜどれも踏みつけられているのか、である。

言い伝えによると、もとは四天王それぞれに付き従う二人の従者だった。鎌倉時代の仏師康円《こうえん》は四天王眷属立像《してんのうけんぞくりゅうぞう》4体を残している（1267年）。その姿からすると従者は古代インドの下級役人風だったのかもしれない。それが邪鬼になったというのである。

邪鬼は1匹でいることが多いが、東寺講堂の四天王や東大寺法華堂の増長天と広目天には2匹ついている。それはもと二人の従者だったことによるのだろう。

それが中国を経て日本に伝わった時にこのような鬼の姿になったらしい。なぜそうなったかは伝えられていない。おそらく人にあるまじき行いをしたに違いない。仏に仕えるものの戒めに『仏法五戒』というものがある。彼らはこの五つの戒めを破ったからではないか。揃いもそろって仏の教えに背き、殺生、盗み、邪淫、嘘言、飲酒をしたのだろう。

でも、四天王に踏みつけられるのはどうしてなのか。この踏みつけるという形は悪さをしたものを徹底的に懲らしめる表現方法として最もわかりやすいからではないか。彼らが何をしたかわからないが極悪なことをしたためのお仕置きだろう。

でも、見る人によってさまざまに解釈される。なかでもよく言われるのは、「邪鬼」は「邪気」に通じ、人の心の邪悪な部分を表していて、それに気づかせ改めさせるための教えだという。仏教としての趣旨はそうかも知れない。

それにしても、邪鬼はいろいろな格好で苦しみ、もがき、耐えている。なかには法隆寺の像のように一千年以上にもわたって踏みつけられ、これからも未来永劫踏みつけられるのかと思うといささか可哀想な気もする。だが見方を変えると、その上に立つ四天王の姿を引き立たせる脇役かもしれない。邪鬼を踏む多くの四天王像を見てくると、邪鬼がいない四天王像はいくら厳しい表情をしていても何か物足りないのである。

そこで、まず邪鬼がどんな格好をしているか実際に見ることにしよう。ただ170体以上もある邪鬼をすべてここに挙げるわけにいかないので、主要なお寺にあるものにする。四天王はそれぞれ邪鬼について代表的と思われる像一、二を挙げることにした。

四天王像と邪鬼の形

【法隆寺金堂】

ここには本尊の釈迦三尊、薬師如来、阿弥陀如来を守護するように四隅に四天王像が立っている。この像は白鳳初期に作られたわが国最古である。

4体の像はそれぞれ邪鬼の背中に両足をそろえて静かに起立している。足で邪鬼を踏みつける様子は全くない。各天王は宝冠をかぶり甲冑をつけ、戟《げき》と呼ばれる槍のような武器をもったり、筆や巻物、あるいは宝塔を持ったりしている。ほっそりした体で静かに直立している姿は百済観音にも似ている(図6-1)。

足元の邪鬼はとなると、どれも奇妙な動物の姿である。最初に目に飛び込んでくるのは、頭というか顔というか、その辺りの異様さである。持国天の邪鬼は牛頭である(図6-1①)。ほかは猿のようだがかなりデフォルメされていて、増長天の邪鬼には頭に大きな角が生え、しかも牙も生えていて怪獣としかいいようがない(図6-1②)。

どれも一見四足で起立しているようだが、よく見ると両肘と両足で体を支えていて奇妙な格好である。腕の長さが脚の長さよりかなり長くないと、この格好はできないだろう。どれも正面を向いて頭の両脇で手を握っている。もとは武器を握っていたようで、聖徳太子が建立した四天王像を描いたとされる図では邪鬼は両手に戟と剣を握っている。つまり、ここの邪鬼ではそれらが失われているのである。

このように全く非現実的な姿をしているにもかかわらず、この握っている手や足の指はどれも5本で人と同じような形をしているのは面白い。後に造られた数々の邪鬼とは全く違い、大変ユニークである。

法隆寺には大講堂、大宝蔵殿などにも四天王と邪鬼の像があるが、いずれも金堂のものより後に造られたようで、他のお寺で見られるような姿形をしている。

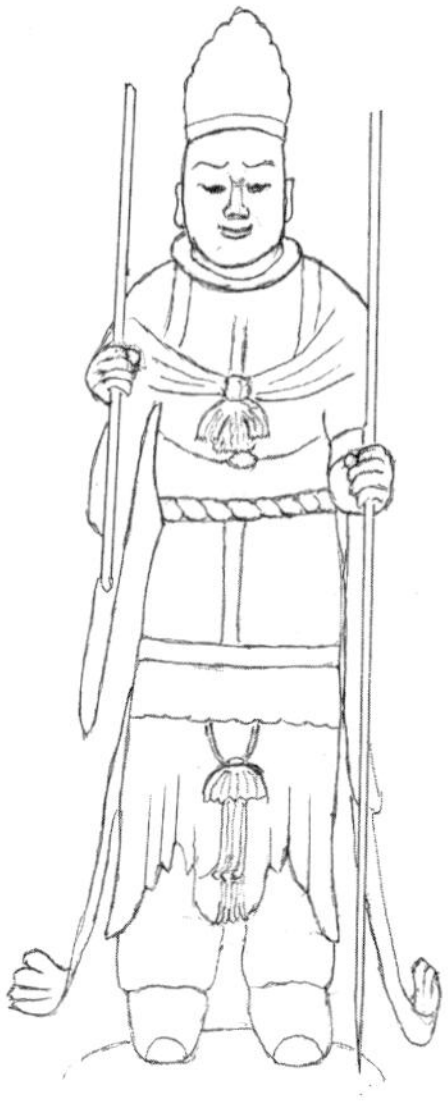

図 6-1　法隆寺金堂の増長天（左）と邪鬼像
①持国天の邪鬼
②増長天の邪鬼
③広目天の邪鬼
④多聞天の邪鬼

①
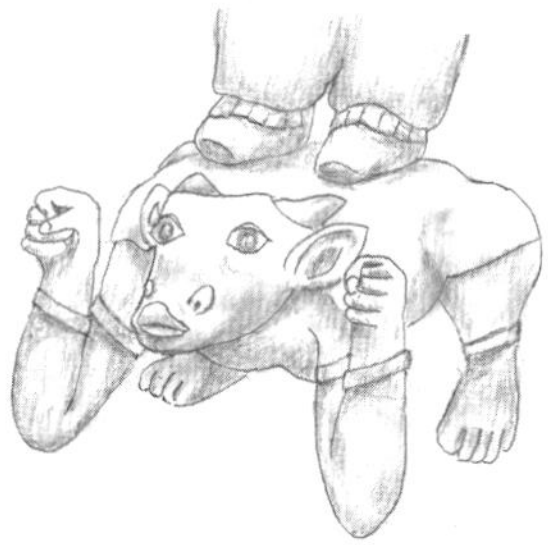

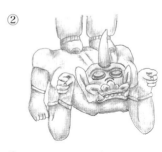

②

③
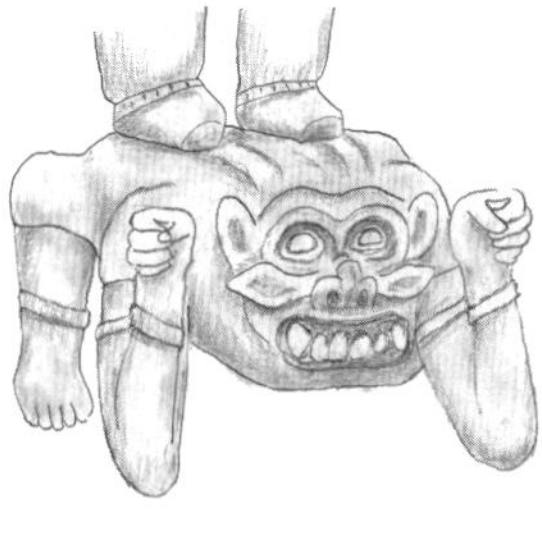

④
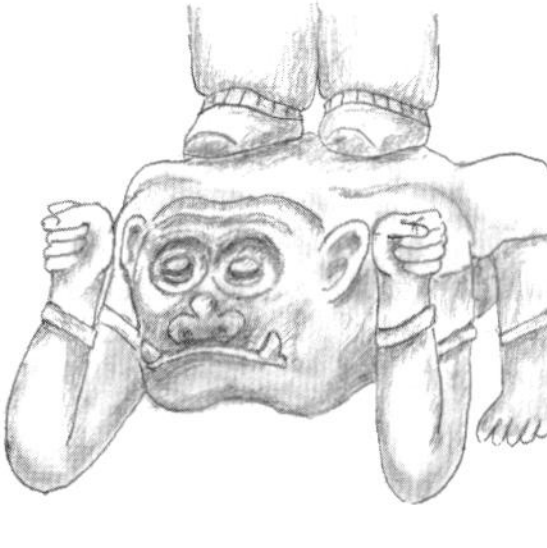

【当麻寺《たいまでら》金堂】

当麻寺は白鳳末期から天平初期にかけて建立された聖徳太子と縁のあるお寺で、天平時代に中将姫が織ったとされる蓮糸曼荼羅で有名である。金堂にはわが国最古の塑像といわれる弥勒仏を中心に四天王像が祀られている。多聞天は鎌倉時代であるが他は白鳳後期の作である。

四天王像は法隆寺金堂のものと同様どれも両足をそろえて邪鬼の上に立つが、顔の表情や上体の形には動きが見られる（**図6-2**）。ここには増長天を挙げたが、穏やかな顔をしている。多聞天にやや怒りが伺えるがどれも落ち着いた感じで威厳がある。のちの四天王のような忿怒相はみじんもない。そしてこの増長天の右手、掌をこちらに向けている。このような形をした四天王像は他には見たことがない。これは釈迦や薬師などの如来や観音菩薩がとる施無畏印《せむいいん》である。よく見ると、拇指と示指の間にいわゆる水かき膜がある。となると、この像は菩薩の心をもっているようだ。口をわずかに開いていて、悪さをしたものに説諭している姿とみられる。

邪鬼は、前に並ぶ持国天と増長天のものと、後ろの広目天と多聞天のものとは形や雰囲気がまったく違う。持国天と増長天の邪鬼は正面を向いて丸くうずくまっていて、両肩に受ける四天王の重さに懸命に耐えながらその説教に恐懼《きょうく》し、険しい顔をしている（**図6-2①②**）。

一方、広目天と多聞天の邪鬼は体を横たえて、頭と腰で天王を支えている（**図6-2③④**）。どちらも左足を曲げ、右足を伸ばしているが、多聞天の邪鬼の伸ばした足には筋肉の緊張がはっきり表されている（**図6-2④**）。これはほかの3体とは違い、鬼というよりも人体を模した写実性の高い像で、古代ローマの彫刻を思わせる。多聞天像は鎌倉時代の作だが、この邪鬼も同じ頃に造られたと考えられ、鎌倉彫刻の写実的な特徴が伺われる。魅力的な邪鬼像である。

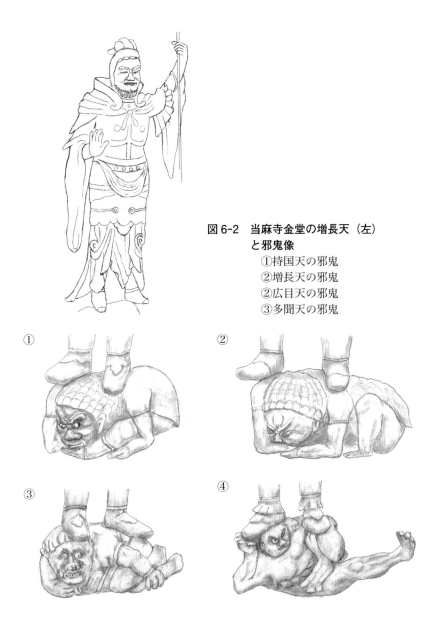

図 6-2　当麻寺金堂の増長天（左）と邪鬼像

①持国天の邪鬼
②増長天の邪鬼
②広目天の邪鬼
③多聞天の邪鬼

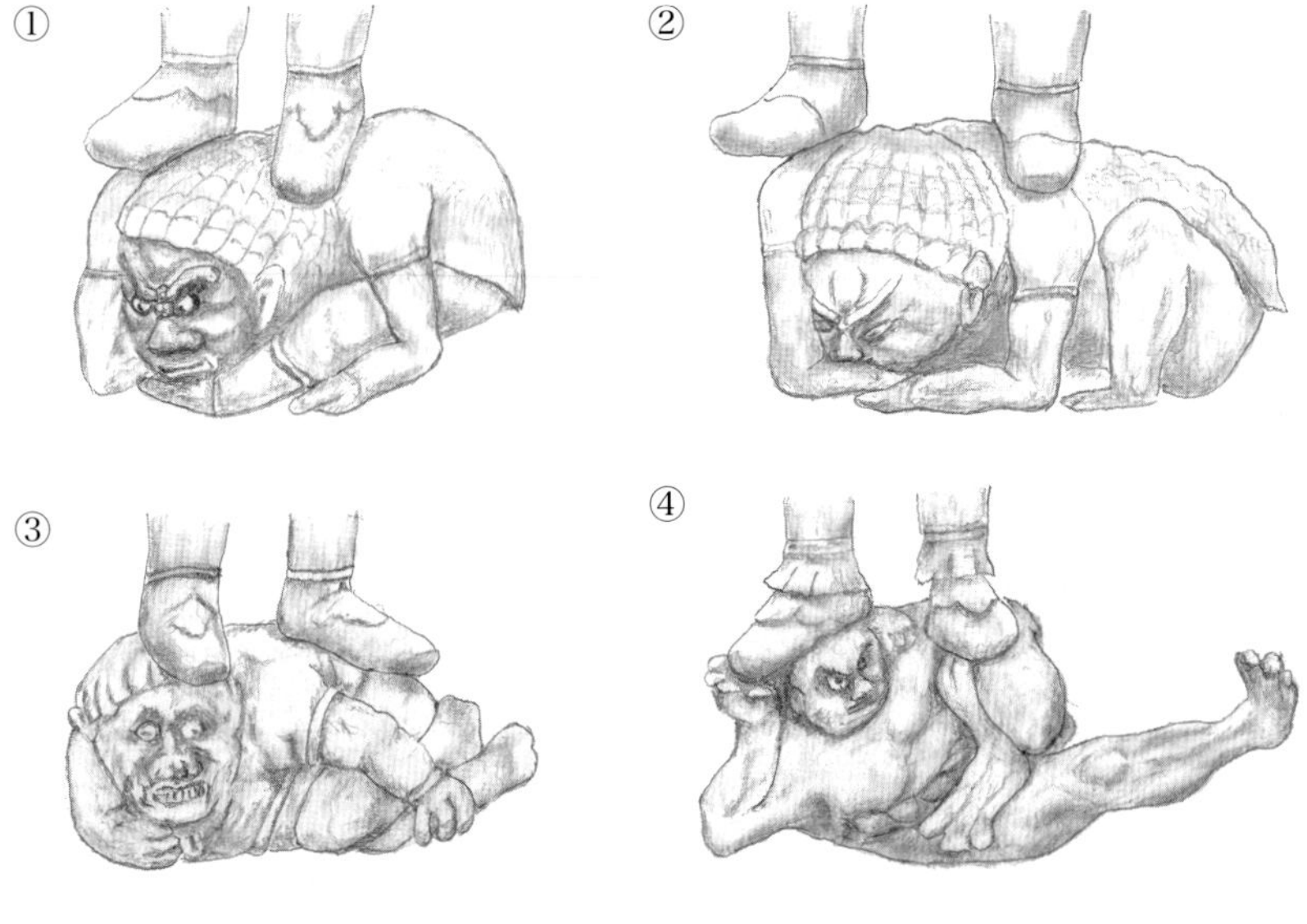

【大聖《だいせい》勝軍寺《しょうぐんじ》】

法隆寺から西、八尾市の街中に大聖勝軍寺、通称太子堂という小さなお寺がある。かつて蘇我氏が仏教排斥を主張する物部守屋との戦いに際して聖徳太子が勝利祈願し、願いが叶ったのでここに仏堂を立てたのが始まりとされ、５９２年の創建という。

本堂の太子像を収めた厨子の周りにそれぞれガラスケースに収められた四天王像が置かれている。その像は焼失した大阪四天王寺金堂の四天王像に倣って造られたというが、法隆寺金堂の像によく似て邪鬼の上に静かに立っている。堂内が暗く邪鬼の姿がはっきりしないが、両肘をついて手を頭のわきで握っている姿は法隆寺金堂のものとまったく同じである（**図6-3**）。いつの時代に造られたのか判らないが、その邪鬼と姿が共通していることからすると白鳳から天平時代の作ではないか。

【東大寺法華堂（三月堂）】

東大寺には法華堂（三月堂）と戒壇堂に邪鬼を伴った有名な四天王像がある。法華堂には不空羂索観音《ふくうけんさくかんのん》を本尊として多くの仏像が林立しているが、その壇の四隅に四天王像が安置されている。本尊と同時期の天平時代７４８年の造像という。大らかな感じで天平期の武将神の典型的な姿とされるが、髭のある顔は異国的である（**図6-4**）。

邪鬼の姿は人に近く、身近に鬼がいるとすればこのような姿かと思われるような我々が抱く鬼の概念をよく現わしている。恐ろしさはなく、悪さをした子供のようにも見える。増長天と広目天の邪鬼は二匹で頭を寄せ合っている（**図6-4②③**）。増長天の左の邪鬼は背中を踏まれて両手で体を支えて前屈しているが、ほかはみな踏みつけられ平伏して顔の表情も苦しそうだ。しかし、それは上に立つ四天王の悠然とした勇姿を引き立たせている。

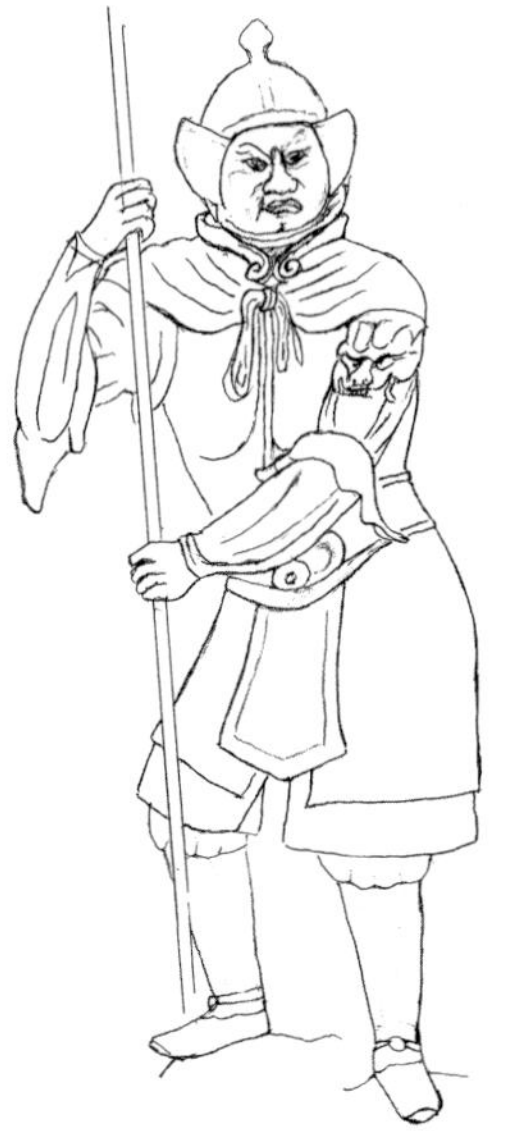

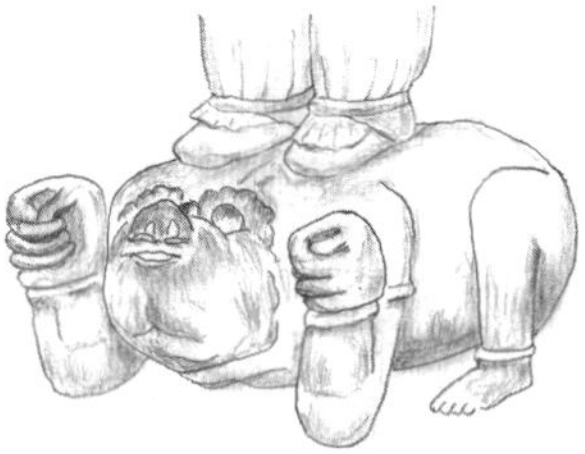

図 6-3　大聖勝軍寺の多聞天の邪鬼像

図 6-4　東大寺法華堂の増長天（左）と邪鬼像

①持国天の邪鬼　②増長天の邪鬼
③広目天の邪鬼　④多聞天の邪鬼

①

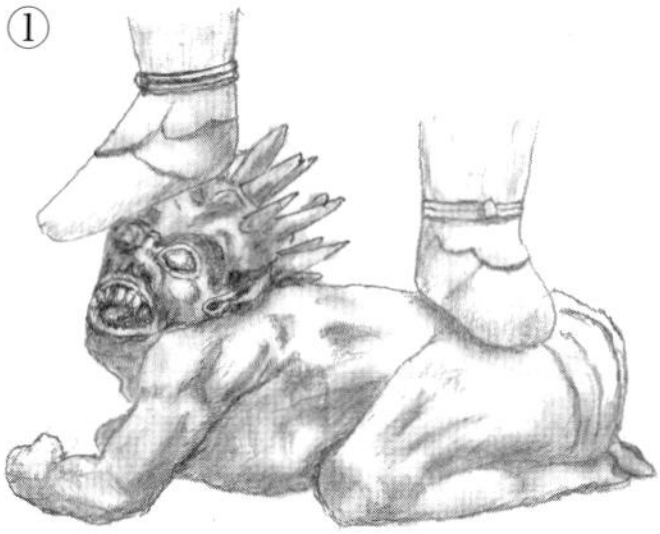

②

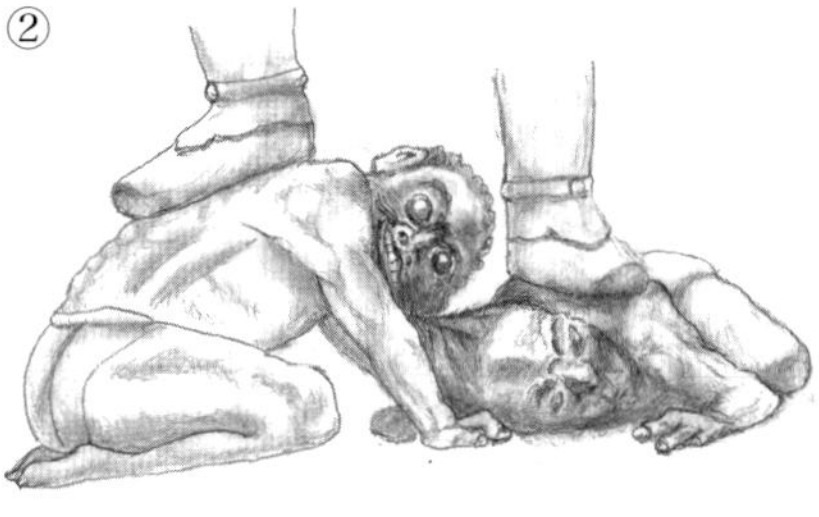

④

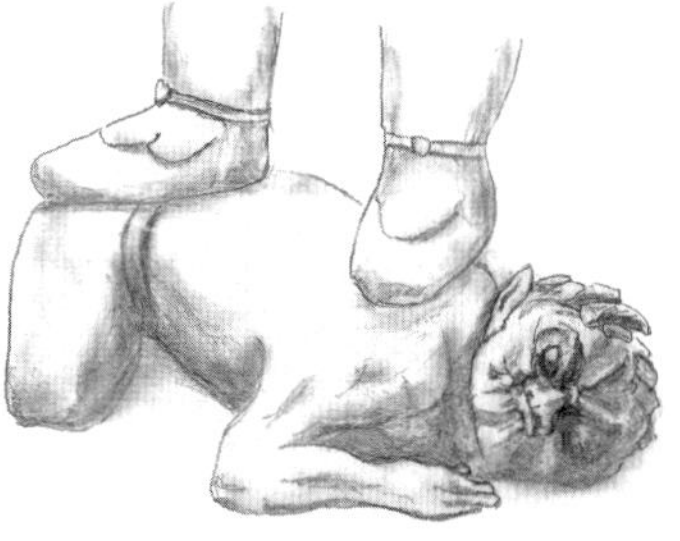

③

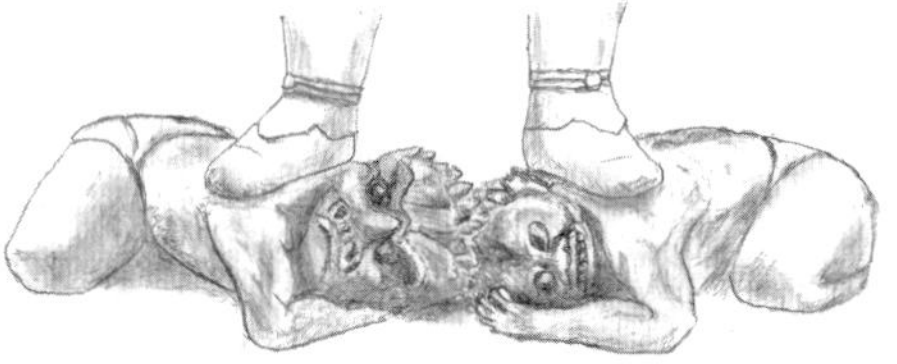

【東大寺戒壇堂】

戒壇堂では、中央の多宝塔の四隅に天平時代の傑作である四天王像が配置されている。法華堂の像には人形のような不自然さが感じられたが、こちらの像は表情が豊かで体に動きがある（図6-5）。堂内は明るく邪鬼の姿もよく見えて、それぞれ姿態に変化があって楽しませてくれる。

ここには四天王のうち増長天と広目天の像を挙げた。ほかの四天王像と違い、どれも衣装が簡素である。多くのものは広い袖口と天衣とよばれる薄い布をまとっていて、きらびやかに見えるものもあるが、そういうものは一切着けてない。四天王像として基本的な姿とみられる。広目天は筆と巻子を持ち世の中の邪悪なものを見つけ次第記録するというが、この像はかなりリアルで、広目天の典型的な姿である。

邪鬼は持国天、広目天、多聞天では頭、肩と腰を踏まれ、平伏したり横臥したりしているが（図6-5①③④）、増長天の邪鬼は仰向けで頭と腹を踏まれている（図6-5②）。上に載っている増長天は右手を高く掲げて槍の柄を握り、左手は腰に当てて踏ん張り、口を大きく開いて咆哮している。下にいる邪鬼は、腕の筋肉の様子からみて腹筋も強そうだが、この踏み様はかなり身に応えるだろう。前に並ぶ持国天と増長天、後ろに並ぶ広目天と多聞天、それぞれの邪鬼は体位や向きが違っても像の概形が対称的で、上に立つ四天王像の姿態と調和させながら全体的にまとまっている。どの邪鬼も法華堂のものに比べて頭が大きく、獰猛な顔つきで手足の指の数や形も人のようではない。

なお、この東大寺大仏殿には鎌倉時代に造られた四天王像があったが火災で焼失した。そのひな型が後に述べる高野山金剛峰寺の四天王像であるといわれている。

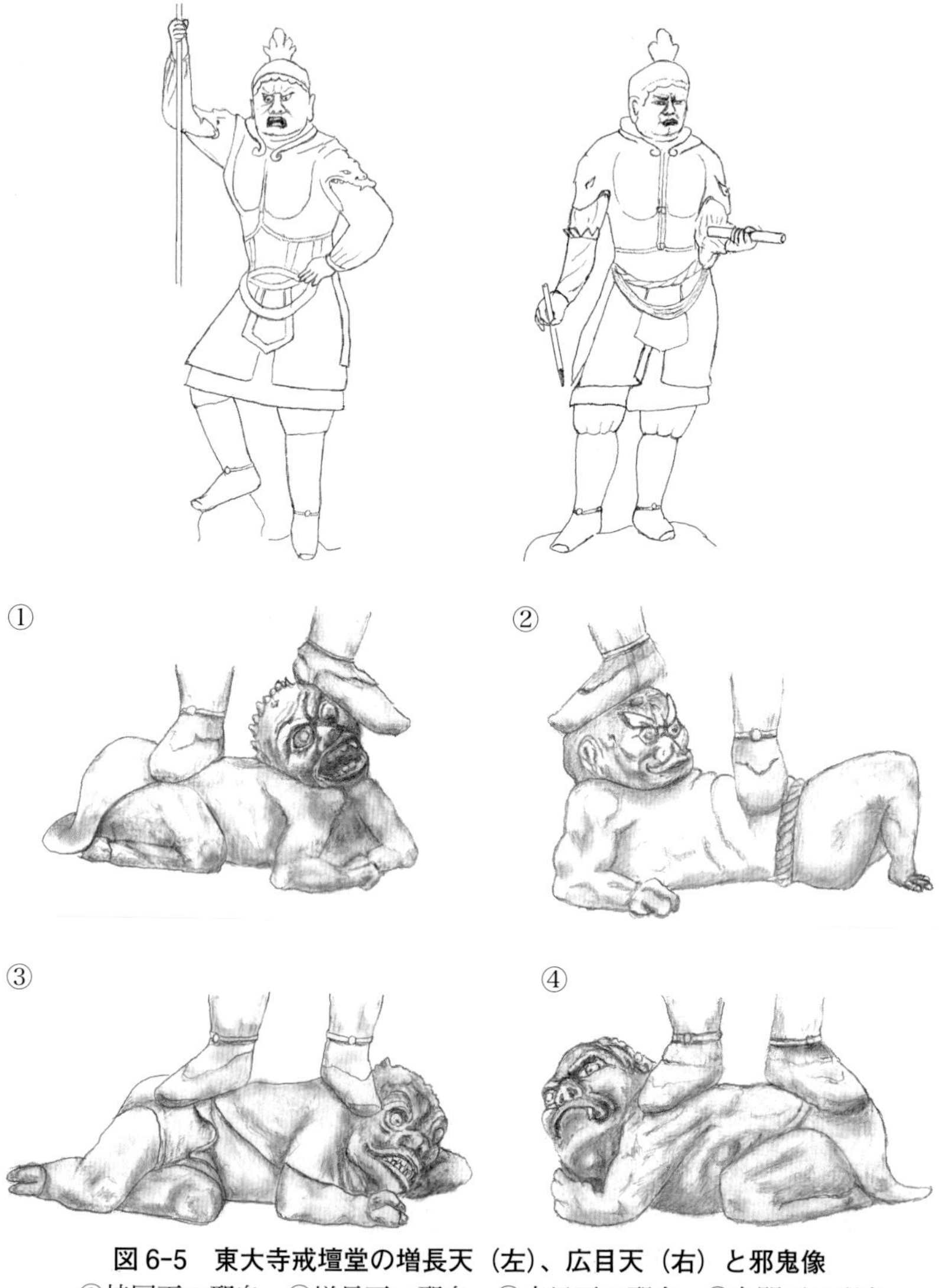

図 6-5　東大寺戒壇堂の増長天（左）、広目天（右）と邪鬼像
①持国天の邪鬼　②増長天の邪鬼　③広目天の邪鬼　④多聞天の邪鬼

【興福寺東金堂】

このお寺ではたびたびの火災と復興が繰り返されてきた。その中で現存する四天王像は4組で、邪鬼を伴うものは東金堂、北円堂そして中金堂の3組である。

東金堂には薬師如来を本尊として20体余りの仏像が安置されている。四天王像はどれも邪鬼まで檜の一木から彫り出され、部分的に乾漆技法が使われているという。四天王像は東大寺の像に比べて背が低く筋肉質の短躯で、どれも目が丸く飛び出ている。今まさに敵を成敗してきた勇猛な武将の姿と見える（図6-6）。

邪鬼はそれぞれ違った姿態でバラエティに富んでいる。持国天の邪鬼は平伏した形で両手を前に組み、顎をその上に載せている。頭を踏まれて目玉が飛び出さんばかりに見開いている（図6-6①）。増長天の邪鬼は仰向けに転んで頭と腹を踏まれた瞬間のようで、やはり両方の目玉は驚きと恐怖でこぼれ落ちそうだ（図6-6②）。広目天の邪鬼は腰と首の後ろあたりを踏まれて体が二つ折りになっている（図6-6③）。多聞天の邪鬼は増長天のものと同様に仰向けに転び、頭と折り曲げた左の脛あたりを踏まれている（図6-6④）。これはかなり痛いだろう、恐怖の表情が見える。これらの邪鬼は手が3本指、足は2本指なのがよくわかる。

乾漆技法を加えたにしても一木から邪鬼に至るまで臨場感豊かに彫刻するとなると、かなり入念な設計が行われたに違いない。四天王の顔の表情、姿態と力の表現、それに対する邪鬼の反応つまり体位、顔の表情、手足の配置や形などが総体的によく計算されている。四体が一つのグループとして調和を保っていて、このお寺にある四天王像の中で最も優れていると思うのだが。

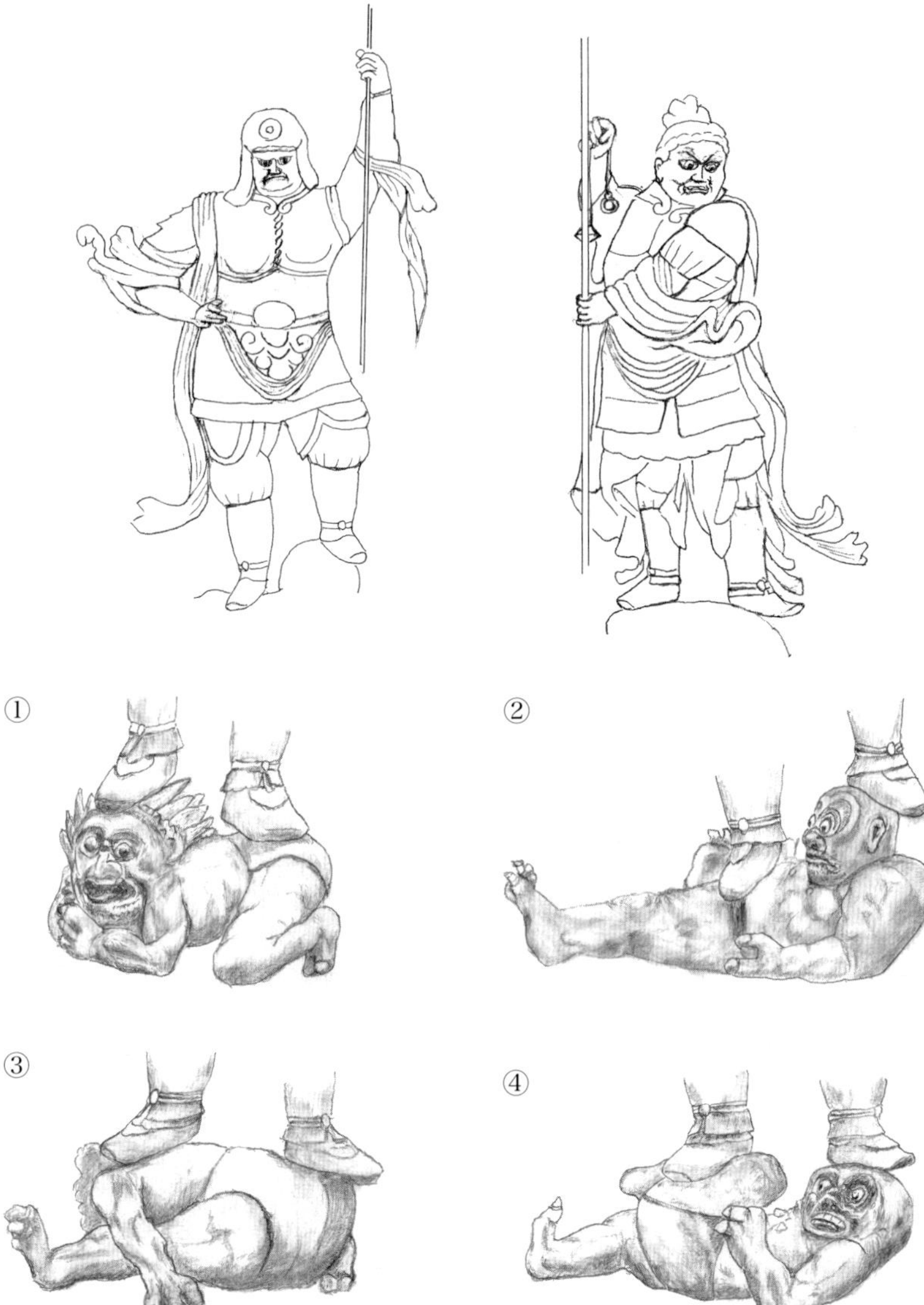

図 6-6　興福寺東金堂の増長天（左）、広目天（右）と邪鬼像
①持国天の邪鬼　②増長天の邪鬼　③広目天の邪鬼　④多聞天の邪鬼

【興福寺北円堂】

北円堂は1210年の再建、興福寺最古の建物である。弥勒如来像を中心に四方に四天王像が配置されている。それらは天平時代後期791年に制作されたことが増長天、多聞天像の台座の墨書からわかっている。しかし、鎌倉時代初期に修理され、現在みられる彩色はこのときのものといわれている。像はいずれも東金堂のものよりもやや背が低いが、身振りが誇張されているせいか大きく見える。戟や剣などの持物が失われ、ここに挙げた増長天のように踊りをしているように見える。この像は腕や手の形からすると他の持国天と同じように長柄の戟を持っていたに違いない（図6-7）。

邪鬼は頭や首、腰などを踏まれ、増長天と広目天の邪鬼は肘をついて手で顎を支え、向きは違うものの同じ格好をしている（図6-7②③）。多聞天の邪鬼は腰と頭を踏まれて体が二つ折りにされ、東金堂の広目天のものと向きが違うが、ほぼ同じ形をしている（図6-7④）。頭を強く踏まれて、大きな目をした邪鬼の傾いた顔が印象的である。

九州の日田市に永興寺というお寺がある。そこの四天王像は鎌倉時代に興福寺大仏師の康俊らがこの北円堂の像を模刻したものと言われ、よく似ている。しかし、邪鬼の姿は北円堂のものと全く違う。

因みに興福寺の邪鬼がいる3組の四天王像のうち中金堂にあるものは、鎌倉時代に運慶の父康慶一門の作といわれる。それらは2メートル前後の堂々とした像であるが、この北円堂のものに比べて動きが乏しい。だが、邪鬼の形となると、他の2組よりもバラエティに富んでいる。どれも大きく見開いた目で苦痛の表情をしているのは共通している。持国天の邪鬼はこの北円堂の増長天や広目天の邪鬼と大変よく似た格好をしている。しかし、北円堂の邪鬼が口を半開きで情けない表情をしているのに対して、それは増長天の邪鬼と共に大きく口を開けて何かを叫んでいる。助けを求めているのだろうがとても元気がいい。

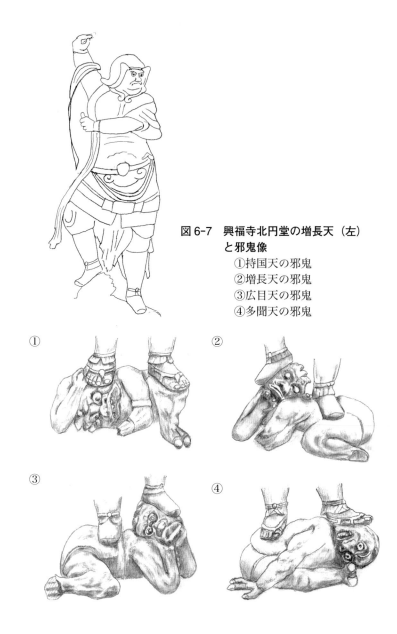

図 6-7　興福寺北円堂の増長天（左）と邪鬼像
①持国天の邪鬼
②増長天の邪鬼
③広目天の邪鬼
④多聞天の邪鬼

①

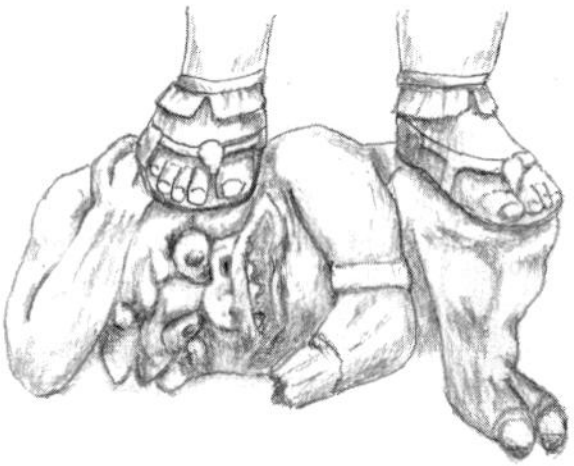

②

③

④

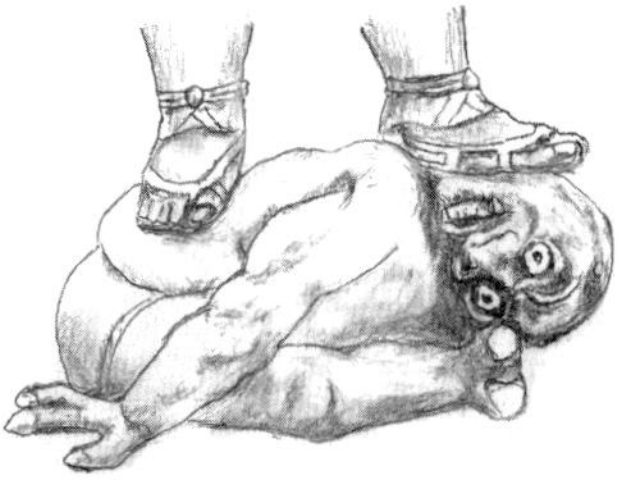

【西大寺】

このお寺の創建は天平中期７６５年に金銅の四天王像が造られ祀られたのに始まるという。お寺は普通、金堂が作られてすぐ本尊が祀られるが、西大寺の場合は最初に四天王の鋳造が行われ、それを安置する四天堂が造営された。この本尊よりも先に四天王が造られ祀られたことは、西大寺の特異なところという。創建当初は東の東大寺、西の西大寺といわれるほどの大寺院だったが、平安時代に再三の災害でその大伽藍はことごとく焼失し、衰退した。鎌倉時代中頃にやっと再建され、今日見るような形になった。四天王を祀る四天堂は江戸時代、中の四天王像は鎌倉から室町時代の再建である。持国天、増長天、広目天と多聞天像の左膝から下が鋳製で、邪鬼も全部鋳製である（図6-8）。

四天王像はどれも2メートルを超す大作だが精緻にできている。ここでは持国天を挙げたが、どの像も大きな袖口とガウンの裾のように裳《も》の後ろが右あるいは左に大きく翻っているのが目につく。天平時代、さほど大きな年代差がなく造られたと思われる東大寺の像と比べると衣装がやや派手である。

増長天の邪鬼は創建当初、天平時代７６６年のもので大変貴重だが、膝下の部分が破損して木で補修されている。右側臥位で、頭を踏まれて顔が歪み、口も大きく開き苦悶の様子（図6-8②）。持国天の邪鬼は仰向けで頭と腹を踏まれているが、さほど苦痛の表情は見えない（図6-8①）。後ろに立つ広目天と多聞天の邪鬼は対称的で、手を口元に置き、膝とつま先を地につけて同じ格好をしている（図6-8③④）。この邪鬼たちは東大寺法華堂のものに雰囲気が似ていて、小悪魔のようだが憎めない感じもする。

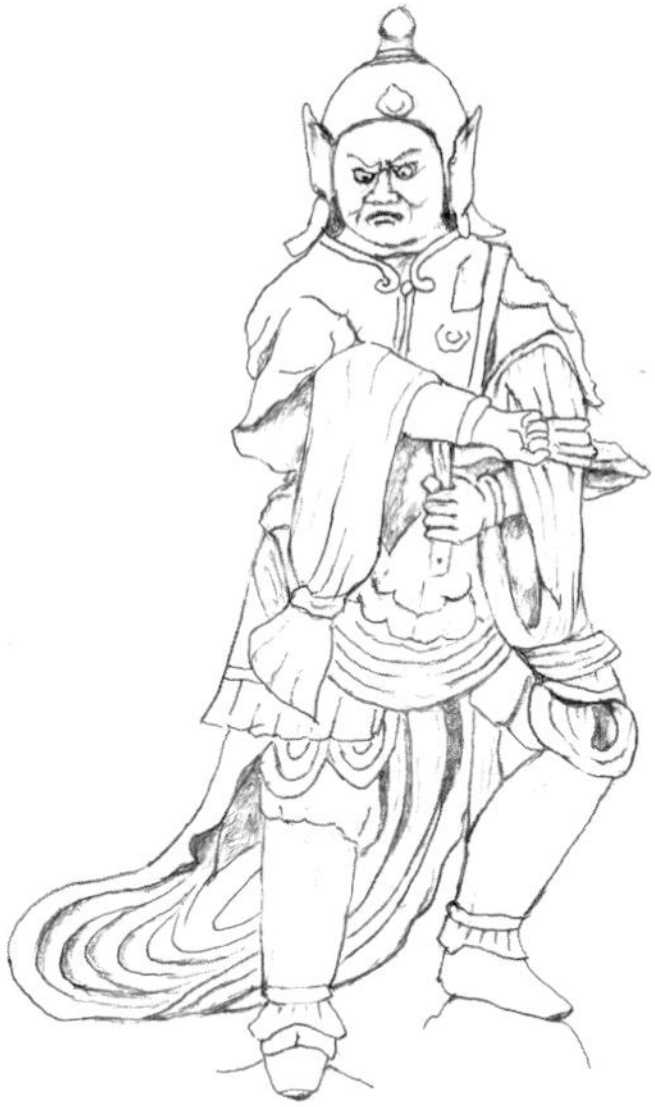

図 6-8　西大寺の持国天（左）と邪鬼像

①持国天の邪鬼
②増長天の邪鬼
③広目天の邪鬼
④多聞天の邪鬼

①

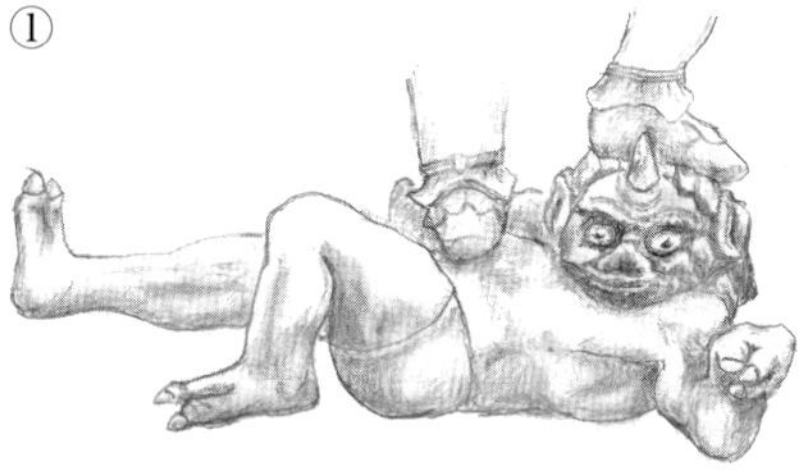

②

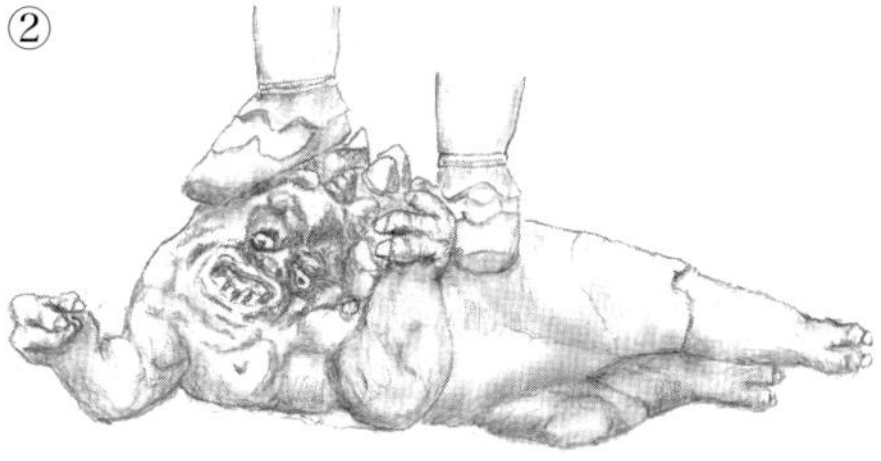

③

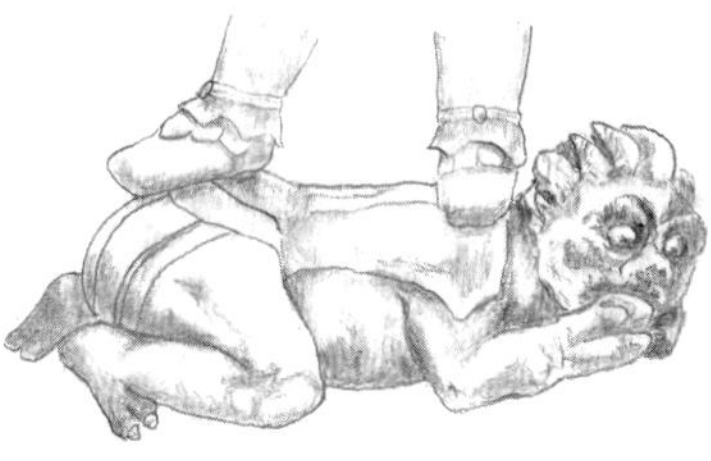

④

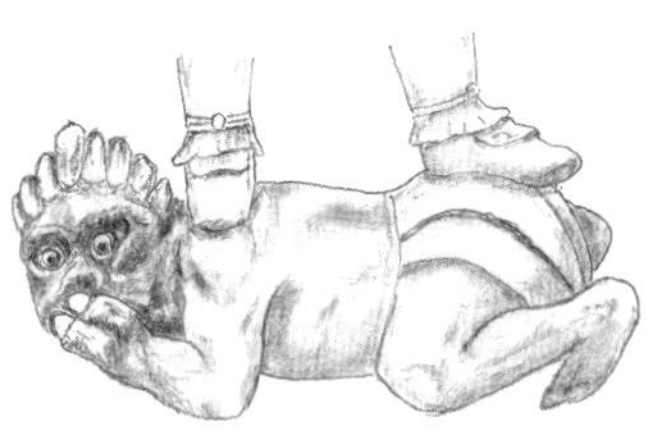

【東寺（教王護国寺）】

講堂の壇上には21体もの仏像が安置されている。四天王像はその四隅に立っている。それらは邪鬼を含めて一木造りでいずれも力強く迫力ある表現で、平安初期の武将像の典型といわれる。

四天王像はどれも堂々とした体躯で、その姿態は大変ダイナミックである。特に持国天は2匹の邪鬼の頭に足をかけ、右足を高く挙げているが腰は安定している。上体をわずかに右にひねって戟《げき》を持つ右腕を大きく後ろに振り上げ、左腕は剣を握って前に力強く突き出し、体全体のバランスが非常によくとれている（図6-9）。右腕の振り上げの動作が大きく、顔の表情とともに憤怒の激しさがよく表現されている。増長天は右手で戟を握り、左手に剣を持つ形は持国天に似ているが、動きがなく怒りの勢いはそれほどではない。多聞天は右手で宝塔を掲げ、邪鬼の間にいる地天の両手の上に立っている。この形は毘沙門天像でよく見られ、両者が同じであることを伺わせる。

邪鬼は、持国天のものは2匹とも前かがみの姿勢で頭を踏まれ、左のものは手で頭を支えている。ともに大きな丸い眼玉をして、なぜ踏まれたのかわからないといったような表情で苦痛は感じていなそうだ（図6-9①）。増長天の邪鬼は力士のようで、左は頭を踏まれて胡坐をかいたまま仰向けになり、すっかり参ったといった感じ。右はうつぶせで背中を踏まれ降参の姿勢（図6-9②）。広目天の邪鬼は2匹とも座ったまま後ろ首を踏まれて前屈みになり、あきらめの表情（図6-9③）。多聞天の邪鬼は、前述のように2匹の間の地天が多聞天を支えているので、何ら苦痛はない。左の邪鬼は立膝で両手をその上に置き、右は正座して腕組みして、共にどうしたものかといった表情である（図6-9④）。これらの邪鬼は四天王の激しい憤怒の姿とは対照的に剽軽な感じで、制作者の見事な構成力が伺える。

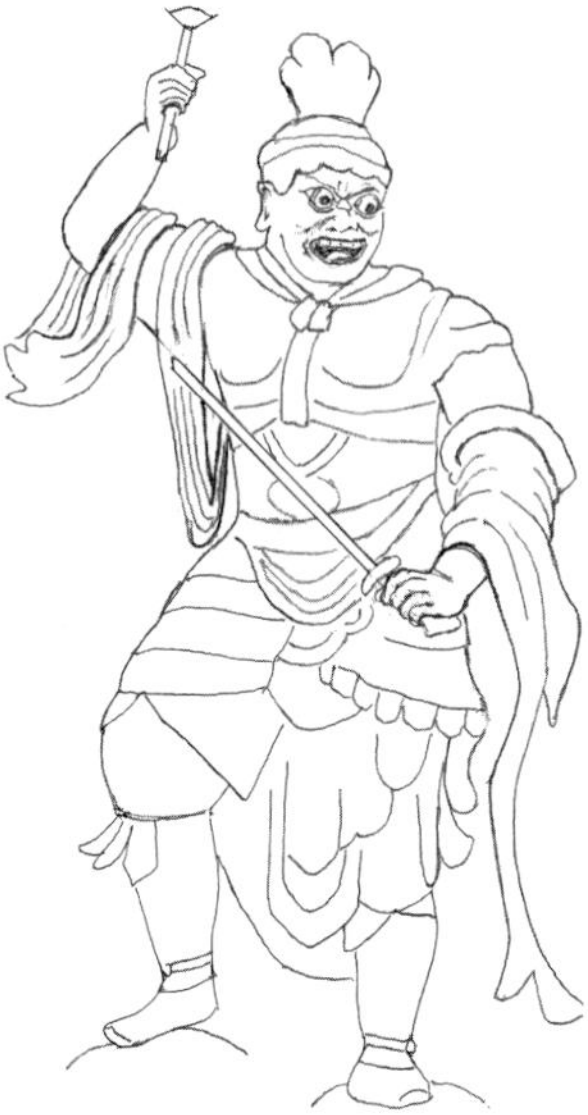

図 6-9　東寺の持国天（左）と邪鬼像
①持国天の邪鬼
②増長天の邪鬼
③広目天の邪鬼
④多聞天の邪鬼

①
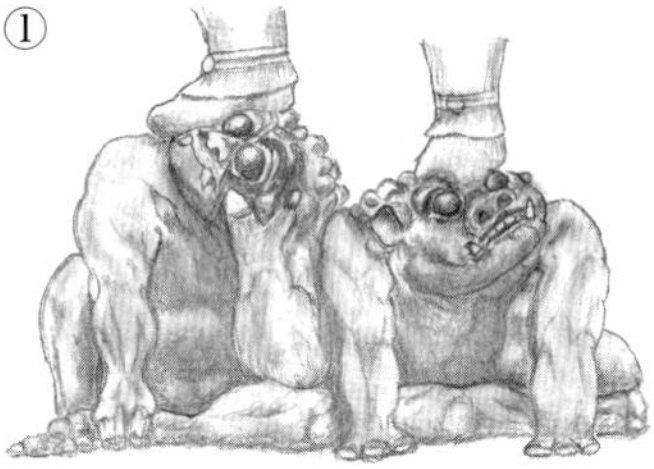

②
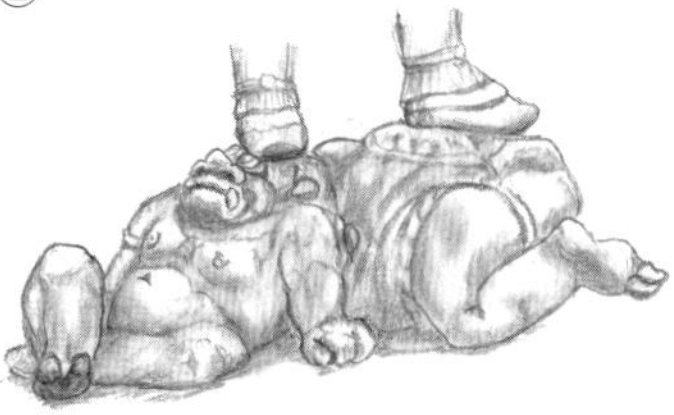

③
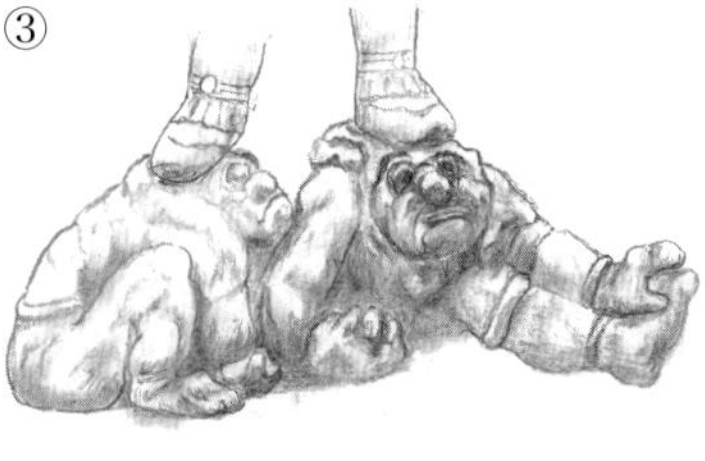

④
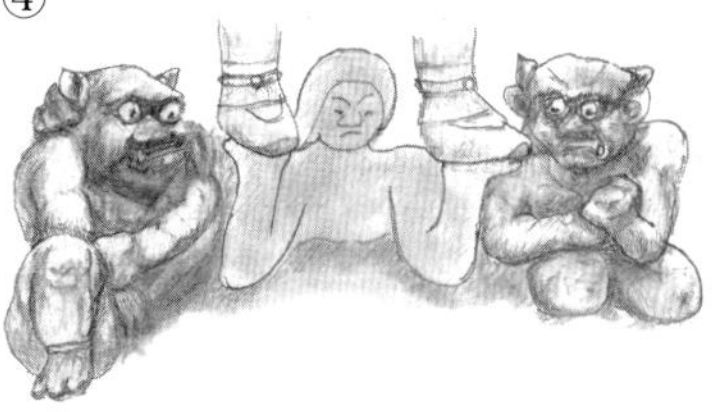

【延暦寺】

四天王像は平安時代中期から後期に造られ、根本中堂に置かれていたが、現在はその裏手の宝物館に展示されている。頭が小さくどれも格好がいい。だが、全体的に動きが感じられない（図6-10）。持国天と増長天は全く対称的なポーズをとっている。持国天が緑、増長天が赤と顔色でわかるが、そうした着色がないと区別がつかないだろう。広目天と多聞天も腕の形は違うがほぼ同じ姿態である。顔の色はそれぞれ白と黒である。多くの場合、持国天と増長天は動、広目天と多聞天は静となっているが、ここの像にはそうした違いも見られない。それぞれの持物が失われていることもそうした違いのなさに影響しているかもしれない。

邪鬼は2匹ずつついている。どれも頭を踏まれて顔が潰れている。持国天、増長天、多聞天の右側の邪鬼は額あたりまで踏まれて目も潰れそうだ（図6-10①②④）。元の顔が全くわからないほどである。また、2匹の邪鬼は持国天のもののほか、どれも腕や脚がお互いに重なりあっていて、その形やどちらのものかわかりづらい。

延暦寺にはこれとは別に西塔釈迦堂にあった広目天像と多聞天像がある。もとは4体だったのがこの2体だけが残った。邪鬼は1匹で、広目天の邪鬼は獅子のような姿形をしているが、多聞天の邪鬼は法隆寺金堂の邪鬼と同じように猿の顔をして、腹這いで両肘をついて頭のわきで手を握っている。この2体の天王像は先の像よりもやや早く、平安初期に造られたらしい。多聞天の邪鬼が法隆寺の飛鳥時代に造られた四天王像のものと似た形をしているのは模倣したのだろうか。

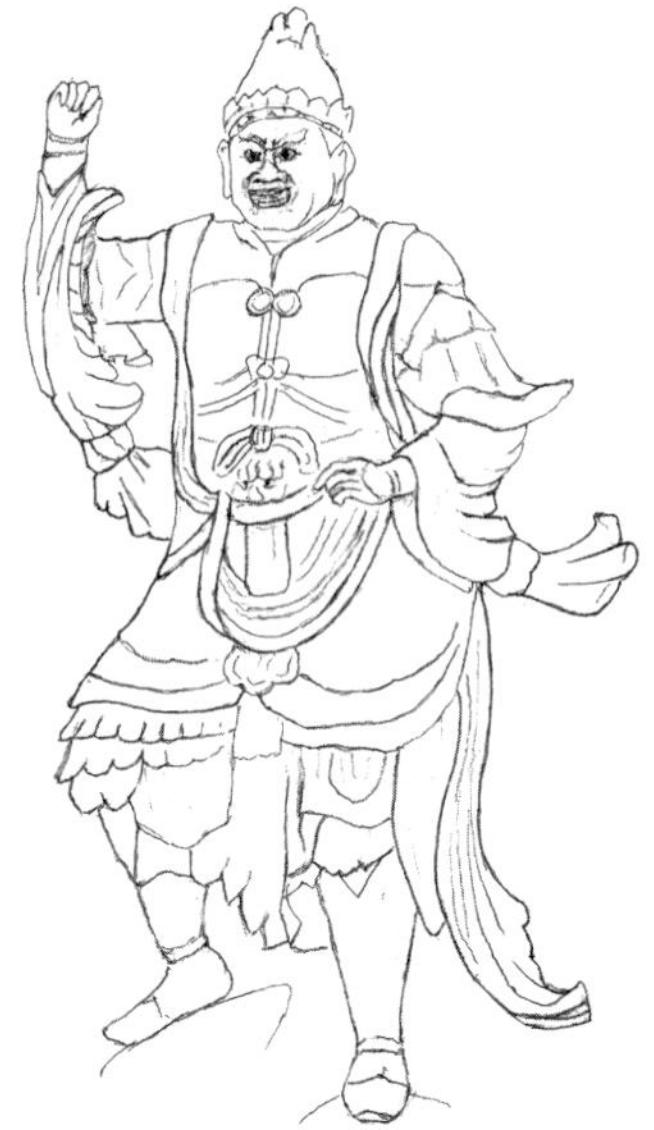

図 6-10　延暦寺の持国天（左）と邪鬼像
①持国天の邪鬼
②増長天の邪鬼
③広目天の邪鬼
④多聞天の邪鬼

①

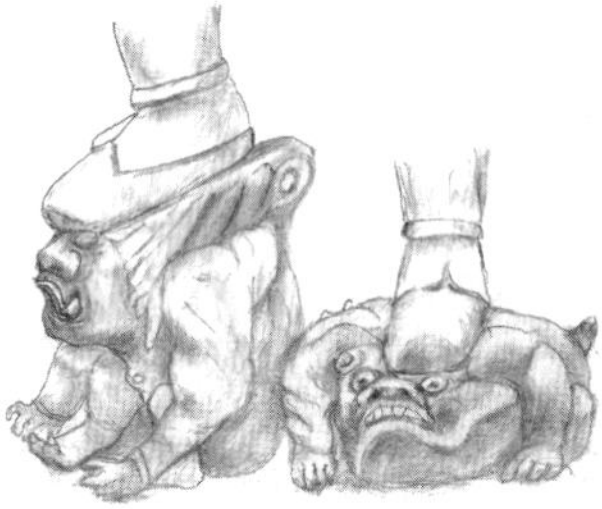

②

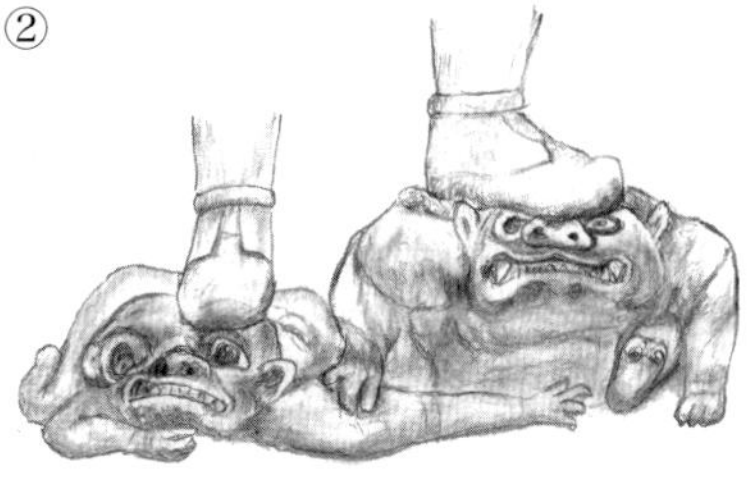

③

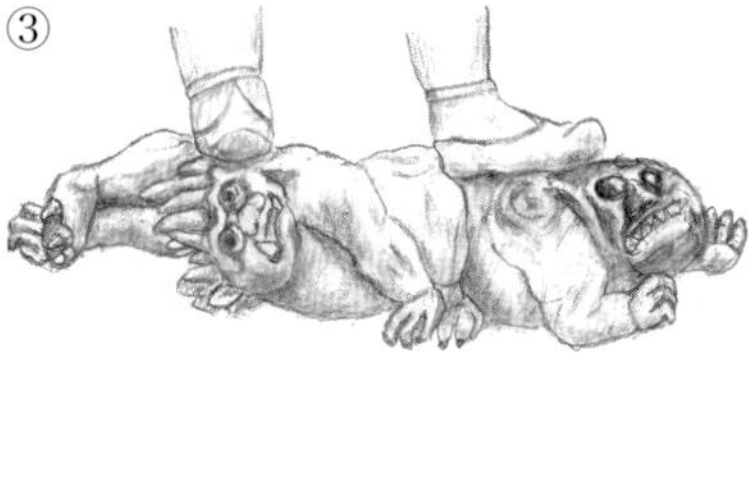

④

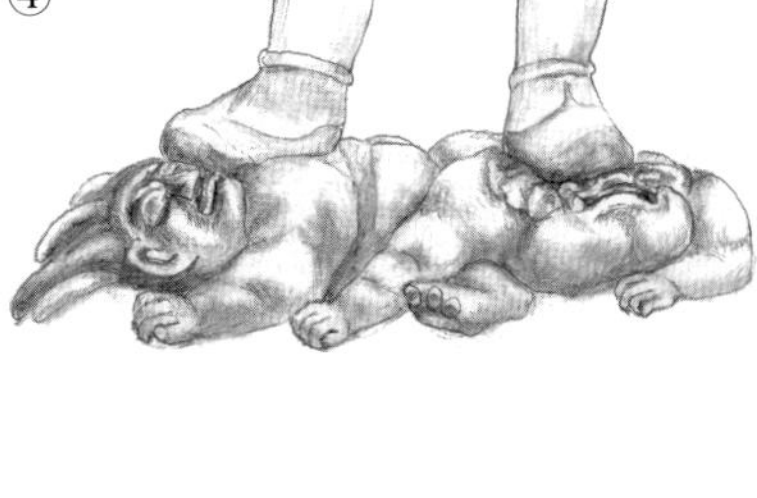

【浄瑠璃寺】

このお寺は九体阿弥陀仏で有名な古刹である。四天王像は本尊の阿弥陀仏を守護するために造られたが、現在は持国天と増長天だけが置かれ、広目天と多聞天はそれぞれ東京、京都の国立博物館に寄託されている。

四天王像は平安後期の作とされ、いずれも顔に激しい怒りの表情を示すものの体や腕の動きは少なく、袖や天衣が靡いて優雅な雰囲気をかもしだしている（図6-11）。保存状態が非常によく、極彩色の華麗な文様、細かな截金《きりがね》が見事に残っている。多聞天は他と違って、顔、体とも正面を向いて静かに起立している。この像は他よりもやや早く制作された可能性が指摘されていて、もとは独立した像、つまり毘沙門天だったかもしれないともいわれている。これは後に述べるように、邪鬼の姿からも推測される。

踏まれている邪鬼の形は凹凸が少なく平面的である。それぞれはほかとは違ってどこか愛嬌がある。上に載っている四天王がおそろしい顔をしていても激しく踏みつける様子はないので、穏やかな表情をしているのだろう。持国天の邪鬼は踏まれてうつぶせの状態で頭を地につけ顔をこちらに向けているが、両目を大きく開き舌を出している。成敗され降参して舌を出したのかもしれないが、苦しんでいるようには見えない（図6-11①）。増長天、広目天の邪鬼も目が大きく、猿や虎に似たとぼけた顔をして頭を地につけて平伏している（図6-11②③）。多聞天の邪鬼はそれとは異なり正面を向き、垂れ目で大黒様のようなふくよかな顔を両手で支えている（図6-11④）。どの邪鬼もおとなしそうで、とてもひどい悪さをしたとは思えない。

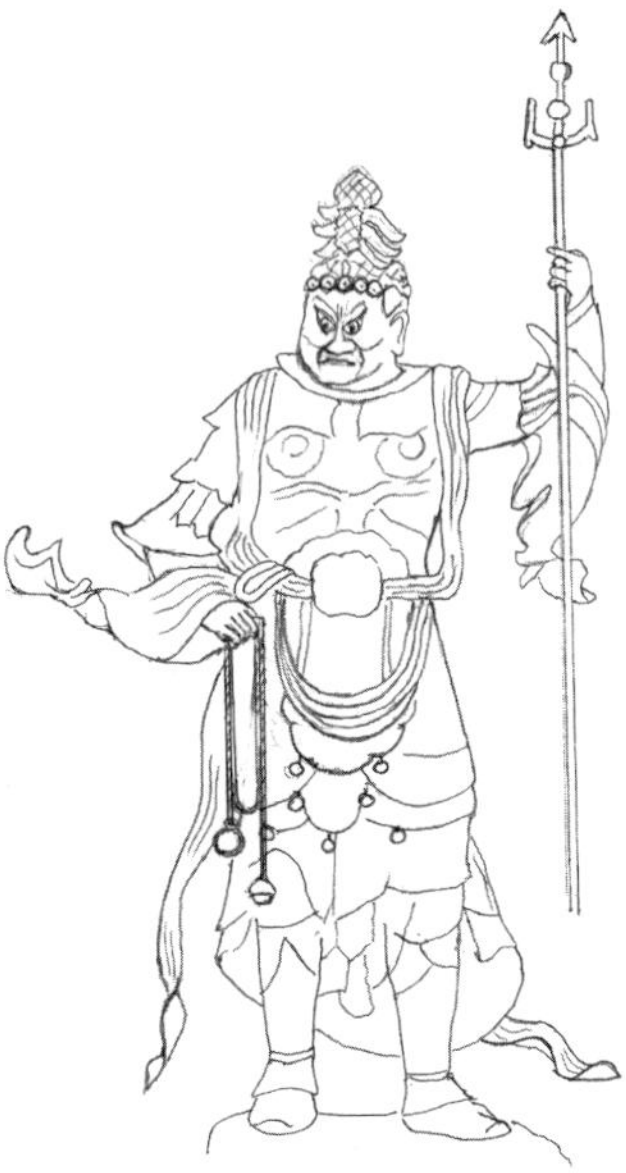

図 6-11　浄瑠璃寺の広目天（左）と邪鬼像
①持国天の邪鬼
②増長天の邪鬼
③広目天の邪鬼
④多聞天の邪鬼

①

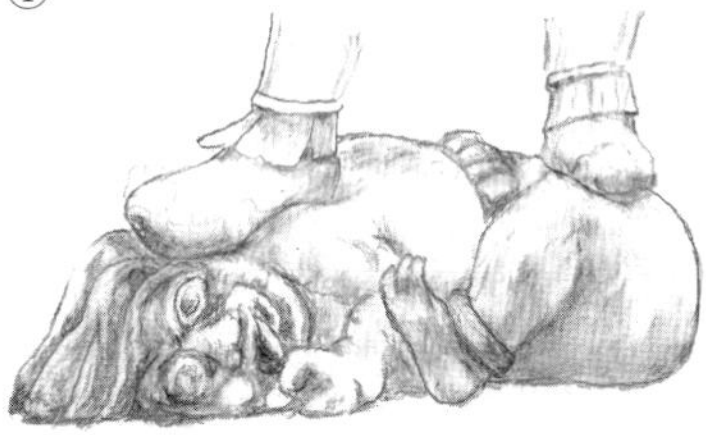

②

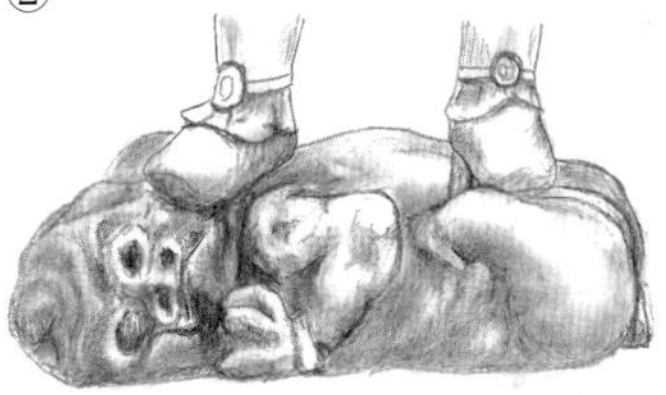

③

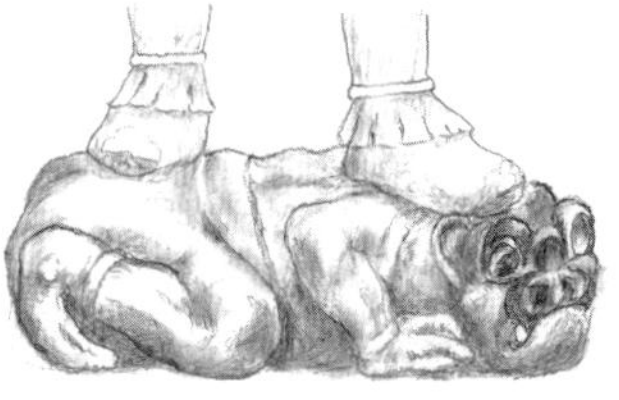

④

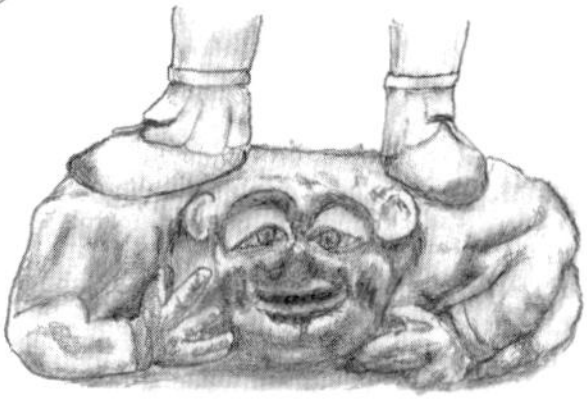

【金剛峰寺】

高野山にあるこのお寺の四天王像は霊宝館に置かれている。それらは快慶の工房で造られ、広目天像は快慶自身の作である。この像は平伏する邪鬼の上で険しい憤怒の表情を表しながら、左足に体重をかけるように腰を左にわずかに捻って、右手には筆を、左手は肘を曲げて巻子を持って立っている。そのすっきりとした姿には無理がなく高い写実性が感じられる（図6-12）。持国天は左足で邪鬼の顔を踏んでいる。険しい顔で右手を腰に当て、左手は高く掲げて戟《げき》を掴んでいる。増長天は持国天とほぼ対称的なポーズをとっている。多聞天は右手に宝塔、左手に戟、と持物が違うが広目天と全く対称的である。2体ずつが対称性をもって全体が一つの群像を成している。

邪鬼の姿は変化に富んでいる。持国天のものは顔と腰を踏まれている。顔の真ん中を踏まれている邪鬼は延暦寺にもあったが、ほかには見当たらない。これはかなりの苦痛と屈辱で耐えられないだろう。肘をついた手を握り締めて顎を支えるのがやっとと見える（図6-12①）。増長天の邪鬼は後ろを振り向きざまに頭を踏まれ、驚きで両目が飛び出ている（図6-12②）。広目天の邪鬼はあまりの恐ろしさからだろうか、平伏して両手で頭を抱えている（図6-12③）。垂れさがった髪で隠された顔はどんなだろうか。多聞天の邪鬼は獰猛な動物のようである。これらの邪鬼は、持国天と増長天、広目天と多聞天、とそれぞれ対称的な形になっている。

以上は古い代表的なお寺の四天王とその邪鬼の姿である。

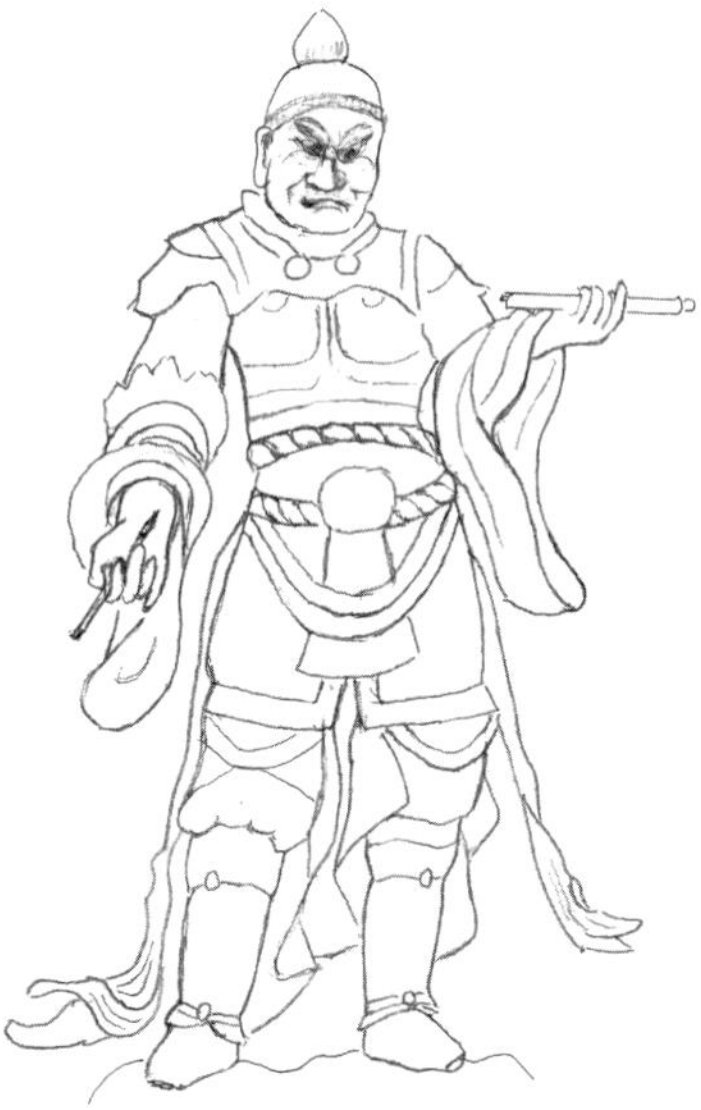

図 6-12　金剛峰寺の広目天（左）と邪鬼像
①持国天の邪鬼
②増長天の邪鬼
③広目天の邪鬼
④多聞天の邪鬼

①

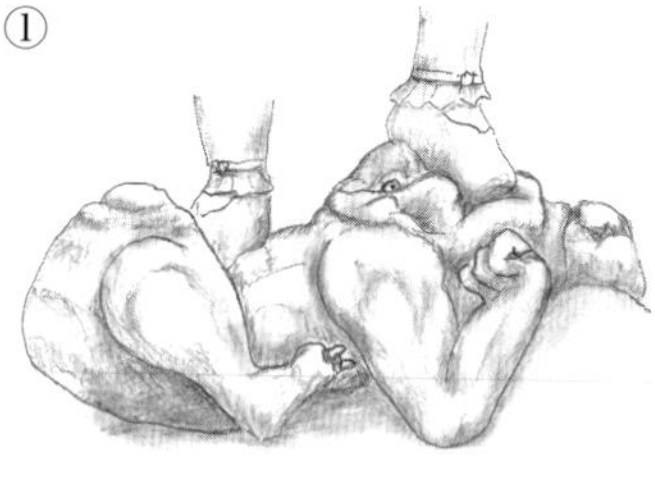

②

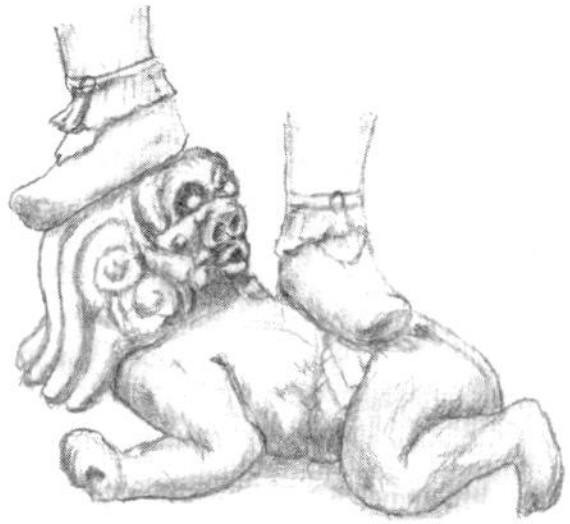

③

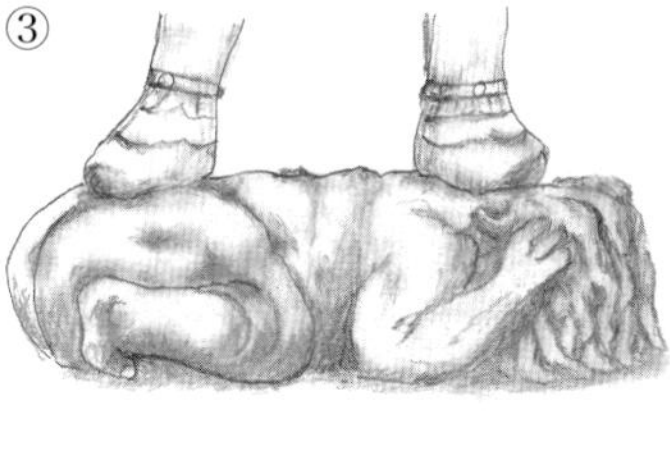

④

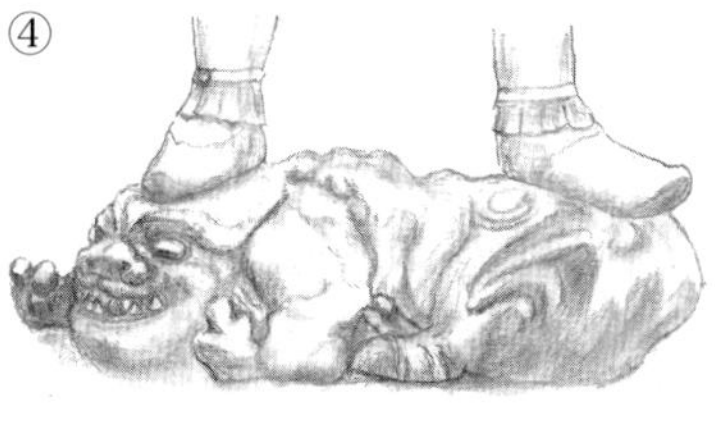

特異な四天王像と邪鬼

これまで見てきたように、四天王、邪鬼とも形はいろいろだった。

四天王像は本尊を守るものとして古代武将の姿が求められ、制作者はそれを念頭に、古い像を参考にしながら造ってきたと考えられる。しかし、四天王個々の姿にははっきりした決まりはないらしい。たとえば、持国天や増長天は戟《げき》や剣を持つ、広目天は筆と巻子、多聞天は宝塔を持つなどといわれるが、実はそうでない像も少なくないことがここでわかっただろう。そうなると、制作者がはじめに像のどこかに仏名を書いておかないと、のちにそれが四天王のどれであるかを特定するのが難しいことがある。実際、図版と安置されている像が違っていたりすることもある。とくに、持国天と増長天は対照的に造られることが多いので左右取り違えやすい。ときには広目天がそれらと取り違えられていたこともあった。というわけで、それぞれ像としておよその決まりはあるもののかなりの自由度があるといえるだろう。

ここに邪鬼と共に掲げた四天王の図では、増長天が多いが、その姿はバラエティに富んでいた。なかでも当麻寺の増長天が武装姿の菩薩であったことは筆者にとって新たな発見だった。これは増長天が仏の聖域を守る武将神だけではないということだろう。

持国天は増長天と大抵対をなしている。ここではわずかしか例示できなかったが、そのなかの東寺の持国天は最も怖い像といわれる。先に述べたように、激しい忿怒相をして右手で短い柄の戟を振り上げている。この実際の像を初めて見たとき、ミケランジェロがシステナ礼拝堂に描いた最後の審判のキリスト像を思い出した（図6-13）。両者を比べると、キリスト像は剣を投げた瞬間であるのに対して、持国天はこれから戟を振り下ろそうとしているところで、右腕の後ろへの引きが大きく、今にもひどく叩かれそうな勢いである。憤怒の激しさがよく表されている。好きな像の一つである。

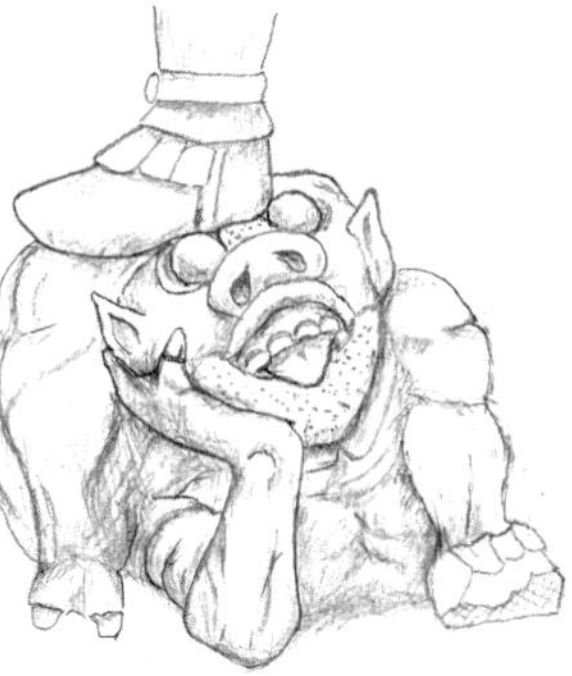

図 6-14　東寺増長天の後ろ向き邪鬼の顔（図 6－9②の右側）

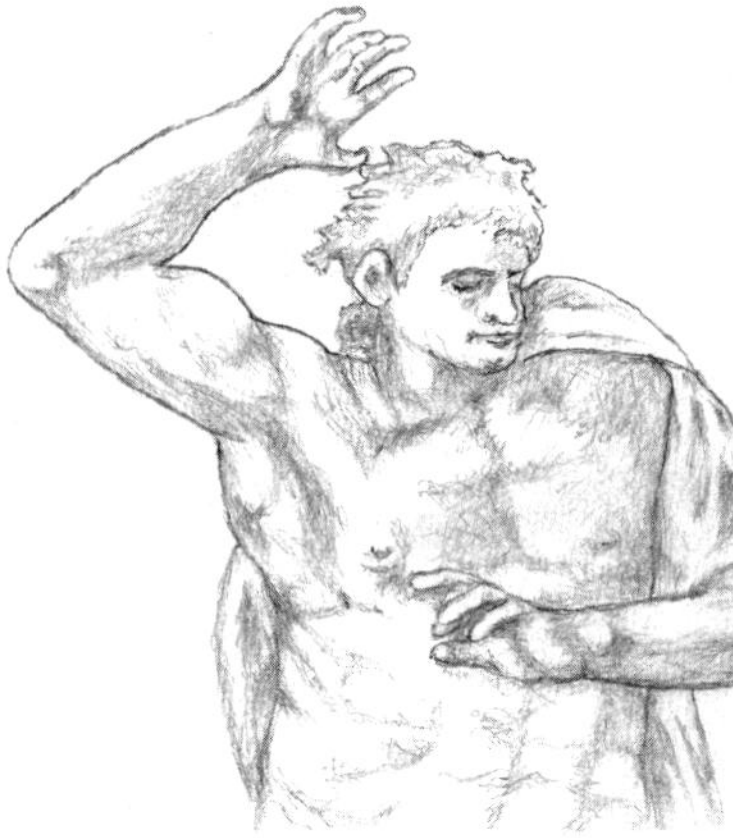

図 6-13　ミケランジェロが描いた最後の審判のキリスト像

邪鬼については次項で詳しく述べるが、いろいろな形をするもののなかに興福寺東金堂の広目天の邪鬼のように顔が隠れているものがいくつかある。東寺の増長天の右の邪鬼もそうだが隠れているとよけいに見たくなる。仏像は本来正面から拝観するので、裏側の隠れるところは彫刻してなくても構わないだろう。実際、見えるところしか彫刻してない邪鬼像もある。東寺のこの邪鬼は丸々としたお尻をこちらに向けているが、どんな顔をしているのか気になっていた。そうしたなか、最近、東寺の多くの仏像が東京国立博物館に出展された。この像も含まれていた。広い会場には多くの仏像が周囲から自由に見られるように配置されていた。早速この邪鬼の後ろに回った。そこには右腕で頬杖をつく豚のような顔が彫刻されていた(図6-14)。丸く飛び出た目はここの邪鬼の特徴だが、半開きの大きな口からは舌が出ていた。いかにも疲れ果てたといった表情に見えた。左の邪鬼が太ったチンパンジーのようで、しっかり口を閉じているのと対照的だった。その場で写生したが、その間、観覧者でこの裏の顔に興味を示す人はほとんどいなかった。またとないチャンスなのに、である。

邪鬼像の収集と分類

これら多くの邪鬼像を見てくると、なかに似た形のものがあることに気づいた。そこで像容を分類してみることにした。

対象はこれまでに述べたものを含めて天王151、邪鬼は176で、そのうち天王それぞれに1匹ついている邪鬼が126、2匹ついているものは50である。邪鬼は写真や実物を模写し、その図を次の点について分類した。

1．踏まれている場所

四天王は両足で邪鬼を踏んでいるものがほとんどだが、邪鬼が1匹の場合では、頭か顔と背か腰が踏まれているものが約半数で最も多く、次いで肩か背中と腰を踏まれているものが3分の1ほどで、両者で全体の約80％だった。2匹の邪鬼の場合は、両方が1か所ずつ踏まれていて、共に肩を踏まれているものが最多で、片方が頭か顔、他方が肩か背中を踏まれているものがそれよりやや少なく、両者で80％を占めた。天王ごとの違いはどちらの場合にも見られなかった。

2．邪鬼の像容

邪鬼像の姿かたちを体、頭、脚の様態で分けた。腕や手は形がさまざまなので項目には加えなかった。

各天王に1匹ついている邪鬼について見ると（**表6-1**）、平伏位つまり腹這いになっているものが65％近く、仰臥位、側伏位つまり仰向き、横向きに寝ているものは各10％以下だった。腹這いのものについて頭の様子で見ると、頭を地につけているもの、頭を挙げているもの、頬杖をついているもののうち、地に

表 6-1　邪鬼の像様の分類（1 匹の場合 126 体）

体位	頭	脚	体（%）	
四足立位			6（4.8）	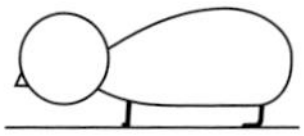
平伏位	頭を地につける	膝を地につける	20（15.8）	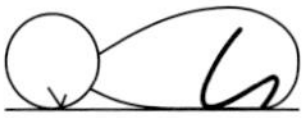
		膝を立てる	17（13.5）	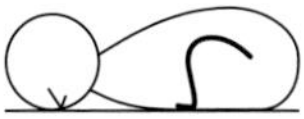
		脚を前に出す	6（4.8）	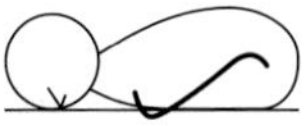
		脚を後ろに伸ばす	7（5.6）	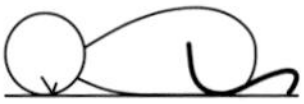
	頭を挙げる	膝を地につける	12（9.5）	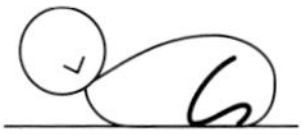
		膝を立てるまたは脚を前に出す	4（3.2）	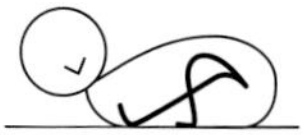
	頬杖をつく	膝を地につける	10（7.9）	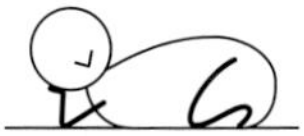
		膝を立てるまたは脚を前に出す	5（4.0）	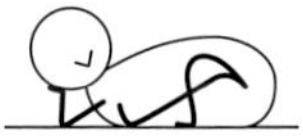
側臥位			8（6.3）	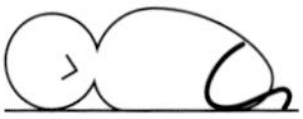
仰臥位	頭を地につける		3（2.4）	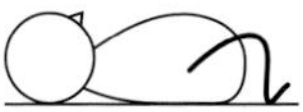
	頭を挙げる		8（6.3）	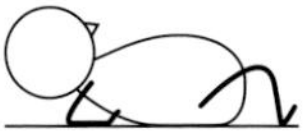
その他			20（15.9）	

合計　126 体（100%）

表6-2　邪鬼の像様の分類(2匹の場合 50体)

体位	頭	体（%）
平伏位	頭を地につける	22（44.0）
	頭を挙げる	10（20.0）
側臥位		2（4.0）
仰臥位		3（6.0）
座位		12（24.0）
その他		1（2.0）

合計　50体（100%）

＊脚の形はわからないものが多いため、項目から外した。

つけているものが約3分の2を占めた。次に脚の形をみると、膝を地につけたり脛まで地につけているもの、膝を立てているものが比較的多かった。

2匹ついている邪鬼では、1匹の場合とほとんど変わらない割合を示した（表6-2）。つまり、腹這いが最も多く64%、頭を地に着けているものは3分の2、ただし頬杖をつくものはなかった。2匹の場合には東寺の邪鬼のように座位をとるものが4分の1あったのが特徴的だった。

なお、脚について、1匹の場合は片方しか見えないものはその形、両足が見えるものでは大体手前にある脚の形を採用した。2匹の場合は足が見えないものが多いので、分類の項目から外した。

千差万別と見えた邪鬼の姿かたちは、手や腕を除くと結構似た形をしたものがあることがわかった。

3. 邪鬼の内面的な反応

邪鬼の表情や像容からその気持ちをあえて推測して分類した。つまり、感情移入した筆者の主観的な分類である。項目は、ⓐ不安がいっぱいの不安型、ⓑ悲鳴をあげ逃げようとする阿鼻叫喚型、ⓒ逃げられないので観念するのみの忍耐型、ⓓすっかり意気喪失してただ諦めるのみの諦め型、ⓔその他像容から感情を推測

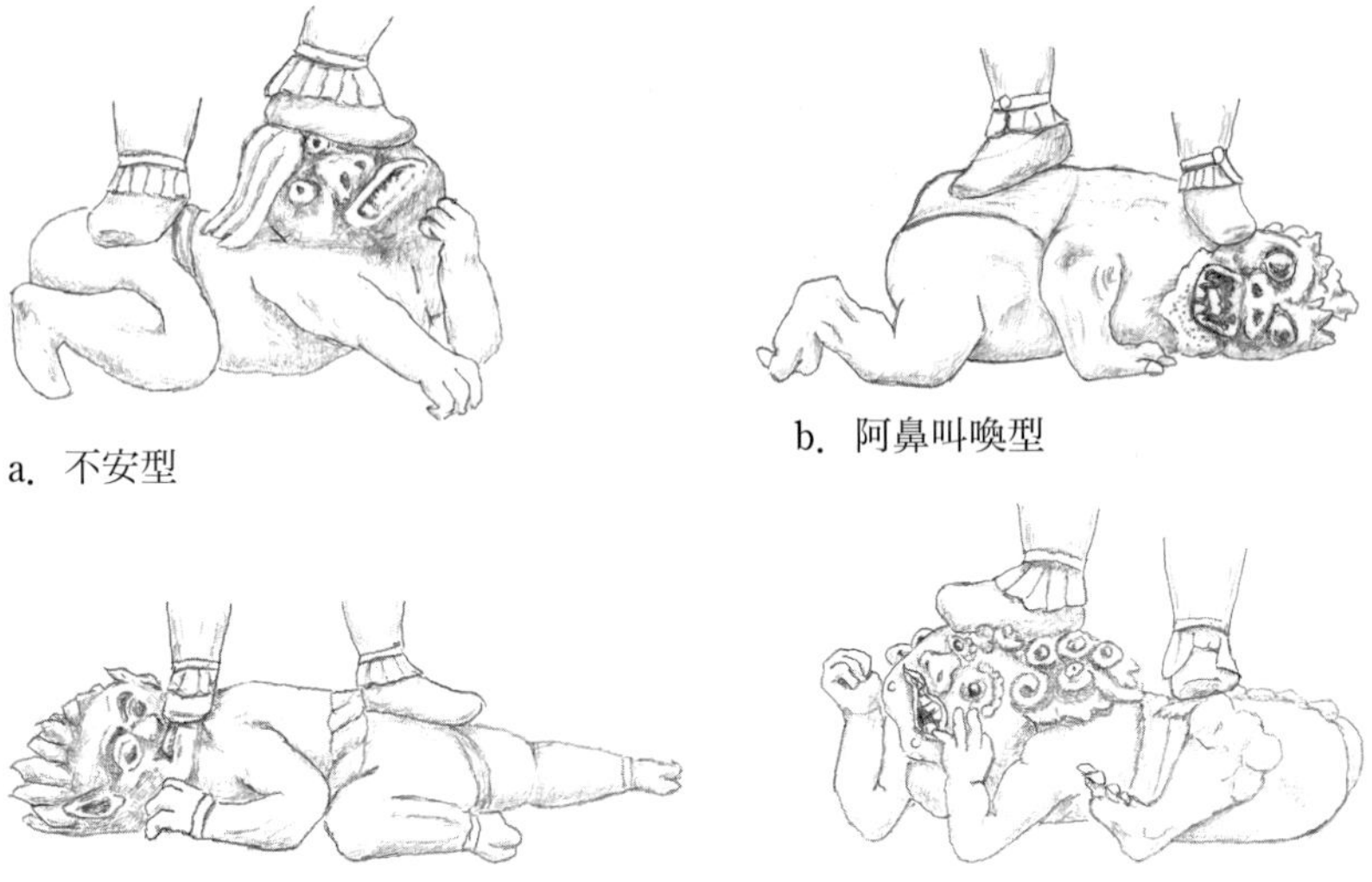

a. 不安型　b. 阿鼻叫喚型

c. 忍耐型　d. 諦め型

図 6-15　邪鬼の内面的反応の具体例

a：宝城坊の増長天の邪鬼（例；図 6－6④、6－8③,④）
b：興福寺中金堂の増長天の邪鬼（例；図 6－5①、6－8②）
c：道成寺の広目天の邪鬼（例；図 6－2④、6－5②）
d：石馬寺の持国天の邪鬼（例；図 6－9①、6－11①④）

できないものとした。結果は、忍耐型、諦め型が共に30%程度、阿鼻叫喚型は18%、不安型は5%だった。

各型の代表的な例を示そう（**図6-15**）。これまで図示した邪鬼の図番号も付けたので、それぞれの型でバラエティがあるのがわかる。

さて、この分類はさまざまと見える邪鬼の姿形を何とか整理できないかと思って試みたものである。四天王に踏まれている場所はわかりやすいが、形となると整理する項目を決めるのが厄介である。ここでは体、頭、脚についてそれぞれの様態を対象にした。しかし、腕と手は形の違いがあまりに多く、項目としてまとめることはできなかった。また、邪鬼の内面的な反応、つまり像から受ける感じは見る人によっていかようにも変わるので項目別に分け、その割合を出すのはいかがかと思われるが、ひとつの見方として示すことにした。

四天王と邪鬼の像の推移

ここに集めた邪鬼がいる四天王像は大体飛鳥時代から鎌倉時代までに造られたものである。それを時代ごとに見ると、飛鳥、白鳳時代とそれ以降とでは大きな違いがあった。

法隆寺金堂の四天王像は、先に述べたようにどれも動きがなく、うずくまった邪鬼の背に両足をそろえて静かに直立していて姿は神像のようである。元来、四天王は須弥山《しゅみせん》の四方を守る守護神というから神像であっても構わないだろう。それを載せる邪鬼は奇怪な顔で奇妙な姿形をしている。腕や足、背中に描かれた線状のものは拘束帯で、四天王によって縛られているのだという。

聖徳太子が四天王寺を建立した飛鳥時代には、四天王は人々の行いを監視する役目をもつとされた。月の悪日とされる六斉日には悪鬼が跋扈《ばっこ》して人々の心を乱すので、使者を使わして世間の邪悪を探らせた。広目天は筆と巻子をもってそれを記録して帝釈天に報告した。法隆寺金堂の邪鬼はそのとき捕らえられて縛られたものかと思われる。

当麻寺の四天王像はどれも両足をそろえて邪鬼の上に立つが、法隆寺のものより動きがあり写実的である。法隆寺の像が無表情なのに対して表情がはっきりしている。多聞天は怒りを見せているが、激しくはない。監視者としての表情である。前に立つ持国天、増長天の邪鬼は法隆寺の邪鬼のようにうずくまっているが拘束はされていない。

天平時代になると像容が大きく変わって写実的になってくる。四天王は監視者であると同時に懲罰者としての役目も担うようになる。東大寺法華堂、戒壇堂の四天王像にはそれが表情として表れている。とくに戒壇堂では前に立つ持国天と増長天は怒りをあらわにし、後ろの広目天と多聞天は目を細めて射るような眼差しで遠くを見ている。前者が懲罰者、後者が監視者と役割分担されている。戒壇堂の邪鬼は先に述べたように獰猛な感じで薄気味悪く、邪悪なものの表現として最高で、六斉日に跋扈するという邪鬼の姿だろう。当時の人々はこれを見て行いを慎んだのかもしれない。

平安時代に入ると四天王の監視の役割はなくなり、四体がみな懲罰者になってしまう。当時、都には悪鬼や怨霊がはびこり、人々は加持祈祷によってそれらを打ち払おうとした。そんな世情から強力な仏が希求されたのである。

興福寺東金堂、北円堂の像はどれも目を大きく見開いて邪鬼を踏みつけている。広目天すら筆、巻子を捨てて戟《げき》や捕縛縄をもって邪鬼を懲らしめている。邪鬼はみな打ちのめされ無残な姿になった。東寺が造営され、密教が盛んになる。東寺には立体曼荼羅が設えられ、その四隅に四天王像が立つが、その姿は非常に動的で激しい怒りに満ちている。いかにも密教的である。ところがどうしたわけか、邪鬼はというと丸い大きな目をして熊のようで愛嬌のある姿態である。四天王の激しい姿との落差が大きい。

平安後期の藤原時代には延暦寺、浄瑠璃寺の四天王像があるが様式的になり、迫力に欠ける。

鎌倉時代に入ると、興福寺中金堂の康慶、海住山寺の貞慶、金剛峰寺の快慶などにより写実性の強い四天王像が造られた。興福寺の像は東金堂や北円堂と同じく四体が懲罰者になっている。海住山寺、金剛峰寺の四天王像は天平時代の像の様式で、持国天と増長天が懲罰者の形で動的、広目天は筆と巻子をもって多聞天とともに監視者の姿で静的である。それぞれは対称的になっている。邪鬼は人のようでもあり動物や怪物でもあり多様な形をしている。

金剛峰寺の像は先に触れたように、東大寺にあって焼失した像のひな型とすれば天平時代の様式をとっていても不思議ではないかもしれない。

邪鬼像の制作

こうしてみると、四天王や邪鬼の像には変化があり、時代背景や仏教思想の影響が関わっていることは明らかである。邪鬼像についていえば古くは経典にある邪悪なものをいかに表すかで素朴な奇妙な動物や気味の悪い鬼の形がとられた。時代が下るとそれが彫像として洗練され、様式化された。斬新な形や奇抜な形はほとんど現れなかった。それは、先にも述べたが、邪鬼は制作者の自由だとしても仏像を載せるものとなると範囲が限られてしまい、その中で新たな形を模索せざるを得なかったからではないだろうか。

はじめに歯の彫刻の話をした。そこではモデル通りに作ることが求められたが、できた初めの作品は千差万別だった。もしモデルが与えられなかったらどうなるか。各人が自分のイメージによって作るので、その差はもっとひどいことになるだろう。でも歯という具体的な共通認識があるので、ばらつきはあってもそれなりの形にはなるだろう。

ところが邪鬼になると誰も見たことがない。具体的なモデルがない。それを造るとなると、昔から言い伝えられてきた鬼や怪物などの形から邪鬼のイメージを作り、それを具体化しなければならない。イメージ作りが重要になってくる。その際に古来の概念からあまり外れると四天王の風変わりな土台と見られてしまう。制作者には卓越した想像力と調整力が求められたことだろう。ほとんど気に留められない日陰者の邪鬼ではあるが、造るとなると大変な苦労があったに違いない。

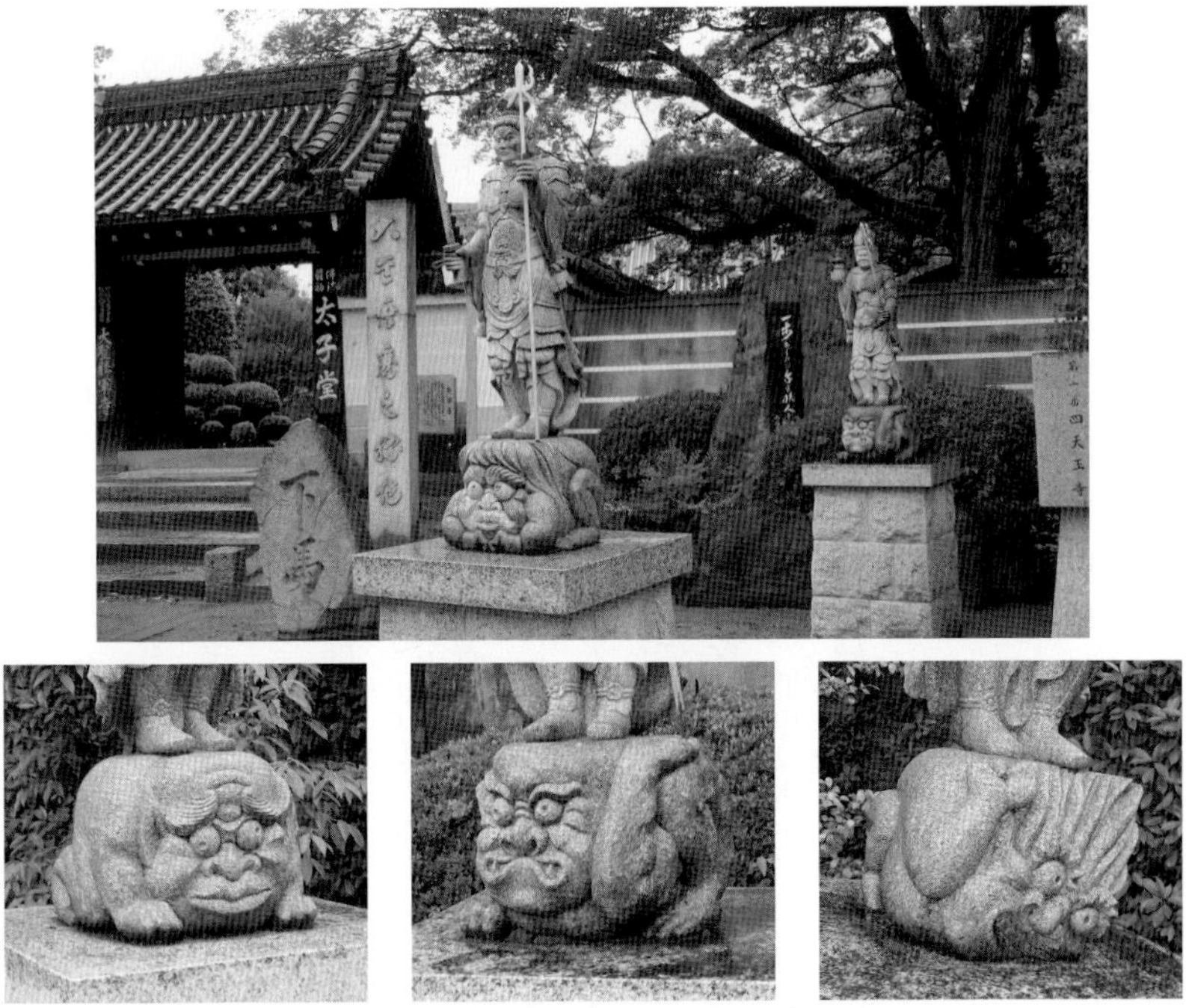

大聖勝軍寺門前の四天王と邪鬼像

邪鬼は骰子《さいころ》状にモデリングされている。邪鬼の形は本来自由だからこれでいいだろう。

さて、これで本章を閉じるが、冒頭で歯の彫刻に触れた。それはむし歯で破壊された歯をクラウンで修復するための基礎訓練でもあった。それは今後も必要と考えられる。しかし、臨床では遠からず人手によるクラウンのための歯の彫刻は人工知能に置き換えられるに違いない。現実にコンピュータを駆使した装置で人工的な歯が造られているからである。

これと対極にあると思われるのが邪鬼の制作である。すでに述べたように邪鬼は制作者の自由な発想の許に造られる。四天王という仏像を支えるものとして精神的に制約はあるにしても、仏像そのものを彫刻するわけでないので自分がいいと思う形に設計できる。

邪鬼を見て、何だかよくわからない、奇妙な格好、可愛い、などいろいろな声が聞こえる。しかし、じっくり見る人はほとんどいない。邪鬼はもともと四天王の付属品だから、自分でもそれで仕方ないと思っているだろう。でもそれを作った仏師は手を抜くことなく、ときには目に触れないところまで丁寧に造ったのである。芸術作品である。

ここでは邪鬼の姿形をいくつかの項目を挙げて分類してみた。それは必ずしも適当ではないかもしれないが、邪鬼を見る際のひとつの拠り所にはなるだろう。それによって、単にわからない、奇妙だ、可愛い、という以上の面白みが発見でき、制作者の意図もわかるかもしれない。

先に述べた八尾の大聖勝軍寺の門前には御影石の聖徳太子像と四天王像が置かれている。その邪鬼はどれも骰子《さいころ》状にモデリングされ、モダンアートを見るようである。飛鳥白鳳期と思われる邪鬼像が収められている古いお寺の門前にこのような像が置かれていること、その対比が面白い。これが昔だったらイメージと違うとして顰蹙《ひんしゅく》をかったかもしれないが、時代が変わり今では新感覚として受け入れられる。邪鬼像が自由にアレンジできる好事例である。邪鬼は本来、何物にも捉われない自由なのである。

最近、邪鬼の人気が高まっているという。それは邪鬼の自由な姿が人を引き付けるからなのだろう。

あとがき

「どんな小さいものでも見つめていると、宇宙につながっている」とは、ある著名な詩人の言葉である。そうかもしれない。しかし、忙しい日常で多くのものを見、多くのことを耳にするがほとんどが体を素通りしている状況では、見つめる対象が大きかろうが小さかろうが、まずそれを気に留める暇がない。

気に留めるということは、すでに心の中にそれに関連したものがあって、それとの波長が合ったときに起きるのだろう。そうだとすると、多くの知識や豊かな経験があればあるほど、さらに感度がいいほど同調が起きやすく、いろいろな事柄に気を留めることができることになる。そして、それについてじっくり観察し、考えることができれば、全く気付かなかった宇宙つまり広い世界を思い描くことができるのではないか。

筆者は四十年にわたり歯学とくに義歯に関する分野を専門にしてきた。退職して大分経つが自分の中にはまだ当時の知識や経験がかなり残っている。感度の方は年齢に応じて衰えてきたようだが、それでもまだ折に触れて見聞きするものの中に同調するものがある。本書ではそんな身近にある同調したもの、つまり気づいたことを独自の目線で掘り下げてみたのである。

「アーティキュレーション」は滅多に聴かない言葉である。ここに取り上げたのは、それがいろいろな分野で独自の意味をもって使われているのが大変珍しいと思ったからである。ただ、分野が重なっているところでは、意味が紛らわしいことがある。歯科ではこれは上下の歯の接触滑走をいうが、解剖学では関節のことをいう。噛み合わせを論じる場合、顎関節と歯の接触はよくセットとして扱われる。かつて英語の論文を読んでいたとき、「アーティキュレート」、つまり関節を営むという言葉があった。読み進むうちに「アーティキュレーション」という言葉が出てきた。これを関節のことと思ったがどうも意味が通じない。変だなと思ったが、それは歯の接触滑走のことと気付いた、ということがあった。ときにはそうしたこともあるが、意味を知っていれば問題ないだろう。

歯の痛みは身分の貴賤に関わらず起こり、それを和らげるのに昔はもっぱら神仏に頼っていた。歯科医療が進んだ今日、それでは痛みは取れないことはよくわかっていても神仏に祈願することがある。可笑しいと思うが、わかる気がする。各地にそんなご利益があるという寺社は数多く存在する。

アマルガメーションの章では東大寺の大仏について述べたが、鋳造技術が未熟な時代に天皇の命とはいえ、よくもあのような大きなものを鋳造したと思っていた。その後、何百年もの間どうだったか、東大寺に尋ねるといくつか資料を教えてくれた。それを見ると、やはり次々に問題が出てきてその対応に苦慮したこと、また今日見る大仏が黄金に仕上げできなかった理由もわかったのである。

城の石垣、特に湾曲した石垣は何とも美しい。外国の城には見られない日本らしい繊細な美意識の象徴といっても過言ではないだろう。城は本来、戦闘のための施設で頑丈で敵の攻撃に耐えられればいいわけである。しかし、甲冑や刀にも見られるように、武具、武器でありながらそこに戦闘とは関りない美を求めるというのは日本人独特の精神ではないか。そんな湾曲した石垣に対する興味をここに述べたが、その築造方法の確かなところはわからなかった。今なら土木工学的に適切な湾曲をはじき出し、重機を使ってそれに合うよう石積みすることは容易だろう。しかし、16、17世紀の時代では石積みの専門集団が秘伝とされる方法によって人力で造ったのである。見ると、どれもよくできていて感心する。

五重塔は筆者には以前から同調するところのある建造物である。見るたびに木を組み合わせただけでよくもあれほどの高い建物が造れたもの思った。しかも、地震や大風に耐えて永年その形が保たれてきたことは驚異的である。その理由について多くの建築工学の専門家たちが研究し、いろいろな説を出している。そのなかで筆者が興味をもったのがここで述べた各層を繋ぐ屋根裏の構造だった。一見複雑なようであるが、ほとんどが梃子《てこ》あるいは天秤《てんびん》の原理の応用で、それが総義歯を安定させる考え方と同じであったのは興味深かった。

邪鬼の章では、四天王、邪鬼はすべてイラストとした。その最大の理由はそれぞれの姿をわかりやすく表すためである。多くの邪鬼では長い年月で彩色がはげ落ちて部分的に残っている。それが像の影と紛らわしく写真では区別がつかないことが多かった。また写真では横を向いていると見えたものが、実はこちらを向いているといったこともあった。そこで、現地に行って実物を見て写生するのがいいが、近年、写真撮影はもちろん写生も禁じているお寺が少なくない。そこで、図版などに載っているものは予めそれを模写し、現地でそれを確認、修正する、載ってないものは実物をよく見てから外に出て概形を描き、それをもって再び堂内に入り加筆、修正するといった面倒な方法をとった。写生は長時間場所をとり、他の拝観者の邪魔になるとの理由から禁止しているのだとしたら、空いているときにはいいのではないか。とにかく、この作業には随分時間を費やした。

しかし、お寺のなかには自由に写生していいと言って座布団や椅子、机までも用意してくれたところや辺鄙なお寺で帰りのバスを気にしていたら駅まで自家用車で送ってくれたところもあって、それには大変恐縮したし、心から感謝したのであった。いい思い出として今も記憶に残っている。

これらの各テーマは長年筆者の興味を引きつけるものだった。そこには歯科の特に義歯に関する考え方や製作方法と共通するところがあったからである。本書は、それらを興に任せて述べたもので、一歯科医師の目を通して捉えた世界とでもいえるだろう。その際、しばしば専門的な解説が必要になった。図を使ったりしてそれをできるだけわかりやすいよう努めたが、甚だ心もとない。ただ、読んでみて、そんな見方もあるんだと思っていただければ幸いである。

本書をまとめるにあたり多くの示唆と助言をくださった一般財団法人口腔保健協会事務局長の藤沼聡氏、ならびに原稿の整理に多大なご尽力をいただいた編集部の千葉延江氏に心からの感謝の意を表する。

2019年7月

著　者

参考文献

第一章　アーティキュレーションの話

1．十二代目市川團十郎『団十郎の歌舞伎案内』PHP新書、PHP研究所、2008
2．中村翫右衛門『芸話おもちゃ箱』朝日選書214、朝日新聞社、1982
3．藤田洋編『歌舞伎ハンドブック』第3版、三省堂、2006
4．宝井馬琴『定本講談名作全集1』講談社、1971
5．柴田光彦校注『曲亭馬琴日記1-4巻』中央公論新社、2009
6．弓場徹『奇跡のボイストレーニングブック』主婦の友社、2013

第二章　古典文学に見る歯の痛み

1．松尾聰校注・訳『新編日本古典文学全集18　枕草子』、小学館、1998
2．暉峻康隆校注・訳『新編日本古典文学全集66　井原西鶴集（1）』、小学館、1998
3．貴志正造訳『新版全訳吾妻鏡』新人物往来社、2011
4．黒板勝美編『新訂増補国史大系43-50巻　徳川実紀』吉川弘文館、1999
5．中島陽一郎『病気日本史』雄山閣出版、1995
6．鈴木尚『骨は語る　徳川将軍・大名家の人びと』東京大学出版会、1985
7．酒井シヅ監修・日本医師会編『医界風土記　関東甲信越篇』思文閣出版、1994

第三章　アマルガメーション

1. 筒井寛昭、坂東俊彦、梶谷亮治『もっと知りたい東大寺の歴史』東京美術、２０１０
2. 香取忠彦、穂積和夫『奈良の大仏　世界最大の鋳造仏』草思社、２０１０
3. 前田泰次ほか『東大寺大仏の研究』岩波書店、１９９７
4. 石川浩司『タンゴの歴史』青土社、２００１
5. 高場将美『ラテン音楽おもしろ雑学事典』ヤマハミュージックメディア、２００７
6. ダンスマガジン編『社交ダンスへの招待』新書館、１９９９
7. 目賀田匡夫『目賀田ダンス　勝海舟の孫・目賀田綱美が拓いたもう一つのダンス史』モダン出版、１９９９

第四章　城の湾曲した石垣

1. 兵庫県立考古博物館『特別展図録　築城―職人たちの輝き』２０１６
2. 野中和夫編『石垣が語る江戸城・ものが語る歴史12』同成社、２００７
3. 三浦正幸『城のつくり方図典　改訂新版』小学館、２０１６
4. 橋本政次『姫路城の話』姫路観光協会、１９９４
5. 佐々木信四郎『城―戦略と築城』原書房、１９９０
6. 安藤英男『加藤清正のすべて』新人物往来社、１９９３
7. 藤田達生『江戸時代の設計者　異能の武将藤堂高虎』講談社現代新書、講談社、２００６
8. 笠谷和比古、黒田慶一『豊臣大阪城』新潮選書、新潮社、２０１５
9. 北垣聡一郎『石垣普請　ものと人間の文化史58』法政大学出版局、１９８７

10．大久保森蔵、大久保森一『石積の秘法とその解説』理工図書、2010
11．金沢大学 日本海文化研究室編、『金沢城郭史料 加賀藩穴生方後藤家文書』日本海文化叢書 第3巻、石川県図書館協会、1976
12．西田一彦ほか、『城郭石垣断面形状の設計法とその数式表示に関する考察』土木学会論文集、2203巻750号 89-98頁、2003

第五章　五重塔

1．幸田露伴『五重塔　日本文学全集2』新潮社、1964
2．上田篤編『五重塔はなぜ倒れないか』新潮選書、新潮社、1992
3．西岡常一・宮上茂隆著、穂積和夫絵『法隆寺　世界最古の木造建築』草思社、1980

第六章　四天王に踏まれた邪鬼百態

1．小松和彦編『怪異の民俗学4　鬼』河出書房新社、2000
2．馬場あさ子『鬼の研究』筑摩書房、2006
3．長岡龍作『日本の仏像　飛鳥・白鳳・天平の祈りと美』中公新書、中央公論社、2009
4．久野健編『仏像巡礼事典』山川出版社、1986
5．関信子、山崎隆之編、小川光三写真『仏像』山と渓谷社、2006
6．久野健編『仏像集成5、6　日本の仏像　奈良Ⅰ、Ⅱ』学生社、1994、1995

編集室から

本書の企画を藍先生からいただいたとき、着目点が面白いと感じました。お城の石垣や五重塔の構造と義歯を比較したり、すべてを歯科医師の目線で見るユニークさに感心するばかりです。さらに、ご自分で出かけて行って確認してこられるというフットワークの軽さにも敬服しました。そこで、これらを実際に見てこられた先生に、読者にもぜひ訪ねてご自分の目で見てもらいたいものを選んでいただけないかとお願いしました。以下は、「一度は見ておきたいベスト3」です。

【石垣ベスト3】

1. **姫路城の上山里下段石垣**（兵庫県姫路市）
　正門菱の門の手前を右折して城郭の石垣に沿って進んだ先にある二の丸の南の城壁部分。見学コースから外れているので見落としやすい。

2. **伊賀上野城の高石垣**（三重県伊賀市）
　城郭を南に出て通りを下り、上野高校を迂回して、その西側の通りをしばらく北進すると濠の外側に出る。遠回りだが、そこからの高石垣の眺めはすばらしい。

3. **名古屋城天守台**（愛知県名古屋市）
　本丸の不明門を出て左折すると、天守台北側の湾曲した石垣を間近に見られる。午後遅くなると斜めからの光によって湾曲がきれいに見える。

【五重塔ベスト3】

1. **法隆寺の五重塔**（奈良県生駒郡斑鳩町）
格好がよく品がある。朝早く回廊の北東の角から眺めると、朝日に照らされて各層の様子がよくわかる。裳階の上で初層の屋根を支える邪鬼はあまり気づかれない。

2. **東寺の五重塔**（京都市南区九条町）
わが国最高の五重塔。法隆寺の塔に比べて作りが重厚だが、軒の出が大きいためかあまり鈍重さは感じられない。全体像を撮影しようとすると、逆光になるのが残念。

3. **日光東照宮の五重塔**（栃木県日光市）
軒の逓減率が小さく柱状に見える。五層の屋根に積もった雪が下層の屋根に落下するのを避けるためという。心柱を礎石から浮かせてあるのが床下からはっきり確認できる。

【邪鬼ベスト3】

1. **東大寺戒壇堂の邪鬼**（奈良県奈良市雑司町）
四天王に付く4匹の邪鬼はいかにも獰猛そうで、邪鬼らしい感じがする。とくに多聞天の邪鬼がいい。

2. **当麻寺の邪鬼**（奈良県葛城市）
四天王に付く邪鬼は前後で雰囲気が全く違う。多聞天の邪鬼は一般的な邪鬼の姿ではなく人体彫刻のようで写実的である。須弥壇の右奥にいるので暗くて表情はわかりづらいが魅力的な像である。

3. **東寺の邪鬼**（京都市南区九条町）
四天王それぞれに2匹ずつ付いているが、どれも表情が剽軽なのがいい。とくに持国天の邪鬼は可愛い。壇の右手前にいるので、姿態がよくわかる。

藍　　稔（あいみのる）
1933 年　東京都出身
1963 年　東京医科歯科大学大学院歯学研究科（歯科補綴学）修了
歯学博士
1977 年　東京医科歯科大学歯学部教授（部分床義歯補綴学担当）
1999 年　東京医科歯科大学名誉教授

主な著書
「顎機能異常の診断と治療」（医歯薬出版）
「顎機能異常と咬合」（医歯薬出版）
「補綴臨床に必要な顎口腔の基礎知識」（学建書院）
「スタンダードパーシャルデンチャー補綴学　第 3 版」（編著）（学建書院）
「歯と噛み合わせの物語―薬師さまからベートーヴェンまで―」
（口腔保健協会）

歯医者の目を通して見れば―古典から石垣・邪鬼まで―

2019 年 8 月 5 日　第 1 版第 1 刷発行

著　者　藍　　稔

発　行　一般財団法人　口腔保健協会
〒170-0003　東京都豊島区駒込 1-43-9
電話　03-3947-8301
振替　00130-6-9297
http://www.kokuhoken.or.jp/

乱丁・落丁の際はお取り替えいたします.　印刷・三報社印刷/製本・愛千製本
© Ai Minoru 2019. Printed in Japan
ISBN978-4-89605-359-3　C0047

本書の内容を無断で複写・複製・転載すると，著作権・出版権の侵害となることがありますのでご注意ください.

JCOPY〈(社) 出版者著作権管理機構 委託出版物〉
本書の無断複写は著作権法上での例外を除き禁じられています．複写される場合は，そのつど事前に，(一社) 出版者著作権管理機構（電話 03-5244-5088，FAX 03-5244-5089，e-mail：info@jcopy.or.jp）の許諾を得てください.